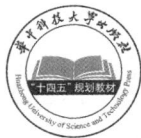

卫生职业教育"十四五"规划康复治疗类专业新形态一体化特色教材

供康复治疗类专业使用

U0745575

儿童康复(第2版)

主　　编　税晓平　刘福泉　汪海英
副 主 编　孙来信　梁瑞兰　严晓华
　　　　　魏丽芳　李　璞
编　　者　(按姓氏笔画排序)
　　　　　王翠娥　郑州工业应用技术学院
　　　　　方福如　湖南环境职业技术学院
　　　　　申　珂　安阳职业技术学院
　　　　　冯艳波　白城医学高等专科学校
　　　　　兰　丹　眉山药科职业学院
　　　　　朱　敏　青海卫生职业技术学院
　　　　　刘　凯　长沙卫生职业学院
　　　　　刘福泉　沧州医学高等专科学校
　　　　　孙来信　聊城市东昌府区妇幼保健院
　　　　　严晓华　顺德职业技术大学
　　　　　李　璞　四川省八一康复中心/四川省康复医院
　　　　　肖田身　泉州医学高等专科学校
　　　　　何　敏　聊城职业技术学院
　　　　　汪海英　青海卫生职业技术学院
　　　　　张冬青　绵阳市中心医院
　　　　　陈　锐　四川中医药高等专科学校
　　　　　赵　邓　郑州卫生健康职业学院
　　　　　赵一锦　红河卫生职业学院
　　　　　梁瑞兰　广东岭南职业技术学院
　　　　　蒋先翠　云南新兴职业学院
　　　　　程　妍　重庆三峡医药高等专科学校
　　　　　税晓平　四川中医药高等专科学校
　　　　　魏丽芳　安阳职业技术学院

华中科技大学出版社

中国·武汉

内 容 简 介

本书是卫生职业教育"十四五"规划康复治疗类专业新形态一体化特色教材。

本书共八个项目四十二个任务,并设置了八个实训。项目内容包括走进儿童康复、儿童康复评定技术、儿童康复治疗技术、高危儿早期干预与康复、儿童神经系统疾病的康复、儿童骨骼肌肉系统疾病的康复、儿童神经发育障碍的康复和儿童听力损失与常见语言、言语功能障碍的康复。

本书既可作为康复治疗类专业核心课程教材,也可作为临床儿童康复师的参考用书。

图书在版编目(CIP)数据

儿童康复 / 税晓平,刘福泉,汪海英主编. -- 2 版. -- 武汉 :华中科技大学出版社,2025. 7. -- ISBN 978-7-5772 -1637-9

Ⅰ. R720.9

中国国家版本馆 CIP 数据核字第 20256VG530 号

儿童康复(第 2 版)

税晓平　　刘福泉　　汪海英　主编

Ertong Kangfu(Di 2 Ban)

策划编辑:史燕丽

责任编辑:史燕丽　　袁梦丽

封面设计:廖亚萍

责任校对:阮　敏

责任监印:曾　婷

出版发行:华中科技大学出版社(中国·武汉)　　电话:(027)81321913
　　　　　武汉市东湖新技术开发区华工科技园　　邮编:430223

录　　排:华中科技大学惠友文印中心

印　　刷:武汉市籍缘印刷厂

开　　本:889mm×1194mm　1/16

印　　张:17.5

字　　数:526 千字

版　　次:2025 年 7 月第 2 版第 1 次印刷

定　　价:49.90 元

卫生职业教育"十四五"规划康复治疗类专业新形态一体化特色教材

丛书编委会

网络增值服务

使用说明

欢迎使用华中科技大学出版社教学资源服务网

1 教师使用流程

（1）登录网址：**https://bookcenter.hustp.com/index.html** （注册时请选择教师用户）

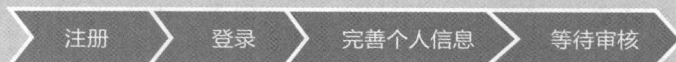

注册 > 登录 > 完善个人信息 > 等待审核

（2）审核通过后，您可以在网站使用以下功能：

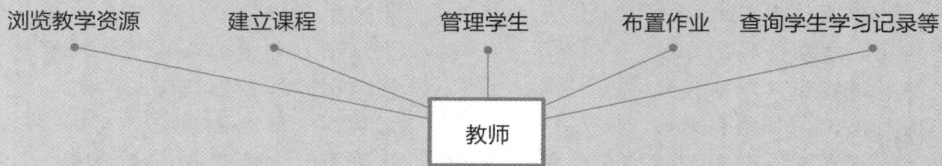

浏览教学资源　　建立课程　　管理学生　　布置作业　　查询学生学习记录等

教师

2 学生使用流程

（建议学生在PC端完成注册、登录、完善个人信息的操作）

（1）PC端学生操作步骤

①登录网址：https://bookcenter.hustp.com/index.html （注册时请选择普通用户）

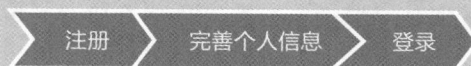

注册 > 完善个人信息 > 登录

②查看课程资源：（如有学习码，请在个人中心-学习码验证中先验证，再进行操作）

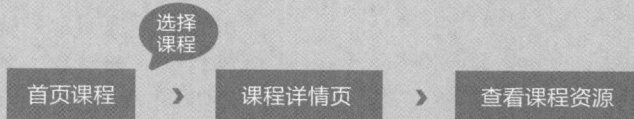

选择课程

首页课程 > 课程详情页 > 查看课程资源

（2）手机端扫码操作步骤

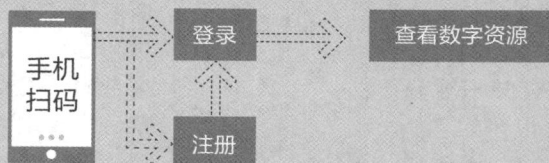

手机扫码 → 登录 → 查看数字资源

注册

总序

发展高等职业教育是我国技术技能型人才队伍建设的重要基石,是党中央、国务院的明确战略部署。我国已将发展职业教育作为重要的国家战略之一,高等卫生职业教育作为高等职业教育的重要组成部分,取得了长足的发展,同时随着健康中国战略的不断推进,党和国家加大了对卫生人才培养的支持力度,旨在培养大批高素质技能型、应用型医疗卫生人才。高等卫生职业教育发展的新形势使得目前使用的教材与新形势下的教学要求不相适应的矛盾日益突出,加强高职高专医学教材建设成为各院校的迫切要求,新一轮教材建设迫在眉睫。

为积极贯彻《国家职业教育改革实施方案》《"十四五"职业教育规划教材建设实施方案》《高等学校课程思政建设指导纲要》等重要精神,落实国务院关于教材建设的决策部署,深化职业教育"三教"改革,培养适应行业企业需求的"知识、能力、素质、人格"四位一体的发展型实用人才,构建高职课程体系,实践"双证融合、理实一体"的人才培养模式,切实做到专业与产业职业对接、课程内容与职业标准对接、教学过程与生产过程对接、学历证书与职业资格证书对接、职业教育与终身学习对接,落实国家对职业教育教材3年修订、新教材融入党的二十大精神等要求,经过多方论证,在中国职业技术教育学会康养康育专业委员会的指导下,在坚持传承与创新的基础上,华中科技大学出版社组织编写了本套卫生职业教育"十四五"规划康复治疗类专业新形态一体化特色教材,致力打造一套既符合未来康复教学发展趋势,又适应行业岗位技能培训需求,助力康复人才培养的新形态融媒体教材。

相较前版,新版教材充分体现新一轮教学计划的特色,坚持以就业为导向、以能力为本位、以岗位需求为标准的理念,遵循"三基"(基本理论、基本知识、基本技能)、"五性"(思想性、科学性、先进性、启发性、适应性)、"三特定"(特定对象、特定要求、特定限制)的编写原则,充分反映各院校的教学改革成果,教材编写体系和内容均有所创新,着重突出以下编写特点。

(1)紧跟"十四五"教材建设工作要求,引领职业教育教材发展趋势,密切结合最新专业目录、专业教学标准,以岗位胜任力为导向,参照技能型、服务型高素质劳动者的培养目标,提升学生的就业竞争力,体现鲜明的高等卫生职业教育特色。

(2)思政融合,即思政育人与专业建设有机融合。有机融入思政教育,结合专业知识教育背景,深度挖掘思政元素,对学生进行正确价值引导与人文精神滋养。

(3)紧跟教改,构建"岗课赛证"融通体系。强调"岗课赛证"融通的编写理念,紧贴行业先进理念,选择临床典型案例,强化技能培养,按照最新康复治疗师(士)的标准要求,将岗位技能要求、职业技能竞赛、证书培训内容有机融入教材与课程体系中,实现专业标准与职业岗位标准的对接,注重吸收行业新技术、新工艺、新规范,突出体现医教协同、理实一体的教材编写模式。

(4)形式创新,纸数融合,让教材"活"起来。采用"互联网+"思维的教材编写模式,增加大量数字资源,构建信息量丰富、学习手段灵活、学习方式多元的新形态一体化纸数融合教材体系,推进教材的数字化建设。部分教材选用"活页式"装帧,汇集行业企业专家、一线骨干教师、高水平技术人员指导开发课程,实现校企"双元"合作。

本套新一轮规划教材得到了各相关院校领导的大力支持与高度关注,我们衷心希望这套教材能为新时期高等卫生职业教育的发展做出贡献,并在相关课程的教学中发挥积极作用,得到广大读者的青睐。我们也相信这套教材在使用过程中,将历经教学实践的检验,并通过不断的反馈与调整,实现其内容的精进、体系的完善以及教学效能的显著提升。

卫生职业教育"十四五"规划康复治疗类专业新形态一体化特色教材

编写委员会

前言

随着我国康复医学事业的不断发展,各康复亚专业的建设不断推进,儿童康复已成为一个备受关注的重要领域,儿童康复领域的未来发展需要大量专业人才。

儿童康复不仅是肢体残疾的康复,更是一个综合性的、多学科交叉的过程,旨在帮助儿童在身体、认知、情感和社会适应等方面实现全面发展。因此,为学生提供系统的知识体系和实践指导,培养他们成为专业的儿童康复工作者尤为重要。

我国专门开设儿童康复学专业的院校数量较少,儿童康复治疗师主要来自康复治疗类和特殊教育类专业的毕业生。儿童康复服务领域仍面临专业技术人才数量不足、工作标准缺失、专业技能不突出等问题。因此加强康复治疗专业人员的岗位培训和能力建设,对提升残疾儿童康复质量尤为重要。

目前,供高职高专康复治疗技术专业学生使用的儿童康复教材较少。本书编写组以技能人才培养为目标,以康复治疗师执业资格对应的知识、技能和职业态度要求为指导思想,突出儿童康复治疗师胜任力及专业实践能力的培养,组织儿童康复教育和临床康复治疗专家进行本书的编写。本书内容分为走进儿童康复、儿童康复评定技术、儿童康复治疗技术、高危儿早期干预与康复、儿童神经系统疾病的康复、儿童骨骼肌肉系统疾病的康复、儿童神经发育障碍的康复和儿童听力损失与常见语言、言语功能障碍的康复八个项目及八个实训。本书旨在培养学生运用儿童康复评估、儿童运动疗法、儿童语言治疗等技术手段解决儿童发育障碍以及多功能障碍等临床康复难题,使之成为能够胜任儿童康复机构、特教机构儿童康复治疗工作的应用型儿童康复技能人才。本书建议教学学时为 64 学时,其中理论课 36 学时、实践课 28 学时。

本书的顺利出版得到了华中科技大学出版社的大力支持。由衷地感谢对本书编写提供素材、数据支持的网站和作者,感谢对本书撰写和编辑出版付出辛勤劳动、给予帮助的所有人。限于篇幅,本书所参考的相关教材、论著和期刊等未能一一列出,特此说明并致谢。书中不足之处,还请广大读者提出宝贵的意见和建议,以便在教材再版时修订完善。

编 者

目录

走进儿童康复

扫码看 PPT

学习目标

▲ **能力目标**

1. 能按照 SOAP 思维模式开展工作。
2. 能够进行儿童康复宣教与普及。
3. 具备良好的医患沟通能力。

▲ **知识目标**

1. 掌握儿童康复的概念、服务对象、工作内容。
2. 熟悉儿童康复的工作流程、工作模式、康复机构。
3. 了解儿童康复的发展史与挑战。

▲ **素质目标**

1. 具备儿童康复治疗师必备的职业道德和职业素养。
2. 具有团队协作精神。
3. 具备自主学习和终身学习的态度。
4. 具备一定的英语水平和计算机水平。

课堂思政目标

1. 培养学生始终把患儿生命安全和身体健康放在首位的工作理念。
2. 深化职业理想和职业道德教育。
3. 培养学生探索未知、追求真理、勇攀科学高峰的责任感和使命感。

学 习 情 境

　　假如你是一名儿童康复中心的治疗师，一批康复治疗技术专业的大一新生来中心参观，请你带领学生参观。

　　任务：如何引领学生走进儿童康复？

→ **任务实施**

康复医学是临床医学的重要组成部分，是综合并协调地应用医学的、教育的、社会的、职业的、康复工程的各种方法，使病、伤、残（包括先天性残）者已经丧失的功能尽快地、尽最大可能地得到恢复和重建，使他们在体格上、精神上、社会上和经济方面的能力得到尽可能的恢复，让他们重新走向生活、重新走向工作、重新走向社会的一门医学科学。

儿童康复（pediatric rehabilitation）是临床康复的一个主要分支，随着国家残疾人事业的不断发展和国家对儿童康复事业重视程度的日益增加，我国儿童康复的发展突飞猛进。据统计，截至 2022 年我国儿童康复需求人数约为 374.04 万人，其中孤独症谱系障碍康复需求人数约为 23.61 万人，其他康复需求人数约为 350.43 万人。大部分成人的残疾也是儿童时期即存在的，因此残疾儿童是需要康复的常见人群之一。

任务一　儿童康复基本知识

一、儿童康复的概念

儿童康复是康复医学的重要组成部分，是运用各种技术和方法对功能障碍儿童进行早期干预及治疗，从而预防和改善儿童功能障碍，促进其参与社会活动、提高其生活质量。儿童康复医学的疾病种类、临床特点、康复理论与技术、预后及家长的期待等与成人康复有较大差别。

二、儿童康复的对象

1. 运动功能障碍儿童　临床上主要表现为运动功能障碍的常见疾病，包括脑性瘫痪（脑瘫）、进行性肌营养不良、小儿麻痹后遗症、神经损伤、脊柱侧凸、脊柱裂、骨关节炎、骨折等。

2. 精神障碍儿童　临床上主要表现为精神障碍的常见疾病，包括孤独症谱系障碍、精神发育迟滞、注意缺陷多动障碍、情绪及行为障碍、脑积水等。

3. 感知觉功能障碍儿童　临床上主要表现为感知觉障碍的常见疾病，包括听力障碍、感觉统合失调、儿童颅脑损伤、植物状态等。

4. 多重残疾儿童　此类儿童常见疾病包括唐氏综合征、遗传代谢性疾病、重症身心障碍等。

三、儿童康复的意义

通过系统、规范的康复手段减轻或缓解致残因素导致的各种功能障碍，尽可能提高功能障碍儿童运动、言语和认知能力，争取达到生活自理和能够接受正常教育或特殊教育的目标，为其将来参与社会活动、劳动和工作奠定基础。

1. 促进功能发育　促进粗大运动、精细运动、感知觉、语言理解和表达、社交、生活自理、学习等功能的发育。

2. 矫正异常　矫正异常姿势、异常运动模式、异常肌张力、异常肌力。

3. 预防　预防畸形发生及继发性损害的出现。

四、儿童康复的原则

1. 早发现、早干预　及时发现异常，并进行早期干预和训练。3 岁以下的儿童大脑发育还未成熟，生长速度很快，大脑的可塑性较强。早期治疗可使已损害的大脑功能得到有效代偿，促进大脑正常发育。及时的康复干预可以使他们的残存功能得到最大限度地保存，其他机体功能得到最大限度的利用，且有助于儿童心理的发展,帮助儿童获得更强的社会适应能力,对于儿童将来更好地融入社会具有极为重要的意义。理想的早期干预最好是在出生后 6～9 个月的阶段内采取预防和治疗措施。

2. 康复治疗与教育及游戏活动相结合 儿童期是个体成长发育和接受启蒙教育的重要阶段。与教育相结合可避免因康复治疗而延误其接受教育的时间,将有助于其身心潜能获得最大可能的发展;与游戏活动相结合可采取在游戏情景中促进其运动、平衡和手眼协调等发育的方式,提高其训练的主动性和积极性。

3. 康复治疗与有效药物和必要手术相结合 有效药物如抗癫痫药、肌肉松弛药;必要手术如选择性脊神经后根切断术、A 型肉毒毒素注射、巴氯芬鞘内注射等。

4. 康复治疗与传统医学相结合 针灸可以调整阴阳、扶正祛邪、疏通经络;推拿可以调和气血,促进气血运行,提高儿童的免疫力,改善肢体痉挛等;中药可以调理儿童脾胃功能、开窍益智等。

5. 治疗儿童与指导家属相结合 儿童康复治疗的周期一般较长,必须让家属学习并掌握一些常用的治疗方法和手法,开展家庭康复活动,巩固康复效果。

6. 循序渐进,持之以恒 康复治疗不是一朝一夕的事情,必须有序推进,长期坚持,才能达到预期的康复目标。

五、儿童康复的内容

1. 康复评定 康复评定是治疗的依据和前提条件,儿童康复开展治疗前主要需对以下内容进行评定。

(1)体格发育评定:包括体重、身高(坐高)、头围、胸围、上臂围、骨骼、牙齿、皮褶厚度、身体质量指数(BMI)等。

(2)运动功能评定:运用格塞尔发育量表(Gesell developmental schedule,GDS)、贝利婴儿发展量表(BSID)、粗大运动功能评定量表(GMFM)、Peabody 运动发育评定量表(PDMS)等判断儿童的粗大、精细运动发育水平,估计下一阶段发育的可能性等。

(3)肌张力与关节活动度评定:包括痉挛状态评定、肌肉硬度评定、关节活动度评定等。

(4)协调功能评定:包括共济运动、不随意运动检查等。

(5)反射评定:包括原始反射评定、立直反射评定、平衡反射评定、保护性伸展反射评定等。

(6)肌力评定:使用徒手肌力评分法或用肌力评定新标准评定肌力。

(7)感觉功能评定:包括视觉、听觉等功能的评定。

(8)日常生活活动能力评定:从实用的角度出发,综合评测活动能力,如进食、排便、个人卫生、移位、行走等。

(9)言语功能评定:主要进行构音障碍评定和语言发育迟缓评定。

(10)智力评定:包括智力发育顺序及程度评定、适应行为评定、小儿功能独立性评定等。

(11)其他评定:神经电生理学评定包括电生理评定(脑电图、肌电图等)、步态分析、影像学评定、心肺功能评定、代谢和有氧活动能力测定(METS 测定)。

2. 康复治疗

(1)物理治疗:包括运动疗法和物理因子疗法。

运动疗法是一种以徒手或借助器械的方式改善或恢复儿童运动功能障碍的治疗方法,包括各种主动的躯体活动训练以及被动的治疗性躯体活动。运动疗法包括关节活动度维持与改善训练、平衡功能训练、关节松动术、减重步态训练、Bobath 技术、Vojta 疗法等,以及借助辅助器具的训练。运动疗法被认为是最可靠的恢复运动功能障碍的治疗方法(图 1-1-1)。

物理因子疗法是利用电、光、声、磁、水等物理因子疗法儿童的方法,主要起改善血液循环、抗炎、镇痛、镇静催眠、兴奋神经及肌肉、降低肌张力、软化瘢痕、加速伤口愈合和加速骨痂形成等作用,该治疗方法应用广泛（图 1-1-2）。

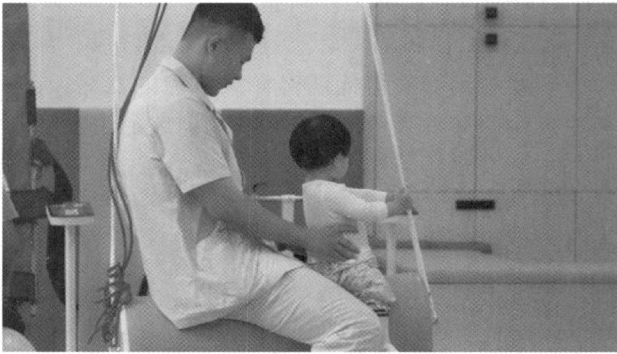

图 1-1-1　儿童运动疗法

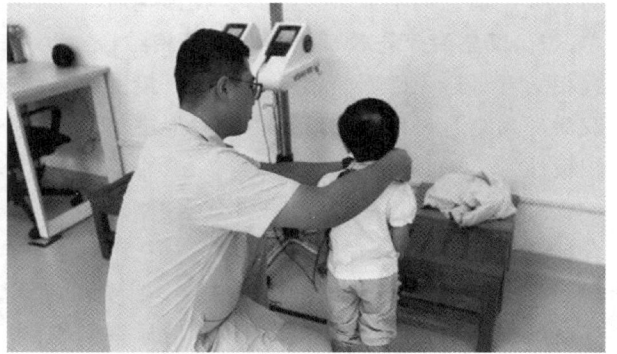

图 1-1-2　儿童物理因子疗法

（2）作业治疗：通过功能训练、心理治疗、职业训练及日常生活训练等，重点关注感觉输入、反馈、控制和协调能力的发育，使儿童在上肢和手功能、注意行为异常、孤独症倾向、学习障碍等方面获得最大限度的康复，达到生活自理的程度，为其将来参与社会活动、劳动和工作奠定基础（图 1-1-3）。

（3）言语疗法：主要采用计算机辅助设备、言语训练的方法，通过特定的口语或书面语的接受或运用方式解决问题，促进儿童的言语能力和认知能力的发育，提高其语言理解和表达能力、沟通和社会交往能力等（图 1-1-4）。

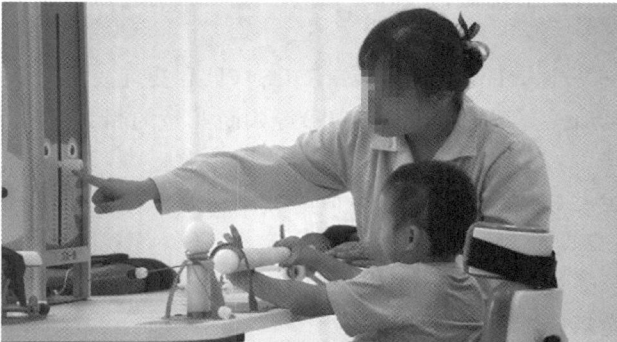

图 1-1-3　儿童作业治疗

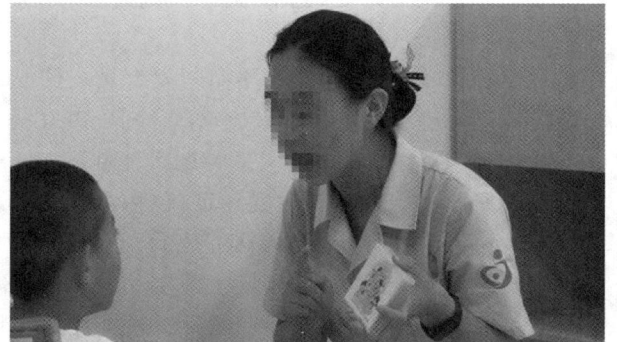

图 1-1-4　儿童言语疗法

（4）心理疗法（包括行为疗法）：心理疗法是运用心理学的理论和方法，改善儿童的认知、情绪、行为、人际关系的治疗方法。要关注残疾儿童及其家长和家庭成员的心理问题，努力采取相应对策和方法进行心理疏导，同时注意充分利用社会资源，向家长传播有关知识。

（5）康复工程：借助矫形器、助行器等康复辅助器具改善或恢复儿童功能的治疗方法，近年来智能化发展趋势明显。

（6）传统康复治疗：传统康复治疗技术是我国儿童康复的特色。在中医理论体系指导下，进行中医辨证施治、针灸、推拿、穴位贴敷、中药熏蒸、中医食疗等。

（7）感觉统合训练：通过特殊的训练器材，以游戏活动的方式让儿童在运动中将视觉、听觉、触觉、嗅觉、前庭感觉等基本感觉系统所接收的刺激信息加以合理整合分析，并做出合适的反应，进而改善脑功能障碍引起的感觉失调，促使儿童按照内在需求对环境刺激做出自然反应，借此促成这些感觉的组合和统一，帮助提高其专注力、组织能力、学习能力，以及参与活动的兴趣（图 1-1-5）。

（8）教育疗法：通过集体教学、个别教学、集体活动等对儿童进行教育干预和教育训练，促进其生活能力、适应能力、学习能力等全面发展。教育疗法的任务是最大限度地发挥个体的潜能和补偿能力，使受损害的机体功能达到最好的发展水平，促使其最大可能地融入社会（图 1-1-6）。

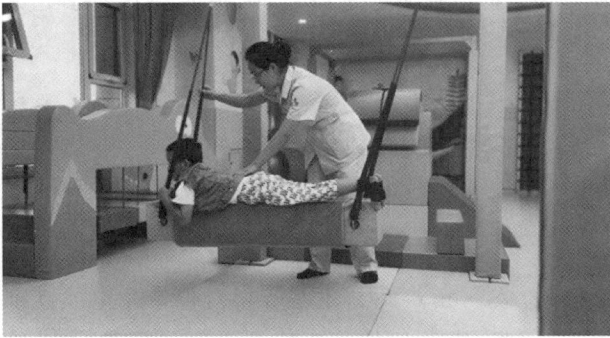

图 1-1-5　儿童感觉统合训练

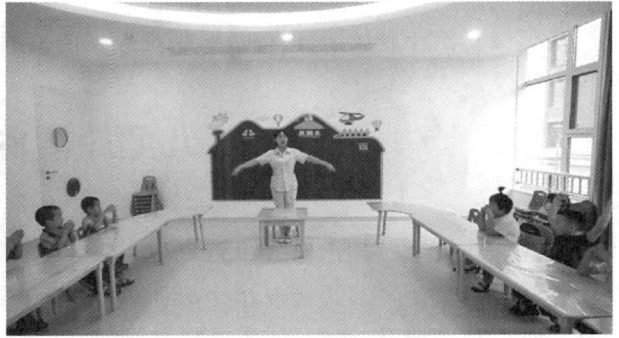

图 1-1-6　儿童教育疗法

（9）药物治疗：包括肌肉松弛剂、脑代谢药、神经生长因子等。

（10）手术治疗：对于存在解剖结构异常且严重影响康复效果的儿童可配合手术治疗，如神经切断术、肌腱延长术、截骨术、关节融合术等。

（11）其他方法：包括音乐疗法、文体疗法等。

3．健康教育　健康教育的任务是向儿童及其家属宣传儿科疾病的相关知识、相应功能障碍的成因及严重程度的判断方法、康复治疗的措施及作用和康复转归、预防等。儿童康复的三级预防如下。

（1）一级预防：加强妊娠前遗传病的筛查、产前检查和围产期保健，预防可能导致神经残疾的各种高危因素。

（2）二级预防：早期发现和干预治疗已发生的神经损伤和疾病，防止遗留永久性残疾。早期干预不仅针对新生儿和婴儿期的高危儿，也针对幼儿智力发育落后或迟缓，以及各种发育和精神、行为异常者。干预方法：基于全面医学的观点，融预防、临床、康复、保健于一体，发展综合干预措施，在实践中充分重视早期的预防性干预、代偿性干预、纠正偏差性干预。

（3）三级预防：在较轻度的神经缺陷和残疾发生后，积极进行矫治和神经康复治疗，避免进一步加重和发展为永久性的、严重的残疾，减少继发性的神经功能障碍和残疾，注意准确掌握治疗时限和最佳矫治年龄。

六、儿童康复机构

1．儿童康复中心　儿童康复中心接纳 0～17 岁的患者，其中以 6 岁以下儿童为主，主要分布在各级妇幼保健院。中心内环境布置充分考虑儿童的发育特点，专业分科细致，包括儿童运动治疗室、物理因子治疗室、作业治疗室、言语治疗室、传统康复室、感觉统合训练室、引导式教育训练室、教室或活动室、手术室等，各种治疗器械齐全，是比较理想的儿童康复机构。

2．综合医院康复科　康复设备齐全，康复技术全面，但因接纳所有年龄段患者，因此面向儿童的针对性相对较差，且开设儿童教育康复的情况不均衡。

3．社区康复机构　具有就近就地、经济有效的优势，且不再将儿童局限在医院内，能让儿童更多地接触社会，在一定程度上有利于儿童参加正常家庭生活与社会活动。社区康复是儿童康复机构未来的发展方向，但是我国儿童社区康复需要逐步建立、普及。

4．特殊教育学校　根据《中华人民共和国残疾人教育条例》等政策文件和我国特殊教育实际的要求，较发达地区的特殊教育学校大多设有言语语言训练室、认知训练室、运动康复室、感觉统合训练室、蒙台梭利教室和文体活动室等。这些学校正在转型为区域特殊教育指导中心，也开展了残疾儿童康复服务与指导工作。

5．家庭康复　家庭是儿童成长的地方，是儿童主要的生活场所，也是落实康复治疗的重要环节，家属的态度直接影响儿童的康复效果。即便儿童在机构接受康复治疗，也需要家属配合协作，开展家庭巩固训练,出院后仍需在家中进行康复训练。因此,十分有必要对儿童父母进行培训,指导其开展家庭康复,确保康复治疗延续至日常生活,保证康复的持续性、连贯性。

任务二 儿童康复的工作流程及工作模式

一、儿童康复的思维方式

和临床康复一样,儿童康复的思维模式也是 SOAP 模式。S(subjective,主观资料):包括儿童或其家属的主诉、环境情况、病史资料、康复意愿等;O(objective,客观资料):包括各种检查、评定、测量资料;A(assessment,评估分析):根据上述两项资料进行障碍学诊断、分析出现障碍的原因、制定康复目标(包括近期目标和远期目标);P(plan,计划):具体的康复治疗方案,包括每项治疗技术的详细处方。

二、儿童康复的工作流程

儿童康复的工作流程如图 1-2-1 所示。

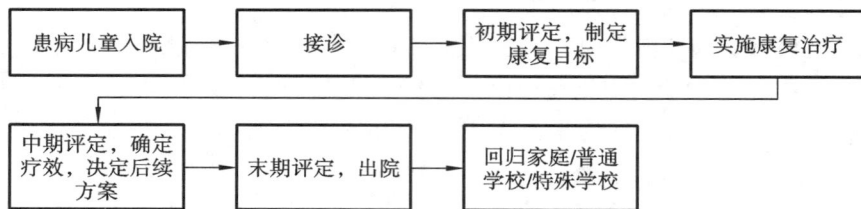

图 1-2-1 儿童康复的工作流程

三、儿童康复的工作形式

儿童康复工作是按照康复团队工作的形式开展的。康复治疗师为小组长,物理治疗师、作业治疗师、言语治疗师、心理治疗师、传统康复师、康复工程师、护士、教师等与儿童康复有关的人员为团队成员。团队为每名儿童至少开展三次康复评估会议,分别在康复初期、中期和末期评定后,审定儿童的 SOAP 方案,判断康复效果,确定出院及出院后的康复指导意见。

任务三 儿童康复发展简史及未来挑战

一、儿童康复发展简史

1. 发展历程及特点

(1)儿童康复历史沿革:我国儿童康复事业在以李树春教授为代表的老一辈儿童康复工作者的引领下,起步于 20 世纪 80 年代初期。1983 年,原佳木斯医学院附属医院儿科主任、中华医学会儿科学分会小儿神经学组副组长李树春教授组织开设 11 张小儿脑瘫病床,用于收治脑瘫儿童并设立门诊部。这是我国小儿脑瘫康复的第一步,填补了国内在该领域的空白。其还于 1987 年 9 月挂牌成立黑龙江省小儿脑性瘫痪防治疗育中心,开辟了我国小儿脑瘫康复的先河,成为我国小儿脑瘫康复事业的奠基石。1979 年,首都医科大学附属北京同仁医院、北京市耳鼻咽喉科研究所听力康复室原主任、著名听力学家邓元诚教授创立了我国第一个听力康复与助听器门诊。1983 年,邓元诚教授在北京市耳鼻咽喉科研究所成立中华聋儿语言听力康复中心,开展聋儿语言康复工作,并于 1988 年更名为中国聋儿康复研究中心。1979 年,上海市第二聋校开办了全国第一个智障儿童辅读班。1982 年,陶国泰教授发表题为《婴儿孤独症的诊断和归属问题》的论文,报道了 4 例被确诊为孤独症的儿童病例,这是中国大陆地区最早发现并确诊的孤独症儿童病例。此外,我国于 1983 年在北京建立了第一个低视力康复门诊。进入 21 世纪后,我国儿童康复领域的发展更加迅速,康复机构数量不断增多。

（2）康复队伍不断壮大:目前我国儿童康复机构覆盖面已遍及所有省、自治区、直辖市的妇幼保健院、综合医院、中医院及部分民营医院、儿童康复机构。康复途径主要为医院康复、机构康复及社区康复三种,基本实现了"人人享有康复服务"的目标。

（3）康复技术不断提高:康复技术从最初探索引进现代康复医学方法,或仅仅采用我国传统医学方法,到逐渐形成现代康复医学与传统医学相结合的综合康复医学方法。中华医学会儿科学分会康复学组相继发表多篇儿童康复专家共识,规范了儿童康复技术的应用。各学会积极响应政府要求,充分发挥平台优势开展技术培训,儿童康复的专业技术水平不断提升。

（4）康复模式不断完善:儿童康复模式由最初的医学模式、集中式康复转变为医学模式、教育模式、社区模式相结合。现在部分机构在探索医、康、教、养融合的新方式,有的大龄儿童机构也开展了涉及残疾人就业的创新性研究。

2. 我国政府的重视与支持 自 20 世纪 80 年代以来,我国政府越来越重视儿童康复事业的发展,将儿童康复纳入我国残疾人事业发展纲要。"八五"期间增加了智力残疾儿童康复训练等内容。"九五"期间增加了肢体残疾儿童矫治手术、儿童辅助器具装配等内容。"十五"期间国家提出到 2015 年初步实现残疾人"人人享有康复服务"的目标,其中包括残疾儿童,并应优先重视和实现这一目标。"十一五"期间,国家加大对贫困残疾儿童康复的救助,提出"优先开展残疾儿童抢救性治疗和康复,对贫困残疾儿童给予补助,研究建立残疾儿童救助制度"。"十二五"期间,国家大规模、全方位开展残疾儿童康复工作,更加注重残疾儿童制度建设,探索建立残疾儿童早预防、早筛查、早转介、早治疗、早康复的工作机制。"十三五"期间,我国政府提出,到 2020 年,残疾人权益保障制度基本健全、基本公共服务体系更加完善,残疾人事业与经济社会协调发展。残疾人社会保障和基本公共服务水平得到明显提高,共享全面建成小康社会的成果。《残疾预防和残疾人康复条例》的颁布,标志着我国残疾人康复事业的发展跨入新的时代。

《2023 年残疾人事业发展统计公报》中提道:全面贯彻落实《"十四五"残疾人保障和发展规划》《国家残疾预防行动计划(2021—2025 年)》和《"十四五"残疾人康复服务实施方案》,推动残疾预防和残疾人康复服务提质增效。深入贯彻实施《国务院关于建立残疾儿童康复救助制度的意见》,提升残疾儿童康复救助水平,增进残疾儿童家庭获得感。据统计,46.8 万残疾儿童得到康复救助。以农村困难残疾人为重点,持续开展残疾人精准康复服务行动,871.8 万残疾人得到基本康复服务,160.8 万残疾人得到基本辅助器具适配服务。接受康复服务的持证残疾人中,有视力残疾人 72.5 万、听力残疾人 69.5 万、言语残疾人 5.9 万、肢体残疾人 415.7 万、智力残疾人 70.1 万、精神残疾人 159.9 万、多重残疾人 52.9 万。积极维护残疾人健康,持续开展多部门数据比对,核实农村困难残疾人参加基本医疗保险、接受家庭医生签约情况,有针对性地帮助残疾人加入基本医疗保险,接受家庭医生签约服务。

为加强残疾人康复机构与人才队伍建设,深化社区康复工作,相关部门制定《残联系统康复机构业务规范建设评估指南(试行)》,编写全国残联系统康复专业技术人员规范化培训大纲 23 册,全面推进残联系统康复机构业务规范建设和康复专业技术人员规范化培训。截至 2023 年底,全国有残疾人康复机构 12463 个,康复机构在岗人员达 36.0 万人,其中,管理人员 3.7 万人、业务人员 26.6 万人、其他人员 5.7 万人。

综上所述,我国儿童康复与研究经历了 30 余年的发展,尤其近 10 年发展迅速。但是,我国康复医疗资源有限,康复服务不能满足需求,康复队伍还十分年轻,与发达国家相比仍存在很大差距,需要以科学严谨的态度努力探索、学习和实践。因此,深刻理解、掌握和创新先进康复治疗理论与技术,遵循循证医学原则科学规范地开展儿童康复工作,仍然是现在及未来一个阶段的重要课题与挑战。

二、对儿童康复发展前景的展望

经过 30 余年的发展实践,我国儿童康复领域从无到有、从开创到发展,取得了令人瞩目的成绩并保持前所未有的发展速度。但是面对儿童康复需求量的快速增长,残疾人康复事业的快速发展,儿童康复医疗资源还十分有限,我国儿童康复事业的发展也面临一系列重大挑战。

1. 全国范围内区域发展不平衡 最新数据显示,全国残疾儿童定点机构已超过9000所。广东省残疾儿童定点机构数量最多,其次为河南省、山东省,新疆生产建设兵团数量最少。这一数据表明各地区儿童康复事业发展情况不均衡。发达地区儿童康复服务涉及脑瘫、听力障碍、孤独症谱系障碍、注意缺陷多动障碍等较为广泛的领域,尤其是孤独症谱系障碍康复机构几乎占机构总数的一半。同时,家庭康复和社区康复的发展水平也较高。而中西部地区发展速度相对较慢,脑瘫、孤独症谱系障碍等康复服务开展较少,机构康复、社区康复等尚不能满足当地残疾儿童诊治和康复的需求。此外,城乡间发展水平差异大,大量农村残疾儿童没有得到及时、便捷的康复服务。

2. 残疾儿童全面康复需求未得到满足 目前,脑瘫、部分肢体功能障碍等儿童只能在医疗卫生机构接受康复治疗,但医疗卫生机构缺乏特教、幼教、社会工作者等非卫生职业人员,缺少为残疾儿童提供教育和全面发展的条件和机制。而孤独症等儿童接受教育则只能以特殊教育为主,大多数特殊教育学校缺乏康复治疗师和康复治疗师等卫生职业人员,缺少为残疾儿童提供诊断、康复的条件和机制。医疗卫生系统的儿童康复工作以医疗康复为主,但存在专业队伍不健全、水平参差不齐的现象。卫生、残联、民政和教育等各系统都在开展残疾儿童康复训练服务,但相互对接与合作不够普遍,尚无有效机制形成资源共享。残疾儿童康复服务网络尚未健全,社区康复数量不足,难以弥补机构康复的不足,存在不少盲区。例如,正处于抢救性康复期的学龄前及低学龄段脑瘫儿童很难被幼儿园及学校接纳,也很少有为脑瘫儿童提供教育服务的医疗卫生机构。如何同时满足残疾儿童康复和教育等全面发展的需求,仍是一个亟待解决的严峻问题。

3. 康复行为有待规范,跨学科合作成为趋势 儿童康复领域中仍存在较多的争议和难点。例如,孤独症谱系障碍、脑瘫等诊断扩大化,过度治疗、滥用药物等问题;人工耳蜗植入等手术适应证选择缺乏科学性、严谨性及与康复训练相结合不够紧密的问题;矫形器及辅助器具的应用范围及辅助器具质量的规范问题;康复质量控制问题;康复护理与管理问题等亟待解决和规范。在康复医疗实践中,普遍存在内外科结合、中西医结合,医生与治疗师、护士、辅助器具工程师等专业人员合作及沟通等问题。在儿童康复实践中,还存在医教结合,即医生与心理治疗师、特殊教育教师、家属和残联工作人员等更多跨学科、跨系统合作的问题。未来儿童康复的发展趋势必将融合医学、心理学、社会学、教育学等诸多相关学科。在临床团队合作中,不仅会涉及临床医学中的小儿神经科、康复科、骨科及中医科等,也将有社区医疗和保健、特殊教育、康复工程以及民政、残联的社会工作者的参与。

4. 专业队伍建设、科研能力有待加强 我国儿童康复起步较晚,学历教育及继续教育尚不够完善,现代儿童康复治疗技术的掌握、综合康复治疗的质量和水平以及不同儿童康复机构的康复治疗效果参差不齐。儿童康复治疗师队伍的数量、质量及分布等不能满足快速发展的儿童康复需求。目前我国超过300所院校开设专科康复治疗技术专业,超200所院校开设本科康复治疗学专业,有约50个康复医学与理疗学硕士点,另外还有约20个博士点。有少部分学校细分了物理治疗专业、作业治疗专业。但治疗师队伍在学历、职称、能力方面仍然参差不齐。儿童康复发展的重点在于人才培养及学术水平的提高。国内的教育与培养机制与国外成熟国家还有较大差距,国内康复领域研究生导师多以康复医生为主,招收的硕士生、博士生多为临床医学生,康复治疗方向的研究生培养较少。因此,加大儿童康复专业人才的学历教育和继续教育,已经是我国发展儿童康复事业、与国际接轨的当务之急。我国儿童康复科研基础相对薄弱,为加强科研实力,一方面要提高研究设计能力,不断积累临床循证证据,通过国际合作与交流,借鉴经验,提升科研水平;建立多中心、大样本专病研究平台,获得充分有效的科研数据与临床应用证据;通过多学科合作开展不同疾病的早期诊治、康复干预研究,将更多的科研成果转化为临床应用技术。另一方面,儿童康复科研需跟上国际主流研究步伐,探索符合我国国情的人类生命早期编程与疾病康复的关联性,建立早期干预模式。目前我国发布了《中国脑性瘫痪康复指南(2022)》《新生儿重症监护病房神经行为发育评估方法专家指导意见》《儿童孤独症诊疗康复指南》等，但还有很多疾病需要制定规范化、标准化的指南或专家共识。在全面建设社会主义现代化国家的新征程中，我国儿童康复保障制度将不断完善，建立健全的服务体系，建设一批适应我国国情的儿童康复人才培训基地，培育出一批一专多能的儿童康复骨干力量。开展优质的综合康复服务，实现儿童相关疾病的早期发现与管理，满足不同特殊需求儿童的康复需求，倡导现代儿童大健康管理模式。为儿童提供长期健康监护、健康和康复指导、疾病预防、日常保健、紧急预警、康复治疗，提高儿童健康意识，将儿童康复提升至儿童大健康。

我们坚信，随着我国残疾人事业的不断发展，在党和政府的大力支持下，在广大康复专业人员的共同努力下，我国残疾儿童康复事业将在克服困难中向前发展，在不断奋斗中进一步壮大，谱写我国儿童康复事业的辉煌篇章。

→ 任务小结

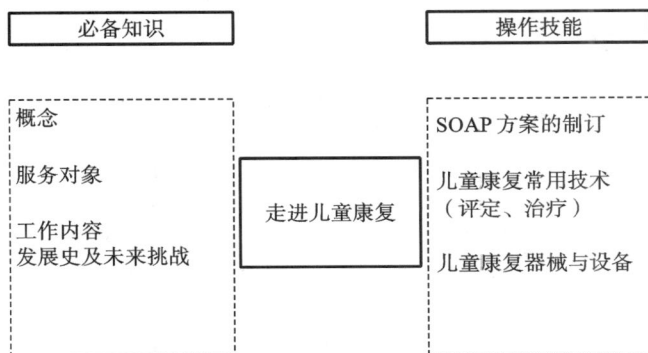

→ 课后练习

一、单项选择题

1. SOAP 模式中难度最大的是（　　）。

A. S　　　　　　　B. O　　　　　　　C. A　　　　　　　D. P

2. 黑龙江省小儿脑性瘫痪防治疗育中心成立的时间是（　　）。

A. 1987 年 9 月 23 日　　　　　　　　B. 1983 年 3 月 10 日

C. 1983 年 5 月 12 日　　　　　　　　D. 1980 年 8 月 3 日

3. 创立了我国第一个听力康复与助听器门诊的是（　　）。

A. 李树春　　　　　B. 邓元诚　　　　　C. 李晓捷　　　　　D. 陶国泰

4. 世界卫生组织正式确立的"国际爱耳日"是每年的（　　）。

A. 3 月 3 日　　　　B. 5 月 2 日　　　　C. 8 月 19 日　　　　D. 5 月 1 日

5. 关于我国儿童康复的现状，以下说法不正确的是（　　）。

A. 城乡间发展水平差异大

B. 过度治疗、滥用药物

C. 卫生、残联、民政和教育等各系统都在开展残疾儿童康复训练服务

D. 康复技术的掌握和应用较成熟

二、判断题

（　　）1. 儿童康复的任务除恢复儿童系统功能外，着重治疗原发病。

（　）2.儿童康复相比成人康复更强调家庭的参与。

（　）3.李树春教授是我国儿童康复的拓荒者,被誉为"中国小儿脑瘫康复之父"。

（　）4.我国儿童康复最先开展的是小儿脑瘫的康复。

（　）5.1983年起我国低视力康复进入正规发展期。

扫码看答案

（孙来信）

儿童康复评定技术

扫码看 PPT

学习目标

▲ 能力目标

1. 能按照 SOAP 思维模式开展工作。
2. 能按照《常用康复治疗技术操作规范(2012 年版)》为患儿实施康复评定。
3. 能按照《常用康复治疗技术操作规范(2012 年版)》为患儿实施康复治疗。
4. 能准确地对患儿及其家属进行健康教育,具备良好的沟通能力。

▲ 知识目标

1. 掌握儿童运动功能评定、发育评定及日常生活活动能力评定。
2. 熟悉常用的神经电生理检查和影像学评估技术。
3. 了解儿童康复评定概述。

▲ 素质目标

1. 具有团队协作精神和规范操作意识。
2. 具备自主学习和终身学习的态度。

课堂思政目标

1. 培养学生尊重患儿的意识,掌握医患沟通的技巧。
2. 培养学生勇于探索的创新精神、善于解决问题的实践能力。

学 习 情 境

患儿,男,3 岁 4 个月,因"不能独站"来院就诊。患儿是第一胎第一产,其母亲妊娠期无感染及其他疾病史,妊娠 32 周生产,产钳分娩,出生体重 2580 g,产后窒息约 2 min,生后无黄疸及抽风史。运动发育落后,翻身 10 个月,坐 13 个月,爬 15 个月,在 1 岁 7 个月时曾在当地被诊断为脑瘫,未经治疗,现 3 岁 4 个月,仍然不会站立及行走。

临床诊断:脑瘫。

任务:如何为该患儿进行康复评定?

> **任务实施**

康复评定是研究功能障碍者有关身体、心理、社会及其所处环境的功能状况的一门医学学科。通过识别、测量、分析和判断功能障碍和潜能的方法和技能,寻求能够满足各方需求的康复目标,制订适宜的康复治疗计划,为康复治疗奠定基础。

任务一　概　　述

一、定义

儿童康复评定是指应用各种手段获取与儿童相关的有效、可靠、有用的信息,确定是否存在功能障碍,制订合理的康复干预计划以及测量干预和治疗效果的过程。

二、作用和目的

(1) 收集儿童身体功能、家庭状况、社会环境等信息,掌握儿童的具体功能障碍情况。

(2) 对儿童身体功能及整体发展能力进行量化。

(3) 分析儿童障碍程度与常模的差别。

(4) 为制定康复治疗方案提供依据。

(5) 为判定康复治疗效果提供客观指标。

(6) 为制定回归社会的最终目标提供依据。

三、评定的方法

1. 定性评定　从整体上分析评定对象特征的描述性分析,主要是解决对象"有没有"或"是不是"的问题,适用于个案分析和比较分析中的差异性描述。常用方法有观察、问卷、访谈、录音、录像、实物分析等。

2. 定量评定　儿童康复评定的主要方法,通过量表、仪器等量化的测量工具评定儿童的各种特征,将得到的测量结果与常模或标准相比较。

四、评定的内容

儿童康复评定是根据儿童功能发展的不同维度进行评定的。内容主要包括体格发育评定、反射评定、运动功能发育评定、肌力评定、肌张力与关节活动度评定、协调功能评定、感觉功能评定、日常生活活动能力评定、言语功能评定、智力评定、神经电生理学评定和心肺功能评定等。

五、康复评定的原则

1. 个体化原则　每个人的身体状况和康复需求是不同的,康复评定应该根据儿童的具体情况进行,以制定个性化的康复治疗方案。

2. 综合性原则　康复评定应该综合考虑儿童的身体、心理、社会等方面的因素,以全面评估儿童的康复需求和康复效果。康复评定应该包括身体功能、日常生活活动能力、社会参与能力、心理健康等方面的评估。

3. 科学性原则　康复评定应该基于科学的评估工具和方法进行,以确保评估结果的准确性和可靠性。评估工具和方法应该经过科学验证和临床应用,以确保其有效性和可靠性。

4. 连续性原则　康复评定应该是一个连续的过程,包括康复治疗前、中、后的评估和监测。评估结果应该及时反馈给儿童和康复治疗团队,以调整康复治疗方案,达到最佳的康复效果。

5. 客观性原则　康复评定应该是客观的,评估应该基于客观的数据和信息进行。评估者应该避免主观性的评估和判断,以确保评估结果的客观性和准确性。

康复评定是康复治疗的重要组成部分,应该根据个体化、综合性、科学性、连续性和客观性的原则进行评估和监测,以达到最佳的康复效果。

(梁瑞兰)

任务二　发　育　评　定

一、定义

发育(development)又称发展,是指个体细胞、组织、器官和系统的分化和功能成熟的过程,主要指一系列生理、心理和社会功能发育,重点涉及儿童的感知发育、思维发育、语言发育、运动功能发育、人格发育和学习能力的发育等。在发育过程中,儿童与环境的相互作用促进了其生理、认知、心理、社会交往的变化和发展。

二、分类

1. 体格发育　一般常用的体格发育指标有体重、身高(长)、坐高(顶臀长)、头围、胸围、上臂围和皮下脂肪厚度等。另外,头颅骨和脊柱发育状况也可作为与体格发育有关的指标。在对儿童进行体格发育评估时,获取个体连续性的生长监测数据十分重要,对怀疑存在体格发育异常的儿童,至少动态观察 6 个月,以帮助医生评判其真实生长情况。

2. 神经心理发育　神经系统的发育和成熟是神经心理发育的物质基础。神经心理发育主要评估神经系统发育、运动发育、语言发育、适应能力发育、社交能力发育等。

本任务重点学习神经心理发育水平的评定。

三、神经心理发育水平测试

神经心理发育评定是指通过对儿童的神经系统和心理行为进行观察、测试和评估,以了解其发育水平和存在的问题,并为其提供相应的干预和支持。发育水平测试方法包括筛查性测试和诊断性测试两大类,每种测试又有不同的适用年龄段。

(一)筛查性测试

1. 丹佛发育筛查测验(DDST)　婴幼儿行为发育筛查常用的工具,又叫儿童发育水平筛查量表。适用年龄为 2 月龄至 6 岁,最适年龄≤4.5 岁,测试内容包括粗大运动、精细运动-适应性、语言、个人-社交 4 个能区。

(1)粗大运动能区:本能区项目评估儿童坐、步行和跳跃的能力。

(2)精细运动-适应性能区:本能区项目评估儿童看的能力和用手取物及画图的能力。

(3)语言能区:本能区项目评估儿童听、理解和运用语言的能力。

(4)个人-社交能区:本能区项目评估儿童对周围人的应答能力和料理自己生活的能力。

2. 绘人测验(HFD)　适用于 5~9.5 岁儿童。要求受试儿童根据自己的想象绘一个全身的、正面的人像,以其所绘人像身体部位、各部分比例和表达的合理性计分。绘人测验结果与其他智力测验的相关系数在 0.5 以上,与推理、空间概念、感知能力的相关性更显著。可用于个别测验或集体测验。

3. 皮博迪图片词汇测验(PPVT)　适用于 4~9 岁儿童。可测验儿童视觉、听觉、知识、语言词汇、推理、综合分析、注意力、记忆力等。测验工具是 120 页组合图片,每页有黑白线条图画 4 幅,受试儿童需根据测试者所说词汇指出相应图片。该方法简单,且适用于语言或运动障碍者。可用于个别测验或集体测验。

（二）诊断性测试

1. 格塞尔发育量表（GDS） 该量表适用于 4 周龄至 3 岁儿童,测试内容包括适应性行为、粗大运动、精细运动、语言和个人-社交性行为。可用于评价和诊断婴幼儿的神经系统发育及功能成熟情况。医生通过测查和询问家长可计算出发育商（development quotient,DQ）,用于表示被测儿童的发育成熟水平。

2. 贝利婴儿发展量表（BSID） 该量表适用于 1 月龄至 3.5 岁儿童。可用于评价和诊断儿童神经系统发育及功能成熟情况,也是研究儿童神经心理发育的工具。该量表包括智力量表、运动量表和婴儿行为记录表。测量时,通过测量条目得出的分数为粗分,各粗分先转换成量表分,再进一步转换成相应的合成分。

3. 韦克斯勒智力量表 韦克斯勒智力量表分为成人智力量表（WAISC）、儿童智力量表（WISC）和学龄前及幼儿量表（WPPSI）。在儿童康复中,儿童智力量表适用年龄为 6～16 岁,学龄前及幼儿量表适用年龄为 2.5～6 岁。目前韦克斯勒智力量表已经更新为第四版。国内修订版量表称为韦氏儿童智力量表中国修订本（WISC-CR）和中国-韦氏幼儿智力量表（C-WYCSI）。目前该量表在国内广泛用于心理、教育、医学等领域。

学龄儿童智力量表与学龄前及幼儿智力量表的编制原理和特点与成人量表相同,分为言语测验和操作测验两大部分。言语测验内容包括普通知识、一般理解、算术、找出事物相关点、词汇解释、数字广度。操作测验包括填图、图片排列、积木图案、物体装配、代码配对、迷津。C-WYCSI 分为城市版和农村版两套,每套测验仍分为言语测验和操作测验两大部分,共计 11 个子测验,包括知识、图片词汇、算术、图片概括、领悟、动物房子、图画填充、迷津、木块图案、几何图形、语句。实施顺序是先做一个言语测验,再做一个操作测验,交替进行以维持儿童的兴趣,避免疲劳和厌倦,整个测验需 1 h 左右,按照完成答题和作业的正确性和完成速度来评分,并依原始分数及年龄,先查量表分数,再查智商,可分别得出言语智商、操作智商和总智商。

4. 斯坦福-比奈智力量表（S-B） 包括 4 个分量表:言语推理、抽象及视觉推理、数量推理、短时记忆。以标准年龄分表示结果。适用于 2～18 岁的儿童及青少年。

四、适应性行为评定

适应性行为是指按个人生活和社会生活的要求独立处理日常事务的能力,指日常生活中的一般表现。适应性行为受损已被美国第 5 版《精神障碍诊断与统计手册》纳入智力障碍的诊断标准之一。

1. 婴儿-初中学生社会生活能力量表 该量表是目前国内普遍采用的一种适应性行为检查量表。测试内容涵盖独立生活能力、适应能力、作业能力、交往能力、参加集体活动、自我管理。适用于 6 月龄至 15 岁儿童及青少年。

2. Conners 儿童行为量表 该量表是目前发育儿科广泛应用的注意缺陷多动障碍（ADHD）评估量表之一,分为父母量表、教师量表及简明症状量表,内容涉及注意缺陷、多动-冲动和品行问题 3 个方面。

3. Vanderbilt 注意缺陷多动障碍儿童行为量表 该量表是发育儿科广泛应用的另一个 ADHD 评估量表,分为父母量表及教师量表,内容涉及注意缺陷、多动-冲动、对立违抗障碍、品行障碍、焦虑/抑郁以及学习问题 6 个方面。

4. 幼儿孤独症筛查量表-修订版（M-CHAT） 该量表是初期孤独症筛查的工具,共设 23 个条目,由父母或监护人填写,专业人员或医生评分并给出结论。适用于 16～48 月龄的儿童。

5. 儿童孤独症评定量表（CARS） 该量表是临床常用的孤独症诊断量表,内容包括 15 个方面:人际关系、模仿行为、情感反应、奇异的身体运动或仪式、对无生命物的特殊喜好、抗拒环境的改变、奇特的视觉反应、奇特的听觉反应、浅感觉反应、焦虑反应、口语沟通、非口语沟通、活动水平、智力功能、总的印象。适用于 2 岁以上儿童。

6. 孤独症诊断访谈量表（ADI） 该量表是目前国际通用的孤独症诊断量表之一,属于半定式诊断访谈工具。内容包括背景性资料、总体行为表现、早期发展和关键性指令的出现年龄、语言发展和语言或其他技能的丧失、当前的语言和交流功能、社会性发展和游戏、兴趣和行为、攻击性行为和自伤等相关的临床表现共8方面93项内容。

7. 孤独症诊断观察量表（ADOS） 该量表是目前国际通用的另一个孤独症谱系障碍诊断量表，属于半定式诊断工具。该量表评估个体的沟通、人际交往、游戏及想象能力等方面。

（梁瑞兰）

任务三 儿童运动功能评定

儿童运动功能伴随着人体的成长不断分化、多元化、复杂化，不同年龄阶段的运动功能有不同的特点。运动功能发育与体格发育、大脑和神经系统发育密切相关。儿童处于运动功能发育的关键期，要改善其运动功能，首先就要进行运动功能的评定。

一、定义

儿童运动功能评定是通过收集儿童的有关资料，选择适当的评估量表或测量工具，依据儿童神经反射发育、运动发育规律、姿势与运动发育顺序、肌力、肌张力、关节活动度、运动类型等特点，综合评定是否存在运动发育落后、运动障碍、运动异常，从而为制订康复治疗计划提供依据。

二、评定的内容

（一）神经反射发育评定

儿童神经反射发育能准确地反映中枢神经系统发育情况，是判断婴幼儿运动发育水平的重要手段。按神经成熟度，可分别进行原始反射、立直反射和平衡反应的评定。

1. 原始反射 原始反射是人与生俱来的非条件反射，其反射中枢位于脊髓、延髓和脑桥。随中枢神经系统的发育和逐渐成熟，原始反射会被抑制。原始反射大部分在出生后2～6个月消失。常见的原始反射包括觅食反射、手握持反射、足握持反射、拥抱反射、放置反射、踏步反射、张口反射、上肢移位反射、侧弯反射、紧张性迷路反射、非对称性紧张性颈反射、对称性紧张性颈反射、交叉伸展反射和阳性支持反射等（表2-3-1）。

2. 立直反射 立直反射是身体在空间上发生位置变化时，主动将身体恢复至直立状态的反射，其反射中枢位于中脑和间脑。立直反射的主要功能是维持头在空间中的正常姿势，以及头颈和躯干间、躯干与四肢间的协调关系。立直反射多在出生后3～4个月出现，并持续终生（表2-3-2）。常见的立直反射包括颈立直反射、躯干-颈立直反射、躯干-躯干立直反射、迷路性立直反射、视性立直反射和降落伞反射等。

表 2-3-1 原始反射出现及存在时间

原 始 反 射	出现及存在时间	原 始 反 射	出现及存在时间
觅食反射	0～4个月	上肢移位反射	0～6周
手握持反射	0～4个月	侧弯反射	0～6个月
足握持反射	0～10个月	紧张性迷路反射	0～4个月
拥抱反射	0～6个月	非对称性紧张性颈反射	0～4个月
放置反射	0～2个月	对称性紧张性颈反射	0～4个月
踏步反射	0～3个月	交叉伸展反射	0～2个月
张口反射	0～2个月	阳性支持反射	0～2个月

表 2-3-2　立直反射出现及存在时间

名　称	出现及存在时间	名　称	出现及存在时间
颈立直反射	新生儿→6~8个月	迷路性立直反射	7个月以前→终生
躯干-颈立直反射	2~3个月→5岁左右	视性立直反射	6个月以前→终生
躯干-躯干立直反射	3~4个月→5岁左右	降落伞反射/保护性伸展反射	7个月以前→终生

3. 平衡反应　平衡反应是神经系统发育的高级阶段,其中枢位于大脑皮质。主要作用是当身体重心移动或支持面倾斜时,躯体通过调节肌张力以及躯干与四肢的代偿性动作,适应重心的变化以保持正常姿势。平衡反应多在立直反射出现不久即开始逐步出现和完善,并持续终生(表 2-3-3)。常见的平衡反应包括仰卧位倾斜反应、俯卧位倾斜反应、膝手位倾斜反应、坐位倾斜反应、跪位倾斜反应和立位倾斜反应。

表 2-3-3　平衡反应出现及存在时间

名　称	出现及存在时间	名　称	出现及存在时间
仰卧位倾斜反应	6个月→终生	坐位倾斜反应(后方)	10个月→终生
俯卧位倾斜反应	6个月→终生	跪位倾斜反应	15个月→终生
膝手位倾斜反应	8个月→终生	立位倾斜反应(前方)	12个月→终生
坐位倾斜反应(前方)	6个月→终生	立位倾斜反应(侧方)	18个月→终生
坐位倾斜反应(侧方)	7个月→终生	立位倾斜反应(后方)	24个月→终生

(二)姿势与运动发育评定

1. 姿势与运动发育的顺序　姿势与运动发育的顺序遵循如下规律:①动作沿着抬头、翻身、坐、爬、站、走和跳的顺序发育;②离躯干近的姿势与运动先发育,然后是离躯干远的姿势与运动的发育;③动作由泛化到集中,由不协调到协调发育;④先学会抓握东西,然后才会放下手中的东西;⑤先能从坐位拉着栏杆站起,然后才会从立位到坐下;⑥先学会向前走,然后才会向后倒退着走。

2. 姿势与运动发育评定　要观察是否存在发育落后和发育分离的现象。发育分离是指儿童发育的各个领域之间存在很大差距,如精神与运动、各运动之间、各部分之间功能与模式的分离。要动态观察异常姿势和运动发育状况是否改善或恶化。

(1)姿势评定:观察儿童从一个动作转换成另一个动作时,身体各部位所呈现的位置关系。只有保持正常的姿势,才能产生正常的运动。

(2)运动发育评定:主要观察是否遵循儿童运动发育规律,包括粗大运动评定、精细运动评定等。

①粗大运动评定:姿势与粗大运动的评定有丹佛发育筛查测验(DDST)、格塞尔发育量表(GDS)、新生儿 20 项行为神经测定(NBNA)量表、Alberta 婴儿运动量表(AIMS)、粗大运动功能评定(GMFM)量表、粗大运动功能分级系统(GMFCS)、Peabody 运动发育评定量表(PDMS)等。目前最常用的是粗大运动功能评定。

a. 丹佛发育筛查测验(DDST)用于筛查测试。

b. 格塞尔发育量表(GDS)可进行发育商检测,是运动发育、社会性发育以及语言发育的全面评定方法,可反映儿童,特别是婴幼儿的整体发育状况。

c. 新生儿 20 项行为神经测定(NBNA)量表包括视听反应、运动发育、主动和被动肌张力、反射以及姿势等 20 个小项,可以早期发现中枢性运动障碍、运动及姿势发育异常、反射发育异常、肌张力和肌力异常等,可以作为脑瘫的早期筛查方法,并可作为高危儿早期干预效果的判定指标。

d. 全身运动质量评估(GMs):一种针对新生儿的新型神经运动评估方法,能够敏感地提示特定的神经损伤。它需要拍摄清醒状态下儿童的全身运动录像,评估者通过视觉 Gestalt 理论评估儿童全身运动的质量,以便早期预测儿童是否存在脑瘫等运动发育障碍。

e. Alberta 婴儿运动量表(AIMS):通过观察来评定 0~18 月龄或从出生到独立行走时期婴儿的运动发育水平。其包括 58 个项目,主要对婴儿负重、姿势、抗重力运动 3 个方面特征进行评定,分为俯卧位(21 个项目)、仰卧位(9 个项目)、坐位(12 个项目)及站立位(16 个项目)4 个亚单元。对每个项目依据"观察到"或"未观察到"评分,并计算出 AIMS 的原始分;然后通过与标准常模比较得出受试婴儿在同龄婴儿中所处的百分位,由此判断受试婴儿的运动发育水平。该量表可以敏感地反映正常婴儿在较短时间内所发生的有关运动发育的微小变化,还可用于精确评定婴儿运动发育成熟水平以及在干预治疗后的变化。因此,该量表在国际上应用广泛,适用于高危婴儿群体的监测。

f. Milani 正常儿童发育量表:此量表分为自发反应和诱发反应两大部分,共有 6 个方面的 27 项评估内容。自发反应包括姿势调节、自动运动;诱发反应包含原始反射、立直反射、保护性伸展反射、平衡反应。通过对自发反应和诱发反应 6 个方面的 27 项检测,对运动发育进行评定,得出运动发育率。

g. 粗大运动功能评定(GMFM):姿势与粗大运动的评估目前最常用的是粗大运动功能评定量表,用来测量脑瘫儿童的粗大运动状况及随时间出现或由于干预而出现的运动功能改变情况。该评定量表具有良好的效度、信度和反应度,能定量地反映脑瘫儿童的粗大运动功能状况和改变情况,适合在康复治疗过程中应用。GMFM 有 88 项和 66 项两个版本,其中 88 项更全面(详见二维码)。

儿童粗大运动功能评定量表

h. 粗大运动功能分级系统(GMFCS):该系统是 Palisano 等根据儿童运动功能随年龄变化的规律所设计的一套分级系统,能较为客观地反映脑瘫儿童粗大运动功能发育情况。该系统共分为 5 个年龄组:0~2 岁、2~4 岁、4~6 岁、6~12 岁、12~18 岁;每个年龄组又根据脑瘫儿童运动功能的表现划分为 5 个级别,Ⅰ级为最高,Ⅴ级为最低(表 2-3-4、表 2-3-5)。GMFCS 是在《国际功能、残疾和健康分类》(简称 ICF)理念下诞生的分级方法,它注重功能、技能、自发运动的表现,通过评价脑瘫儿童在日常生活中坐位、体位转移和移动的能力,客观地反映粗大运动功能障碍对其日常生活活动能力的影响。

表 2-3-4 2 岁以下儿童 GMFCS 各级别最高能力描述

级别	描述
Ⅰ	婴儿能在坐位与其他体位之间进行转换,坐着可双手自由操作;会手膝位爬; 婴儿能扶物站起;扶物迈几步;18 月龄至 2 岁婴儿无辅助独行
Ⅱ	婴儿用双手支撑保持在地板上的坐位;能俯爬或手膝位爬;可能会扶物站起,也可能会扶物迈几步
Ⅲ	支撑婴儿腰部可以保持在地板上的坐位;可俯卧翻至仰卧;可向前俯爬
Ⅳ	婴儿头控可,但需支撑躯干保持坐位;会翻身至仰卧,可能会翻身至俯卧
Ⅴ	婴儿不能保持俯卧位和坐位时头与躯干抗重力姿势;需辅助进行翻身

表 2-3-5 6 岁以上儿童 GMFCS 各级别最高能力描述

级别	描述
Ⅰ	儿童能够不受限制地行走,在完成更高级的运动技巧上受限
Ⅱ	儿童能够不需要使用辅助器具行走,但是在室外和社区内的行走受限
Ⅲ	儿童能使用辅助器具行走,在室外和社区内的行走受限
Ⅳ	儿童自身移动受限,需要被转运或者在室外和社区内使用电动移动器具行走
Ⅴ	即使在使用辅助技术的情况下,儿童自身移动仍然严重受限

i. Peabody 运动发育评定量表(PDMS):该量表是目前儿童早期干预领域中被广泛应用的运动发育评定量表,适用于 0~72 月龄的儿童。其粗大运动功能评定部分包括 151 个测试项目,分别测试反射、姿势、移动、实物操作 4 个运动技能区的能力。精细运动功能评定部分包括 98 个测试项目,分别测试抓握、

手的使用、手眼协调和操作的灵活性等运动能力。测试结果包括 5 项分数,即各个测试项目的原始分、相当年龄、百分位、标准分以及发育商。发育商用来评定受试儿童相对于同龄儿童的粗大运动发育水平,可以有效地鉴别运动发育正常儿童和发育迟缓儿童。PDMS 对教育和干预治疗效果的评定很有价值,可以评定不同干预措施对运动技能发育的影响。

j.功能独立性评定量表(FIM):该量表是美国物理医学与康复学会于 1983 年制定的,其中儿童功能独立性评定量表(Wee-FIM)最常用,适用于 6 月龄至 7 岁儿童。Wee-FIM 主要评定儿童日常生活活动的独立程度和依赖程度。Wee-FIM 的内容有 3 个区 6 个板块。每个板块又分为 2～6 项具体项目,总共 18 项,将各项分数相加即得出总分数,根据分数标准将功能独立性划分为 7 个级别。

②精细运动的评定量表:精细运动的评定可用 PDMS 精细运动部分及操作部分、精细运动功能测试(FMFM)、手功能分级系统(MACS)、上肢技能质量评定量表(QUEST)、墨尔本单侧上肢功能评定量表、House 上肢实用功能分级等。

a.PDMS 精细运动部分及操作部分:PDMS 精细运动部分适用于评定 6～72 月龄儿童(包括各种原因导致的运动发育障碍儿童)的运动发育水平,可以用于评定相对于同龄正常儿童的运动技能水平,并可对运动技能进行定量和定性分析。

b.精细运动功能测试(FMFM):该测试可用于合理判断儿童的精细运动功能水平。该测试共有 5 个能力 61 个项目,包括视觉追踪能力(5 项)、上肢关节活动能力(9 项)、抓握能力(10 项)、操作能力(13 项)、手眼协调能力(24 项),采用 0、1、2、3 四级评分法。FMFM 量表可以用于跟踪观察脑瘫儿童精细运动功能的发育状况,分析和预测不同类型、不同分级脑瘫儿童精细运动发育轨迹和结局(详见二维码)。

FMFM(精细运动功能测试)量表

c.手功能分级系统(MACS):该系统为针对儿童在日常生活中操作物品的能力进行分级的评估系统。MACS 旨在描述儿童在家庭、学校和社区中的日常表现。MACS 主要评定日常生活中双手参与能力,并非单独评定某一只手的功能。MACS 参照 GMFCS 的分级方法,适用于 4～18 岁的儿童及青少年(表 2-3-6)。

表 2-3-6　MACS 各级别最高能力描述(4～18 岁)

级别	描述
Ⅰ	能轻易成功地操作物品
Ⅱ	能操作大多数物品,但在完成质量和(或)速度方面受到一定影响
Ⅲ	操作物品困难,需要帮助准备和(或)调整活动
Ⅳ	在调整的情况下,可以操作有限的简单物品
Ⅴ	不能操作物品,进行简单活动的能力严重受限

d.上肢技能质量评定量表(QUEST):QUEST 是一种具有参考标准的观察性量表,可以反映上肢技巧质量,适用于 18 月龄至 8 岁的儿童。

e.精细运动分级(BFMF):BFMF 适用于各个年龄段脑瘫儿童精细运动功能的评估,其主要特点是可以同时判断单手和双手的功能。

f.墨尔本单侧上肢功能评定量表:该量表适用于评定 2.5～15 岁患有先天性或获得性神经系统疾病儿童的上肢运动功能,脑瘫儿童是其主要的应用人群。

(三)肌力评定

儿童不同程度的局部或全身肌力降低,可表现为不能实现抗重力伸展、抗阻力运动差。通常检查四肢关节周围肌群以及躯干肌群,可在全身各个部位,通过一定的动作姿势,分别对各个肌群的肌力做出评定。常用方法为徒手肌力评分法,分级标准为 6 级。

（四）肌张力评定

肌张力的变化可反映神经系统的成熟程度和损伤程度。根据肢体被动活动时的反应以及有无阻力变化,将肌张力分为5级,常采用改良 Ashworth 量表进行评定。儿童肌张力评定的指标量化比较困难,可通过观察和触摸肌肉、被动运动肢体,根据肌肉的软硬程度、关节活动度正常与否来判断(表2-3-7)。

表 2-3-7　儿童肌张力分类评定

项　　目	评　　估	检 查 方 法	肌张力亢进	肌张力低下
安静时	肌肉形态	望诊:肌肉的外观	丰满	平坦
	肌肉硬度	触诊:肌肉的硬度	硬	软
	伸展度	过伸展检查,被动检查	活动受限,抗阻力	关节过伸展,抗阻力
	摆动度	摆动度检查	振幅减小	振幅增加
活动时	姿势变化	姿势性肌张力检查	肌紧张	无肌紧张变化
	主动运动	主动运动检查	过度抵抗	关节过伸展

（五）关节活动度的评定

关节活动度的评定通常采用量角器法,针对儿童关节活动度和肌张力的评定还有以下特殊方法(指标)。

1. 头部侧向转动试验　正常颈部左右活动时下颌可达肩峰,左右对称,肌张力增高时阻力增大,下颌难以达肩峰。

2. 臂弹回试验　使儿童上肢伸展后,突然松手,正常在伸展上肢时有抵抗,松手后上肢恢复到原来的屈曲位置。

3. 围巾征　检查时儿童头和颈部保持在中立位,以免上肢肌张力不对称。将儿童一侧上肢通过前胸拉向对侧肩部,使上臂围绕颈部,尽可能向后拉,观察肘关节是否过中线。正常情况下,新生儿不过中线,4~6月龄婴儿过中线。肌张力低下时,手臂会像围巾一样紧紧围在脖子上,无间隙;肌张力高时肘关节不过中线(图2-3-1)。

4. 腘窝角　儿童取仰卧位,骨盆紧贴床面,屈曲大腿使其紧贴胸腹部,然后伸直小腿,观察大腿与小腿之间的角度。肌张力增高时角度减小,肌张力降低时角度增大。正常4月龄后儿童腘窝角应大于90°(图2-3-2)。

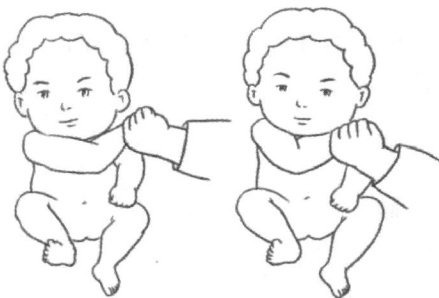

图 2-3-1　围巾征

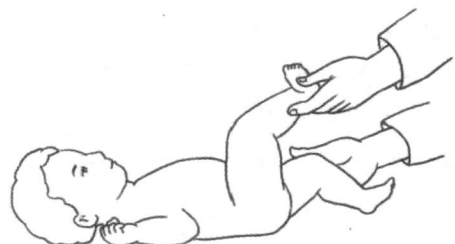

图 2-3-2　腘窝角

5. 足背屈角　儿童取仰卧位,评估者用手固定小腿远端,并托住足底向背侧推,观察足从中立位起始的背屈角度。肌张力增高时足背屈角度减小,肌张力降低时足背屈角度增大(图2-3-3)。正常4月龄儿童足背屈角应为30°～60°。

6. 跟耳试验 儿童取仰卧位,评估者牵拉足部尽量靠向同侧耳部,保持骨盆不离开床面,观察足跟骨与股骨大转子的连线和桌面形成的角度。正常4月龄后应大于90°(图2-3-4)。

7. 内收肌角 儿童取仰卧位,评估者握住儿童膝部使下肢伸直并缓缓拉向两侧,尽可能达到最大角度。观察两大腿之间的角度,左右两侧不对称时应分别记录。肌张力增高时角度减小,肌张力降低时角度增大。正常4月龄后内收肌角应大于90°(图2-3-5)。

8. 牵拉试验 儿童取仰卧位,评估者握住儿童双手向其前上方牵拉,正常儿童5月龄时在牵拉时头不再后垂,上肢能主动屈肘用力。肌张力低时头后垂,不能主动屈肘。

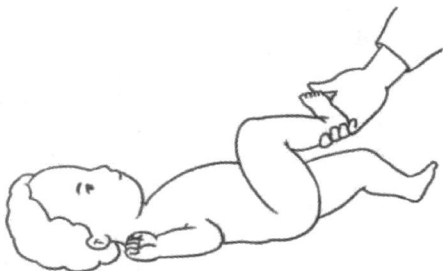

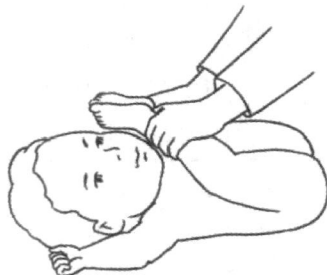

图 2-3-3　足背屈角　　　　　　图 2-3-4　跟耳试验　　　　　图 2-3-5　内收肌角

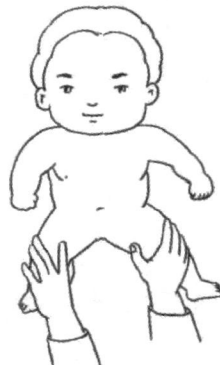

(六)平衡功能评定

1. 平衡反应评定 包括各类平衡反应及保护性伸展反射的评定。

2. 静态平衡功能评定 通过双腿站立、单腿站立、足尖与足跟对应、睁眼及闭眼站立检查或采用平衡测试仪进行测试。

3. 动态平衡功能评定 即稳定极限和体重或重心转移能力测定,如站起、行走、转身、止步、起步以及站立位和坐位时,身体尽可能向各个方向倾斜的试验。

4. 综合性平衡功能评定 可采用Berg量表等工具。

(七)协调功能评定

协调功能评定包括指鼻试验、指指试验、轮替试验、食指对指试验、拇指对指试验、握拳试验、拍膝试验、跟膝胫试验、拍地试验等。

(八)步态分析

1. 儿童步态分析 该分析有多种方法,如观察法、足印法、三维步态分析、视觉步态分析等。其中观察法最常用,主要观察踝、膝、髋、骨盆、躯干等在步行周期中的表现。

步态分析中常用的基本参数包括以下几个方面。

(1)步长:行走时一侧足跟着地到紧接着的对侧足跟着地的距离。

(2)步幅:行走时一侧足跟着地到该侧足跟再次着地的距离,通常是步长的两倍。

(3)步宽:行走中左、右两足间的距离,通常以足跟中点为测量参考点。

(4)步频:行走中每分钟迈出的步数。

(5)步速:行走时单位时间内在行进的方向上整体移动的直线距离。

(6)步行周期:行走时一侧足跟着地到该侧足跟再次着地的过程为一个步行周期,包含支撑相和摆动相两个阶段。

2. 步行能力评定 包括能否步行、步行方式、步速、步行距离、步行能量消耗等。

（1）Gillette 功能评定问卷（FAQ）：通过询问照顾者评定儿童的运动功能，主要是儿童能否借助辅助器具或矫形器独自完成各项运动，包括 FAQ 步行分级和 FAQ 22 项技能问卷两部分，FAQ 步行分级评定儿童能否步行以及步行方式，包括 0～9 的 10 个分级。FAQ 22 项技能问卷用来评定相对具有更高运动能力的儿童，每项包括"容易""有些困难""非常困难""完全不能""相对年龄不适合"五个选项。

（2）步速测定：通常是让儿童以自身喜好的速度行走，测量其在单位时间内步行的距离。可以使用多次测量的平均值以提高测量的稳定性。

（3）步行距离测定：6 min 步行距离测定是测定儿童步行距离和步行耐力最常用的方法，受试儿童以自身喜好的步速在 50 m 的步道上连续往返步行 6 min，测定步行距离。

（4）步行能量消耗测定：物理消耗指数（physical cost index，PCI）是用来测定步行能量消耗的常用指标。测试前让受试儿童先安静休息 5 min，测试其休息时心率，随后进行 6 min 步行距离测定，结束后立即测定其步行后的心率。计算 PCI，PCI＝（步行时心率－休息时心率）/步速。PCI 越高，表明单位时间内步行的能量消耗越多。这一测试适用于粗大运动功能分级系统 I 级和 II 级的儿童，能持续步行超过 6 min，能够理解和配合测试的儿童。

3. 儿童常见异常步态　正常情况下，1～1.5 岁儿童可以从扶物行走逐渐发展到独立平稳行走。但是有些儿童由于中枢神经系统、周围神经系统、骨骼肌肉等原因会出现明显的异常步态。常见异常步态有以下几种。

（1）臀大肌步态：表现为挺胸、凸腹，躯干后仰，过度伸髋，膝关节绷直或微屈，重力线落在髋关节后方。

（2）臀中肌步态：表现为摆动侧骨盆下降，躯干向支撑腿侧弯。当一侧臀中肌受损者行走时，其处于摆动相的健侧骨盆下降，躯干向患侧弯曲，同时患侧肩关节下掣来代偿；双侧臀中肌无力时，其步态特征为行走时上身左右交替摇摆，状如鸭子，故称为鸭步。

（3）股四头肌步态：表现为避免膝关节过度屈曲。在患侧足跟着地时，臀大肌和小腿三头肌代偿性收缩，使髋关节伸展并将膝关节锁定在过伸展位。支撑相时，膝关节呈反张状态。

（4）剪刀步态：表现为行走时骨盆前倾，因髋关节内收肌肌张力过高，行走时下肢向前内侧迈出，呈剪刀步或交叉步，双膝内侧常摩擦碰撞。同时，由于腘绳肌肌张力过高，支撑相时膝关节仍保持屈曲状态。足尖着地且小腿三头肌痉挛则使下肢相对延长，下肢向前潈动时足趾拖地，并以足尖着地的方式行走。这种步态多见于痉挛型脑瘫儿童。

（九）感觉统合能力评定

感觉统合是指将人体器官各部分感觉信息组合起来，经大脑统合作用，对身体内外知觉做出正确反应。感觉统合术语广泛应用于行为和脑神经科学的研究，其理论基础源自脑神经生理学。

1. 定义　感觉统合是指大脑和身体相互协调的学习过程。在此过程中，机体在环境内有效利用自己的感官，以不同的感觉通路（视觉、听觉、味觉、嗅觉、触觉、前庭觉和本体感觉等）从环境中获得信息输入大脑。大脑再对信息进行加工处理，并做出适应性反应，这一过程简称"感统"。

2. 评定的内容和工具　感觉统合评定主要是通过对三大主要感觉系统（触觉系统、前庭系统、本体系统）进行评定，分析其感觉能力的发展情况，判断是否存在感觉统合失调以及失调的程度。

儿童感觉统合能力发展评定量表是由北京大学精神卫生所在中国台湾儿童感觉统合检核表的基础上修订的，适用于 6～12 岁儿童感觉统合能力发展水平的评估，已经在 14 个地区使用，具有良好的信度和效度（详见二维码）。

儿童感觉统合能力
发展评定量表

（梁瑞兰）

任务四　儿童日常生活活动能力评定

　　张××,男,6岁,因生活能力低下就诊。家长诉患儿能独立步行,但不能独立进食,穿衣、如厕等需要家人辅助。

　　任务:如何为患儿进行康复评定?

任务实施

一、知识储备

　　日常生活活动(activities of daily living,ADL)能力是指个体在家庭或医疗机构和社区中的最基本能力,是康复医学中最基本和最重要的内容。在儿童康复领域,会对儿童进行与其年龄和发育阶段相一致的 ADL 训练,使生活自理成为每一位儿童的最基本技能。ADL 能力训练已成为儿童康复的重要目标。要改善康复对象的自理能力,首先要进行 ADL 能力评估。儿童的 ADL 能力评定还包括适应幼儿园及学校生活的基本能力,动态地进行 ADL 能力评估和指导也是十分重要的。

(一)概念

　　ADL 是指个体为了维持生存及适应生存环境而每天必须反复进行的、最基本的、最具有共性的活动,包括运动、自理、交流及家务劳动等。运动方面包括床上运动、轮椅上运动和转移、室内或室外行走、公共或私人交通工具的使用;自理方面包括更衣、进食、如厕、洗漱、修饰等;交流方面包括言语、使用电话、阅读、书写、使用电脑、识别环境标志等;家务劳动方面包括购物、备餐、洗衣、使用家具及环境控制器。

(二)分类

　　1. 基本的日常生活活动能力　基本的日常生活活动(basic ADL,BADL)能力是指每天生活中与穿衣、进食、保持个人卫生等自理活动和坐、站、行、走等躯体活动相关的基本活动。

　　2. 工具性日常生活活动能力　工具性日常生活活动(instrumental ADL,IADL)能力是指个体在社区中独立生活所需的关键性的、较高级的技能,如家务杂事、炊事、采购、骑车或驾车、处理个人事务等,这些活动大多需借助或大或小的工具进行。

　　BADL 能力反映较粗大的运动功能,IADL 能力反映较精细的运动功能。BADL 能力量表常在医疗机构中应用,IADL 能力量表多在社区老年人和残疾人中应用。目前部分 ADL 能力量表将两者相结合进行评定。

二、评定方法

　　1. 直接观察　ADL 能力评定可以在儿童实际生活环境中进行,评定人员通过观察儿童完成实际活动的动作情况,以评定其能力。也可在 ADL 能力评定室或训练室中进行,在此环境中指令儿童完成特定动作,较其他环境更易取得准确结果,评定后也可以根据儿童的功能障碍情况在此环境中进行相应的训练。

2. 间接评定 有些不便完成或不易完成的动作,可以通过询问儿童本人或家属的方式取得结果,如儿童的大小便控制、个人卫生管理等。

三、评定量表

ADL 评定量表评定方法有多种,常用的标准化量表有 Barthel 指数(BI)评定量表、儿童功能独立性评定量表(Wee-FIM)、能力低下儿童评定量表(PEDI)、儿童综合功能评定表等,其中以 BI 评定量表和儿童功能独立性评定量表最为常用。

(一)BI 评定量表

BI 评定量表是评定 ADL 的常用量表,不仅可以用来评估儿童治疗前后的功能状态,也可以预测治疗效果、住院时间及预后。

1. 评分标准 包括进食、洗澡、修饰、穿衣、大小便控制、如厕、床椅转移、活动步行、上下楼梯 10 项内容。①洗澡、修饰 2 个项目分为 2 个等级(0 分、5 分);②进食、穿衣、大便控制、小便控制、如厕、上下楼梯 6 个项目分为 3 个等级(0 分、5 分、10 分);③床椅转移、活动步行 2 个项目分为 4 个等级(0 分、5 分、10 分、15 分)。满分为 100 分。得分 60~99 分表示有轻度功能障碍,能独立完成部分日常生活活动,需要一定帮助;41~59 分表示有中度功能障碍,需要极大的帮助才能完成日常生活活动;≤40 分表示有重度功能障碍,儿童多数日常生活活动不能完成或需人照料。

2. 改良 BI 评定量表 改良 BI 评定量表是在 BI 评定量表的基础上,将 10 个评定项目都细分为 5 级,即完全依赖、大量帮助、中等帮助、少量帮助和完全独立 5 个等级,独立能力与得分呈正相关,并根据需要帮助的程度制定了详细的评分细则(详见二维码)。

改良 BI
评定量表

(二)儿童功能独立性评定量表(Wee-FIM)

Wee-FIM 是一个可用于评估身心障碍儿童功能改变的工具,适用于 6 月龄至 7 岁的儿童。Wee-FIM 从实用角度对在独立生活中反复进行的最必要的基本活动进行评定,是对儿童综合活动能力的测试,可评定躯体、言语、认知和社会功能。Wee-FIM 具有可靠的信度和效度,目前国外已广泛应用,对残疾儿童的功能评定、协助制订康复计划和疗效判断都有重要作用(详见二维码)。

儿童功能独立
性评定量表

(三)能力低下儿童评定量表(PEDI)

PEDI 又称为功能障碍儿童评估量表,主要针对 6 月龄至 7.5 岁的能力低下儿童以及基本能力低于该年龄段正常水平的大龄儿童。PEDI 用来评估儿童整体日常生活活动能力,可以评估自理能力、移动能力和社会功能 3 个方面的受限程度以及功能变化与年龄之间的关系等,用来评估能力低下儿童的功能水平、制订康复治疗计划和疗效评估。PEDI 共有日常生活、移动能力和社会功能 3 个分区 41 个大项,197 个条目。其中日常生活分区评估儿童的进食、梳洗、更衣、洗漱和如厕等能力,有 15 个大项 73 个条目;移动能力分区评估儿童的移乘动作、室内外移动和上下楼梯功能,有 13 个大项 59 个条目;社会功能是评估儿童的交流能力,包括社会交流、家庭内与地区内进行事务交流的能力,有 13 个大项 65 个条目(详见二维码)。

能力低下儿童
评定量表

(四)儿童综合功能评定表

该表由中国康复研究中心研发,主要用来评定脑瘫儿童的功能。该量表分为认知功能、言语功能、运动能力、自理动作、社会适应 5 个能区,包括 50 个小项。该量表总分是 100 分,每个小项完成是 2 分,大部分完成是 1.5 分,完成一半是 1 分,小部分完成是 0.5 分,不能完成是 0 分(详见二维码)。

儿童综合功能评定表

(梁瑞兰)

任务五　儿童言语与语言功能评定

　　张××,男,3岁。因目前仅能说一些词汇就诊。患儿能独立步行,家长诉患儿能独立进食,吃普食,听力正常,目前能叫爸爸、妈妈、爷爷、奶奶、阿姨,能说要、不、拜拜等词汇。怀疑患儿语言发育迟缓。

　　任务:如何为患儿进行康复评定?

→ 任务实施

一、知识储备

　　在人们的日常生活中,言语和语言两个词往往被混用,但从言语康复学的角度来说,两者是有区别和联系的。正确区分"言语"和"语言",可以帮助临床康复工作者正确地理解各种言语障碍、语言障碍,并进行有效的康复治疗。

　　语言(language)是人类进行交际和思维最重要的工具,也是人类最重要的沟通交流方式。语言由声音、文字、手势符号等构成,主要用于沟通交流,是约定俗成的符号系统。语言能力主要包括对该符号系统的理解和表达能力。言语(speech)是人类有声语言形成的机械过程,即说话能力。这一过程主要由呼吸过程中气流振动声带后经声道的共鸣而形成,同时受神经系统的调控。儿童语言能力的发展依赖于生理基础、认知基础,以及社会互动关系的发展和成熟。任何一项功能的异常均会导致不同程度的言语障碍或语言障碍。临床评定时应根据儿童表现,分别进行语言功能评定和言语功能评定。

　　儿童语言障碍的临床表现多样,大多数儿童存在语言理解困难,表现为字、词、语句理解困难;说话晚,有些儿童在2岁以后还不会叫人,甚至只会"咿呀"等无意义发声;词汇量少,句型比较简单,不会使用复杂的句型;等等。国内常用的儿童语言障碍评估方法/量表包括语言发育迟缓检查法(S-S法)、梦想普通话听力理解和表达能力标准化评估(DREAM-C)、汉语沟通发展量表(CDI)、学前儿童语言障碍评估量表和皮博迪图片词汇测验(PPVT)等。

　　儿童言语障碍的临床表现为说话不清晰、说话费力或无力、说话时有不适宜的停顿、音调和语调异常、鼻音过重等。对儿童言语障碍的评估包括构音障碍评估和其他言语与语言功能评估。

二、语言功能评定

(一)儿童语言发育迟缓评定

　　儿童语言发育迟缓指在儿童发育过程中,语言发育未达到与其年龄相应的水平,语言理解和表达能力均明显落后于同龄者。目前国内使用频率最高的评估方法是S-S法,通过S-S法可以在早期发现各种儿童语言发育障碍,指导康复训练,并评定训练后的效果。

　　1. S-S法　依照语言行为,从语法规则、语义、语用3个方面对语言发育迟缓儿童进行评定,该法适用于1～6.5岁的语言发育迟缓儿童,也适用于生理年龄已超出6.5岁但语言发育现状仍处于此年龄段水平的儿童。

检查内容包括符号形式与指示内容关系、促进学习有关的基础性过程、交流态度 3 个方面。其中,以符号形式与指示内容的关系为评定的核心。根据该内容,将儿童语言发展分为 5 个阶段,见表 2-5-1。将评估结果与同龄正常儿童水平相比较,即可判断是否为语言发育迟缓。

表 2-5-1 符号形式与指示内容关系的阶段

阶 段	内 容	阶 段	内 容
阶段 1	事物、事态理解困难	阶段 3-2	任意符号
阶段 2	事物的基础概念理解	阶段 4	组句及语言规划
阶段 2-1	事物机能性操作	阶段 4-1	两词句
阶段 2-2	匹配	阶段 4-2	三词句
阶段 2-3	选择	阶段 5	词句及语法规则
阶段 3	事物的符号	阶段 5-1	主动语态
阶段 3-1	相关符号	阶段 5-2	被动语态

(1) 符号形式与指示内容关系。

①阶段 1:事物、事态理解困难阶段。

此阶段语言尚未获得,并且对事物、事态的概念尚未形成,对外界的认识尚处于未分化阶段。此阶段儿童对物品的抓握、舔咬、摇动、敲打一般为无目的性的,例如,拿起铅笔不能够做书写操作而放到口中舔咬。另外,对于自己的要求不能用某种手段来表现。这个阶段的儿童常表现出左右摇晃、摇摆、旋转、拍手等行为。

②阶段 2:事物基础概念理解阶段。

此阶段虽然也是语言未获得阶段,但是与阶段 1 不同的是,该阶段儿童能够根据常用物品的用途进行大致操作,对于事态也能够理解,对事物开始概念化。一般认为阶段 2 包括初级水平和高级水平,因此阶段 2 中设定了 3 个亚项,具体内容如下:阶段 2-1(事物机能性操作),此阶段儿童能够对事物进行机能性操作,例如,能拿起电话,将听筒放到耳朵上;阶段 2-2(匹配),此阶段儿童能将 2 个以上物品放到合适位置上,例如,将书放到书架上或书箱里,将积木放到玩具箱里;阶段 2-3(选择),此阶段是当他人出示某种物品或出示示范项时,儿童能在几个选择项中将出示物或与示范项有关的物品选择出来。

③阶段 3:事物的符号阶段。

此阶段符号形式与指示内容的关系开始分化。语言符号大致分为 2 个阶段,即幼儿语言阶段和成人语言阶段。具体如下:阶段 3-1(相关符号),此阶段儿童可以通过他人的手势开始理解意思,还可以用手势向他人表达需求等,相关符号为"视觉-运动回路";阶段 3-2(任意符号),包括幼儿语言(任意符号)和成人语言(任意符号),任意符号为"听力-言语回路"。在检查中,阶段 3-2 共选食物、动物、交通工具和生活用品方面名词 16 个,身体部位词汇 6 个,动词 5 个,表示属性的 2 个种类(大小和颜色)的词汇。

④阶段 4:组句及语言规则(非可逆态)。

此阶段儿童能将某事物、事态用 2~3 个词组连成句子。此阶段中分为两词句和三词句 2 个阶段:a.阶段 4-1(两词句)。儿童在此阶段能够理解或表达的两词句各种各样,本检查法仅列举 4 种形式,即[属性(大小)+事物],[属性(颜色)+事物],[主语+宾语],[谓语-宾语]。b.阶段 4-2(三词句)。此阶段的句子同样多样化,在本检查法中仅限定 2 种形式,即[属性(大小)+属性(颜色)+事物],如大红帽子、小黄鞋子等;[主语+谓语+宾语],如妈妈吃苹果,注意此句型为非可逆句,主语与宾语不能颠倒,不能说"苹果吃妈妈"。

⑤阶段5:词句及语法规则。

此阶段儿童能够理解三词句表现的事态,但与阶段4-2(三词句)不同的是句型为可逆句。阶段5-1为主动语态,如乌龟追小鸡。阶段5-2为被动语态,此阶段要求儿童能理解事情与语法规则的关系,如小鸡被乌龟追等。

(2)促进学习有关的基础性过程:适应证为疑似存在语言发育迟缓,可以用手操作的儿童。检查工具:小毛巾、可以捏响的小玩具、小玻璃球、3块积木、1个装小球容器、3种图形木制镶嵌板、6种图形木制镶嵌板、10种图形纸质拼图(子图形和纸质母图形板)、语言发育迟缓检查记录表。操作包括以下几个方面。

①放入小球。

②延迟反应。

③图形辨别:3种图形、6种图形、10种图形。

④积木搭放:堆积、并列、隧道。

⑤描画:a.……;b. |;c. —;d. ○;e. ＋;f. □;g. △;h. ◇。

(3)交流态度:包括儿童是否注意他人的动作、视线、对他人指示的回应等。

(4)S-S法操作流程:S-S法检查用具包括实物7种、镶嵌板3个、操作性课题用品8种、各种图片55张。操作时可按照以下顺序进行:①不能用图片进行检查的儿童,可以从语言前阶段开始检查。②可以用图片进行检查的儿童,在阶段3-2以上,用图片检查单词、词句。③发育年龄在3岁以上,能进行日常会话者,进行阶段4、5的检查。

(5)评估结果判断标准。

①通过标准:检查结束后,要对检查结果和问诊情况进行分析、综合,结合MRI或CT检查结果。S-S法检查结果显示的阶段要与实际年龄语言水平阶段进行比较,如低于相应阶段,可诊断为语言发育迟缓,主要内容测试通过标准见表2-5-2和表2-5-3,与年龄的关系见表2-5-4和表2-5-5。

表2-5-2　阶段2-1至阶段3-2(事物检查)通过标准

阶段	A	B	C	组项
2-1 事物机能性操作	(2)/3	(2)/3	(2)/3	A＋B(2)/6个
2-2 匹配	(2)/3	(2)/3	(2)/3	(1)/3组
2-3 选择	(2)/3	(2)/3	(2)/3	(1)/3组
3-1 相关符号(理解)	(2)/3	(2)/3	(2)/3	(1)/3组
3-2 任意符号(理解)	(2)/3	(2)/3	(2)/3	(1)/3组

表2-5-3　符号形式与指示内容关系通过标准

内　容	阶段	项目	图片组合合格标准	阶段通过标准
语法规则	5-2	被动语态	6/6＋或7/8＋	6/6＋或7/8＋
	5-1	主动语态	4/4＋或5/6＋	4/4＋或5/6＋
	4-2	三词句　大小＋颜色＋事物	3/3＋或3/4＋	2种形式中1种
		动作组＋动作＋事物		形式以上合格
词句	4-1	两词句　颜色＋事物		4种形式中1种
		大小＋事物		形式以上合格
		动作组＋动作	4/4＋或4/5＋	
		动作＋对象		

续表

内　容	阶　段	项　目	图片组合合格标准	阶段通过标准
		词汇 颜色	3/4＋	
		大小	4/4＋或 5/6＋	
		动词	3/5＋	
		身体部位	4/6＋	
事物的符号	3-2	事物的名称	AB3/4＋	5组中1组以上合格
		言语符号（图卡）	C3/9＋	
			D3/7＋	
			E4/4＋	
		言语符号（事物）	各组 2/3＋以上合格	3组中1组以上合格

表 2-5-4　符号形式与指示内容的关系及年龄可通过阶段

年　龄	阶　段
1.5岁～2.0岁	3-2 言语符号
2.0岁～2.5岁	4-1 主谓＋动宾
2.5岁～3.5岁	4-2 主谓宾
3.5岁～5岁	5-1 语序规则
5～6.5岁	5-2 被动语态

表 2-5-5　基础性过程检查结果与年龄阶段对照表

年　龄	镶嵌图形	积　木	描　画	放入小球延续性
5岁以上			◇	
3岁6个月～4岁11个月			△、□	
3岁～3岁5个月	10种图形 10/10＋		＋、○	
2岁～2岁5个月	10种图形 7/10＋	隧道		
1岁9个月～1岁11个月	6种图形 3/6～4/6	并列	∣、—	
1岁6个月～1岁11个月	3种图形 3/3＋	堆积	•	能通过,能完成
1岁～1岁5个月				部分儿童能通过,能完成

②结果分类与分群:评定结果按照交流态度分为两大群体:Ⅰ群,交流态度良好;Ⅱ群,交流态度不良。按符号形式与指示内容关系可分为 A、B、C 三个主群。原则上该分群适用于实际年龄在 3 岁以上的儿童,但是要注意到这种分群并不是固定不变的,随着语言能力的发展,有的儿童可从某一症状群向其他症状群过渡。根据符号形式与指示内容关系的相关检查和操作性课题的完成情况,将以上的 A 群和 C 群又分为六个亚群。

2．其他语言功能评定

（1）普通话儿童语言能力临床分级评估表（MCELF）：MCELF 以儿童语言发展的规律为基础，从前语言沟通领域开始考查，逐步进行语音、词语、句法的评估，最后考查独立组织语言的看图叙事能力。适用于由各种原因引起的语言年龄处于 1～6 岁水平的语言障碍儿童，包括听力障碍、孤独症谱系障碍、智力落后、特定性语言障碍等。对语言年龄低于 3 岁的语言障碍儿童，可采用其中的前语言沟通能力评估、语音的感知、语音的产生等标准参照测验；对语言年龄介于 3～6 岁的语言障碍儿童，可重点采用其中的词语理解、词语表达、句子理解、句式仿说和看图叙事等标准参照测验。

（2）汉语沟通发展量表（CDI）：根据麦克阿瑟沟通发展量表修订而成，我国建立了北京市常模（普通话版）和香港常模（广东话版）。量表分婴儿表和幼儿表两部分。婴儿表适用于 8～16 月龄的婴儿，重点在于了解婴儿对词汇的理解，除含有 411 个词汇外，还含有婴儿对一些短语的理解、动作手势运用等的测试。幼儿表适用于 16～30 月龄的幼儿，目的是评估幼儿的词汇和语法技巧，除含有 799 个词汇外，还包含了组词、句子复杂程度、幼儿表达句子的平均长度等。

（3）梦想普通话听力理解和表达能力标准化评估（DREAM-C）：该评估适用于 2 岁 6 个月至 7 岁 11 个月母语为普通话的儿童，包括听力理解与语言表达两部分。

（4）皮博迪图片词汇测验（PPVT）：该测验侧重于语言理解能力的测评，适用于 3 岁 3 个月至 9 岁 3 个月的儿童，尤其是一些表达困难的儿童。

三、言语功能评定

（一）构音障碍评估

构音系统由口腔、鼻腔、咽腔及其附属器官共同组成，主要的构音器官是下颌、唇、舌、软腭，它们各自灵活且协调的运动是产生清晰、有意义言语声音的必要条件。构音障碍是指构音器官先天性和后天性结构异常，或者神经、肌肉功能障碍，或者未理解目标音位的发音特征等原因所导致的声韵调异常。主要表现为构音异常，音调、音量或音质异常，甚至完全不能发声，言语清晰度下降。构音障碍的评定方法很多，根据评定角度不同可分为主观评定、标准化评定、客观评定等。现列举三个国内广泛应用的标准化评定方法。

1．黄昭鸣构音功能评估　该评估包括口部运动功能主观评估和构音语音能力评估。

（1）口部运动功能主观评估：该评估用于评价下颌、唇、舌在自然放松状态下及模仿口部运动状态下的感知觉、肌力及运动功能（范围、速度、力量、控制能力等）是否正常，进而判断运动异常的类型，分析运动异常的原因，为治疗提供依据。下颌在模仿口部运动状态下的评估项目有 8 个，包括咬肌肌力检查、下颌向下运动、下颌向上运动、下颌向左运动、下颌向右运动、下颌前伸运动、下颌上下连续运动以及下颌左右连续运动。唇在模仿口部运动状态下的评估项目有 6 个，包括唇面部肌力检测、展唇运动、圆唇运动、唇闭合运动、圆展交替以及唇齿接触运动。舌在模仿口部运动状态下的评估项目有 15 个，包括舌肌肌力、舌尖前伸、舌尖下舔下颌、舌尖上舔上唇、舌尖上舔齿龈、舌尖左舔嘴角、舌尖右舔嘴角、舌尖上舔硬腭、舌尖前后交替运动、舌尖左右交替运动、舌尖上下交替运动、马蹄形上抬运动、舌两侧缘上抬运动、舌前部上抬运动以及舌后部上抬运动。

（2）构音语音能力评估：构音语音能力评估词表由 50 个单音节词组成，包含了 21 个声母、13 个常用韵母和 4 个声调。同时，根据最小音位对原则，组成 9 项声母音位对比、6 项韵母音位对比和 3 项声调对比，以深入考查儿童的音位习得情况、音位对比情况和构音清晰度得分，为制定构音障碍的矫治方案提供科学依据。

①评估材料：汉语构音语音能力评估表（图 2-5-1）、图册、录音设备等。

②评估方法及记录：评估时通过三种方式（提问、提示和模仿）诱导儿童发出目标语音。为了保证分析结果的准确性，要求儿童每个音节发音 3 遍。在获得儿童的语音后，对其进行主观分析。主观分析法主要是通过评估者的听觉感知来判断儿童构音的正误，记录 3 次发音中较为稳定的听觉感知结果。记录时正确记"√"，歪曲记"⊗"，遗漏记"─"；替代：实发音的拼音。

③评估结果分析：正常儿童声母音位习得顺序可分为 5 个阶段，3 岁之前（/b//m//d//h/），3 岁 6 个

《构音语音能力评估》记录表

（黄昭鸣—韩知娟词表）

序号	词	目标音	序号	词	目标音	序号	词	目标音	序号	词	目标音
例1	桌 zhūo	zh √	12	鸡 jī	j	25	菇 gū	g	38	拔 bá	a
例2	象 xiàng	iang ⊖	13	七 qī	q	26	哭 kū	k	39	鹅 é	e
1	包 bāo	b	14	吸 xī	x	27	壳 ké	k	40	一 yī	i
2	抛 pāo	p	15	猪 zhū	zh	28	纸 zhǐ	zh	41	家 jiā	ia
3	猫 māo	m	16	出 chū	ch	29	室 shì	sh	42	浇 jiāo	iao
4	飞 fēi	f	17	书 shū	sh	30	字 zì	z	43	乌 wū	u
5	刀 dāo	d	18	肉 ròu	r	31	刺 cì	c	44	雨 yǔ	ü
6	套 tào	t	19	紫 zǐ	z	32	蓝 lán	an	45	椅 yǐ	i
7	闹 nào	n	20	粗 cū		33	狼 láng	ang	46	鼻 bí	i
8	鹿 lù	l	21	四 sì	s	34	心 xīn	in	47	蛙 wā	1
9	高 gāo	g	22	杯 bēi	b	35	星 xīng	ing	48	娃 wá	2
10	铐 kào	k	23	泡 pào	p	36	船 chuán	uan	49	瓦 wǎ	3
11	河 hé	h	24	倒 dào	d	37	床 chuáng	uang	50	袜 wà	4

记录说明：正确记"√"；歪曲记"⊗"；遗漏记"⊖"；替代：实发音的拼音。

图 2-5-1　汉语构音语音能力评估表

月之前（/p//t//g//k//n/），4 岁之前（/f//j//q//x/），6 岁之前（/l//z//c//s/），6 岁以后（/c//zh//ch//sh/）。将儿童的年龄和音位习得结果与正常儿童声母音位习得顺序表相比较，可以观察出儿童当前本应该习得却未习得的音位。

④构音清晰度得分：将声母、韵母、声调音位对比的得分进行计算，可得到构音清晰度得分。

2. 中国康复研究中心构音障碍检查法　该检查法包括构音器官运动功能检查和构音检查。

（1）构音器官运动功能检查：通过构音器官的形态和粗大运动功能的检查来确定是否存在构音器官异常和运动障碍。检查范围包括肺、喉、面部、口部肌肉、硬腭、舌、下颌等部位的形态、异常程度、性质、运动速度、范围、肌力，粗大运动的精巧性、准确性及协调性（详见二维码）。

构音器官运动
功能检查方法

（2）构音检查：以普通话为标准音，结合构音类似运动进行检查，包括会话、单词、音节复述、文章水平、构音类似运动等检查项。其中单词检查由 50 个单词组成，包括 21 个辅音和 100 个元音结合；音节复述检查按照普通话发音方法设计，共 140 个音节，目的是在儿童复述时发现其构音特点及规律，确定发生机制，以利于制订训练计划；文章水平检查通过在限定的连续言语活动中，观察儿童的音调、音量、韵律及呼吸运动进行评估。根据普通话的特点，构音类似运动选用了具有代表性的 15 个辅音，以评估儿童构音异常的运动基础，用于指导康复训练。

3. 改良 Frenchay 构音障碍评定法 参照英国 Frenchay 构音障碍评定法编制而成的汉语版 Frenchay 构音障碍评定,以构音器官功能性评定为主,包括反射、呼吸、唇、舌、下颌、软腭、喉、言语可懂度 8 大项目 29 个分测验,每个分测验都设立 a～e 5 个等级评分标准,用于判断构音障碍的严重程度。此方法可量化功能受损程度,易于进行横向比较和疗效分析,适用于科研统计工作。

(二)其他言语功能评定

1. 嗓音障碍评定 嗓音障碍是日常生活中常见的发声异常,其病因多样,主要分为器质性和功能性嗓音障碍两大类。嗓音障碍常用评价方法有主观感知评价和客观检查评价。主观感知评价是日本音声言语医学会于 1979 年制定的 GRBAS 评价标准,包括 5 个描述参数:声音嘶哑总分度(G)、粗糙声(R)、气息声(B)、无力声(A)以及紧张声(S)。每个参数分为 4 个等级,正常、轻度、中度、重度,分别用 0、1、2、3 级表示。客观检查评价为嗓音声学分析,是利用仪器设备对嗓音样本声学特征进行定量检测和分析的方法,如声学测量、电声门图测量、喉镜检查等。

2. 言语流畅性评定 口吃是最常见的言语流畅性障碍,指人们在说话过程中,出现过多的、无法控制的语音重复、拖长和卡顿,并造成语句中断的一种现象。迅吃也是一种言语流畅性障碍,表现为说话时有不适当的插入、停顿、重复或者语速不规则而导致言语清晰度和可理解度下降。

儿童口吃测验(TOCS)是适用于 4～12 岁儿童的口吃评估工具,包括 3 个部分。

(1)言语流畅性:搜集儿童图片命名、句式仿说、结构化对话与看图说故事 4 个语言样本。

(2)观察评定表:由家长、教师等熟悉儿童的人从其口吃频率和对口吃的负面反应 2 个方面进行评分。

(3)补充临床评估:更详细地分析口吃的频率、持续时间、类型和相关行为,以及说话的自然度。

3. 言语失用症的评定 言语失用症有习得型言语失用症和发育型言语失用症两类,习得型言语失用症多发生于成人,发育型言语失用症多发生于儿童。评估主要从语言理解能力、语言表达能力、复述能力、口颜面运动检查 4 个方面进行。

→ 流程图

儿童言语与语言功能评估流程图

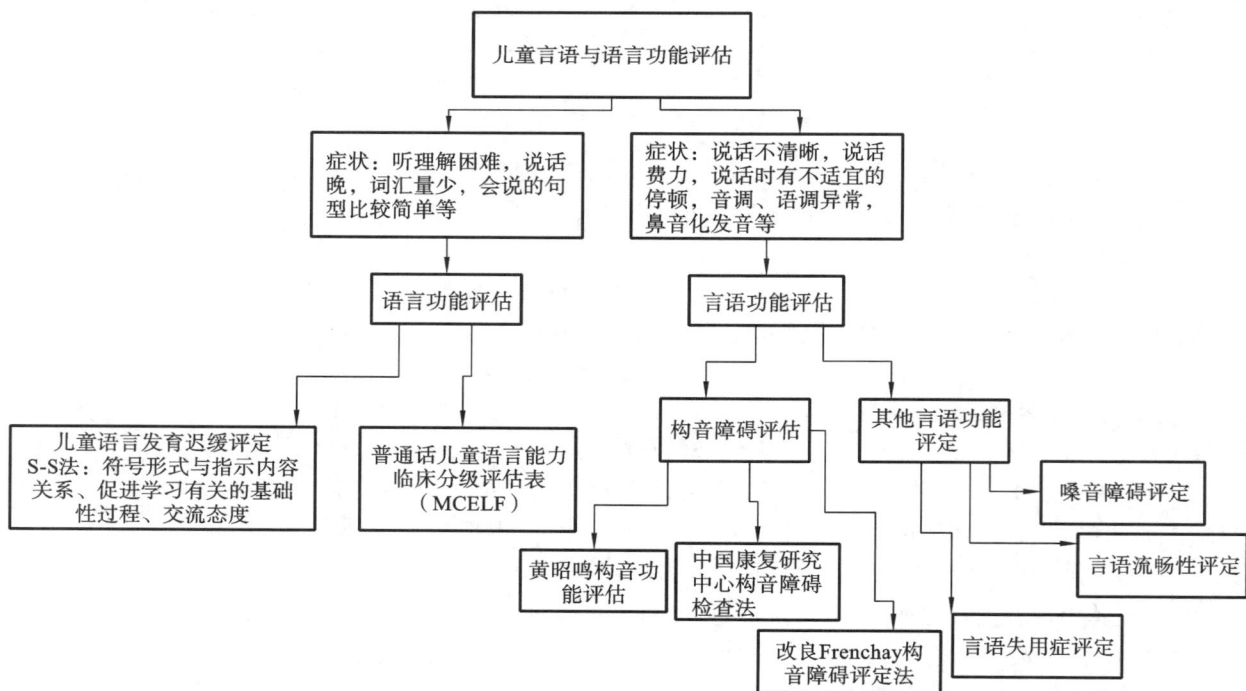

→ **课后练习**

一、单项选择题

1. S-S 法的用来评估哪一类障碍儿童？（　　）

A. 儿童语言发育迟缓 　　　　　　　　　B. 儿童构音障碍

C. 儿童嗓音障碍 　　　　　　　　　　　D. 儿童流畅性障碍

2. 5 岁儿童，因说话不清晰就诊，应选用以下哪个评估方法或量表？（　　）

A. S-S 法 　　　　　　　　　　　　　　B. MCELF

C. 构音障碍评估表 　　　　　　　　　　D. 言语失用症评估表

3. S-S 法中，根据符号形式与指示内容的关系及年龄可通过阶段，4-1 阶段的年龄是（　　）。

A. 1.5～2 岁 　　　　　　　　　　　　B. 2.0～2.5 岁

C. 2.5～3.5 岁 　　　　　　　　　　　D. 3.5～5.0 岁

二、多项选择题

1. S-S 法的构成包括哪几个方面？（　　）

A. 符号形式与指示内容的关系 　　　　　B. 促进学习有关的基础性过程

C. 交流态度 　　　　　　　　　　　　　D. 语言清晰度评估

2. 黄昭鸣构音功能评估方法包括哪些方面？（　　）

A. MCELF 　　　　　　　　　　　　　B. 口部运动能力评估

C. Frenchay 　　　　　　　　　　　　D. 构音语音能力评估

三、案例分析题

王××，女，2 岁，因不会说话就诊。患儿能独走及进食软食，听力正常。目前患儿没有意识叫爸爸、妈妈，有需求时能拉大人手，能听指令做"拜拜"的动作。患儿疑是语言发育迟缓。根据上述患儿情况，请为患儿进行康复评估。

扫码看答案

（李　璞）

任务六　儿童吞咽障碍评定

学 习 情 境

杨××，男，6 月龄，出生时有窒息史，目前头控稍差，因喝奶呛咳就诊，家长诉患儿最近喝奶呛咳频繁，喝奶时烦躁，喝 150 mL 奶用时 20 min。怀疑患儿存在吞咽障碍。

任务：如何为患儿进行康复评定？

→ 任务实施

一、知识储备

吞咽是人类重要的生理功能之一，是人类进行营养摄取和吸收的必要过程。新生儿能通过吸吮反射、觅食反射等吸入乳汁并咽下，但完整成熟的吞咽过程则需要脑发育的日益完善、口腔器官的发育以及牙齿的生成，3 岁以后的儿童就可以灵活使用吞咽器官完成各种摄食体验并享受摄食吞咽带来的愉悦感。

（一）婴幼儿及儿童吞咽障碍定义

吞咽障碍是由于下颌、双唇、舌、软腭、咽喉、食管括约肌或食管功能受损，不能安全有效地把食物由口送到胃内获得足够营养和水分导致的进食困难。婴幼儿进食有困难或拒绝进食，可能导致营养不良、无法正常生长，严重者甚至死亡。

（二）婴幼儿及儿童吞咽障碍临床表现

临床上常见吞咽障碍表现：喂养困难，进食时发生呛咳和呕吐；拒绝经口进食，无法自行进食或进食时间过长；婴幼儿、儿童无法经口进食，导致生长发育障碍、营养不良；吞咽前对口中的食团控制（如咀嚼）存在困难；口腔推送期舌将食团后送有困难；对食物种类或质地过分挑剔，进餐过程中产生不适当的行为；2 岁以上无法控制唾液，经常流涎；生长曲线严重落后于同龄正常儿童等。

（三）正常吞咽生理

1. 婴幼儿进食技能以及吞咽功能的发育 婴幼儿进食技能在出生后 2～3 年内迅速发育，尤其是出生后第一年。口腔动作呈里程碑式的有序发展，进食技能不断成熟，进食能力和效率不断提高（详见二维码）。

0～3 岁儿童口腔动作和进食技能发展表

2. 正常吞咽过程 正常情况下，根据食团在吞咽时所经过的解剖部位，将吞咽全过程分为五期。

（1）口腔前期：又称为认知期，通过视觉和嗅觉感知食物，使用合适的工具将食物送至口腔。

（2）口腔准备期：指摄入食物到完成咀嚼的阶段。这一过程发生在口腔，主要是摄入食物、对食物进行加工处理，这一时期可以随意控制，在任何时候都可以停止。

（3）口腔期：指咀嚼形成食团后将其运送至咽的阶段，主要是食团的形成和运送到咽的过程。

（4）咽期：指吞咽动作始于食团进入咽，结束于环咽肌松弛，食团进入食管。咽期是吞咽过程的最关键时期，呼吸道必须闭合以防止食团进入呼吸系统。许多功能活动在此期以同步的方式快速产生，食团通过咽的时间仅为 0.8～1 s。此期运动是不受随意控制的非自主性运动，一旦启动，则是不可逆的。如果没有完好的喉保护机制，此期最容易发生误吸。

（5）食管期：指食物通过食管进入胃的过程。此期是食物通过时间最长的一个阶段，它起于喉部下降、环咽肌开放开始，直至食物经贲门进入胃内结束，持续时间为 6～10 s。

二、婴幼儿及儿童吞咽障碍评估

如果婴幼儿出现摄食吞咽障碍症状表现，应及早到医院做进一步的筛查和评估，以便早期干预、早期治疗。吞咽障碍儿童评估流程如图 2-6-1 所示。

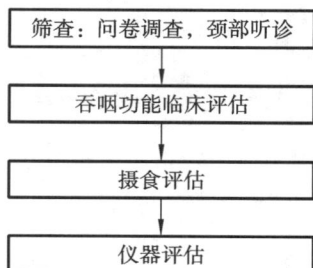

```
┌─────────────────────┐
│ 筛查：问卷调查，颈部听诊 │
└─────────┬───────────┘
          ↓
┌─────────────────────┐
│   吞咽功能临床评估    │
└─────────┬───────────┘
          ↓
┌─────────────────────┐
│      摄食评估         │
└─────────┬───────────┘
          ↓
┌─────────────────────┐
│      仪器评估         │
└─────────────────────┘
```

图 2-6-1 吞咽障碍评估流程图

（一）早期筛查

应使用简单快捷、有足够敏感性的调查问卷和评估量表（即筛查工具），初步判断儿童是否存在吞咽障碍及其风险程度。如果筛查结果为阳性或存在高度怀疑风险，应进一步做吞咽功能临床评估、摄食功能评估和（或）仪器评估。

1. 婴幼儿喂养困难评分量表（MCH-FS） 婴幼儿喂养困难评分量表分为项目一和项目二两部分。项目一从疾病史、喂养人、喂养行为、饮食结构（6月龄、12月龄）等方面对家长进行问卷调查。项目二由14个条目构成，采用1~7级评分，总分按 Logit 变换法转化为标化分，标化分＜50分为无喂养困难，51~60分为喂养困难轻度障碍，61~70分为喂养困难中度障碍，＞70分为喂养困难重度障碍。

2. 小儿进食评估量表（PEDI-EAT-10） 小儿进食评估量表共10个项目，让家长或照顾者根据近一个月内儿童的进食表现来回答。根据该问题的严重程度分为1~4分，0分表示没问题（即我的孩子没有这个问题），4分表示问题严重，总分大于4分，提示存在吞咽障碍。

3. 颈部听诊 颈部听诊法是把听诊器放在颈部环状软骨中线（图 2-6-2），监听吞咽食物过程中咽喉部产生的声音。通过评估吞咽声音的音调、持续时间以及呼吸音的音调、产生时间，判断是否存在吞咽障碍。该方法是筛查有无误吸、残留等的非侵入性手段，适用于床旁检查。本方法与洼田饮水试验等筛查方法共用可以得到更为准确的判断。

（二）吞咽功能临床评估

遵循 SOAP 记录原则，吞咽功能临床评估包括主观资料和客观资料搜集。

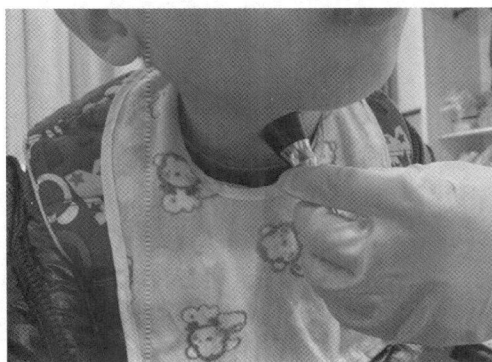

图 2-6-2　颈部听诊部位图

主观资料搜集应包括向家长或直接喂养人询问儿童的基本信息、病史、既往史、家族史，重点询问儿童喂养经历以及儿童目前的营养状况，营养摄入的途径，食物摄入的种类、数量及频率。

客观资料搜集包括口腔器官评估、吞咽反射功能评估和喉功能评估。口腔器官评估包括唇、下颌、软腭、舌等与吞咽有关的肌肉运动、力量及感觉检查。口腔的静态观察包括唇的外观以及两侧黏膜有无破损，唇沟是否正常，硬腭的结构（高度和宽度），软腭和悬雍垂的体积，腭、舌咽弓的完整性，舌的外形及表面是否干燥、结痂，有无瘢痕，以及牙齿和口腔分泌物的情况等。

1. 口腔器官感觉及运动功能评估

（1）口腔器官感觉功能评估：在口腔器官感觉评估中，需了解儿童整体的感知水平，尤其侧重于评估儿童的触觉，包括躯干、四肢及口腔内外。通过观察儿童的面部表情、肢体运动反应、行为状态等判定触觉的程度，一般分为正常、高敏、低敏、混合型四种。感觉功能评估有三大原则，第一检查部位由远端到近端；第二由外部到内部；第三刺激量由小到大。口腔器官感觉功能评估部位包括面部和颈部、双唇、齿龈、颊内、硬腭和口腔后部的口咽区域。

（2）口腔器官运动功能评估：①唇、颊部的运动：静止状态唇的位置，有无流涎；唇角外展时观察抬高和收缩的动作，做闭唇鼓腮，交替重复发"u""i"音，观察会话时唇的动作。②下颌运动：静止状态下颌的位置，言语和咀嚼时下颌的位置，抗阻力运动能力。③舌运动：静止状态下舌的位置，伸舌运动、舌抬高运动、舌向双侧运动、舌的交替运动、言语时舌的运动；同时评估舌的敏感程度，是否表现为过度敏感及感觉消失。④软腭运动：发"a"音时观察软腭的上抬幅度，言语时是否有鼻漏气，软腭上抬幅度小的儿童应刺激腭弓，观察是否有改善。

2. 吞咽反射功能评估

（1）咽反射：用压舌板轻触儿童咽喉后壁时，儿童出现咽肌收缩、舌后缩的干呕即恶心反应；触发区域为咽后壁、舌根和双侧腭弓时,表现为软腭上抬,腭弓缩紧,舌根紧张。

(2)呕吐反射:胃内容物和部分小肠内容物通过食管反流出口腔的一种复杂的反射动作。呕吐反射的检查方法与咽反射基本相同,用棉签或压舌板用力触碰舌根或咽后壁,观察是否能引起整个咽后壁和软腭强劲而对称的收缩,出现强烈的干呕反应。

(3)咳嗽反射:人体的防御性呼吸反射,感受器位于喉、气管和支气管黏膜,其生理意义是有效清除呼吸道内的分泌物和进入喉、气管、支气管等处的异物。如咳嗽反射减弱或消失,导致咽及气管内的有害刺激物误吸,容易引发吸入性肺炎。

3. 喉功能评定

(1)音质和音量:评估持续发"a"音和讲话(哭/笑)时的音质、音调及音量。如声音沙哑且音量低,提示声带闭合差,吞咽时气道保护欠佳,容易发生误吸。

(2)发音控制和范围:与儿童谈话时,观察其音调、节奏等变化。如声音震颤、说话时节奏失控,提示喉部肌群协调欠佳,进食时吞咽协调性会受到影响;如声音带有痰鸣音,提示吞咽肌群力量下降或有食物残留。

(3)主动咳嗽/喉部清理:嘱儿童做咳嗽动作,观察其咳嗽力量。如咳嗽力量减弱,将影响喉部清除能力;如儿童无法配合,则在摄食评估中观察。

(4)吞咽唾液能力:观察儿童流涎情况,如果经常被唾液呛到,提示处理唾液能力下降,进食时容易发生误吸或隐性误吸。

(5)喉上抬:1岁以下的婴儿一般采用一指检查法,即治疗师将食指放在儿童的舌骨位置,在儿童吞咽时感受甲状软骨上缘能否触及食指,正常吞咽时,食指能触及上抬的甲状软骨;二指检查法:治疗师的食指和中指分别放在儿童的舌骨和甲状软骨的位置,在儿童吞咽时感受甲状软骨上缘能否触及食指。如果喉上抬不足,容易导致吞咽启动延迟(图2-6-3,图2-6-4)。

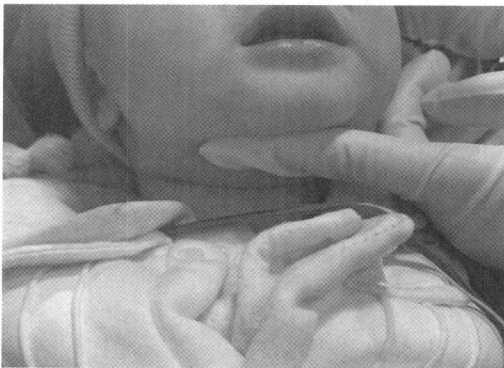

图 2-6-3　喉上抬一指检查法

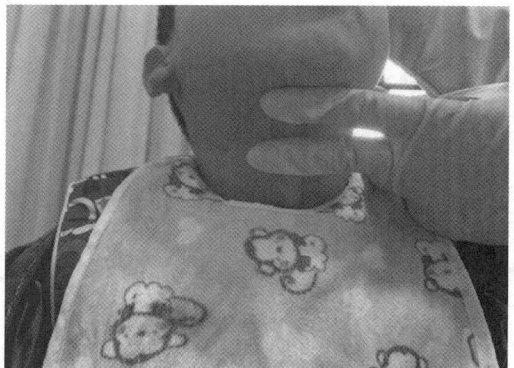

图 2-6-4　喉上抬二指检查法

(三)摄食评估

1. 儿童摄食吞咽功能评定表　该评定表主要分为唇、舌、下颌等运动功能、吞咽功能、异常模式动作6大部分。在使用儿童摄食吞咽功能评定表时,对于经口进食的儿童,除了现场观察进食情况外,还需要结合日常进食情况(可采用录制视频的形式)进行综合分析。

2. 容积-黏度吞咽测试(V-VST)　主要用于吞咽障碍安全性和有效性的风险评估,帮助儿童选择最合适摄入的液体容积和稠度。测试时选择的容积分为5 mL、10 mL、20 mL,稠度分为低稠度(水样)、中稠度(浓糊状)、高稠度(布丁状)。按照不同容积与稠度的组合,观察儿童的吞咽情况,根据安全性和有效性的指标判断进食有无风险。

3. 功能性经口进食量表(FOIS)　功能性经口进食量表是通过量化儿童的进食量来评估儿童的进食能力,进而判断儿童的吞咽能力,见表2-6-1。

表 2-6-1　功能性经口进食量表

级别	进食的食物及量
1 级	不能经口进食
2 级	依靠鼻饲管进食,最少量尝试经口进食食物或液体
3 级	依靠鼻饲管进食,经口进食部分食物或液体
4 级	完全经口进食单一质地的食物
5 级	完全经口进食多种质地的食物,但需要特殊制作
6 级	完全经口进食,食物不需特殊制作,但需避免特殊食物及液体
7 级	完全经口进食,无任何限制

(四) 仪器评估

仪器评估包括电视荧光吞咽造影检查、纤维内窥镜下咽喉感觉功能测试、超声检查、表面肌电图检查等。

1. 吞咽造影检查　是在 X 线透视技术下,针对口、咽、喉、食管的吞咽运动进行的造影检查。该方法被认为是吞咽障碍检查的"理想方法"和诊断的"金标准"(图 2-6-5)。该方法可对吞咽过程进行详细地评估和分析,通过观察侧位及正位成像,可对吞咽的不同阶段(口腔准备期、口腔期、咽期、食管期)的情况进行评估,也能对舌、软腭、咽部、喉部的解剖结构和食团运送过程进行观察(图 2-6-6)。

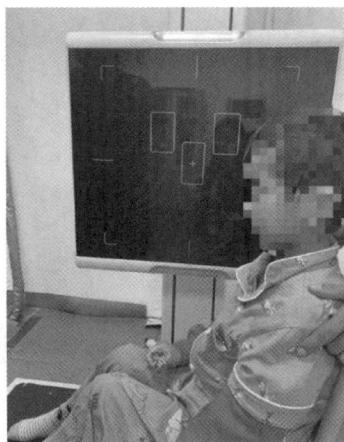

图 2-6-5　吞咽造影检查

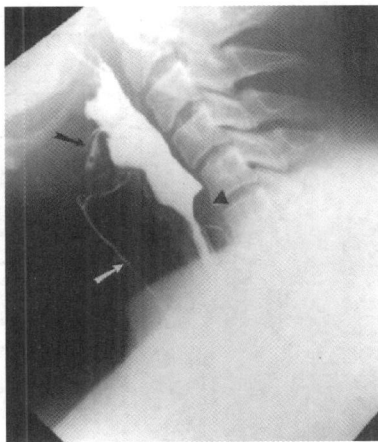

图 2-6-6　吞咽造影检查侧位成像

2. 纤维内窥镜吞咽功能检查　纤维内窥镜吞咽功能检查是利用软性内镜进行检查,同时摄影并录制检查吞咽情况,进而评定进食、吞咽障碍的一种方法。该检查使用光纤内镜经过口腔或鼻腔,能够直观地获得吞咽过程中的解剖、咽部结构的活动性和感觉障碍等信息,如可观察到梨状隐窝的泡沫状唾液潴留、唾液流入喉部的状况、声门闭锁程度、食管入口处的状态及有无器质性异常等。

3. 超声检查　超声检查是通过放置在颏下的超声波探头(即换能器)对口腔期、咽期吞咽时口腔软组织的结构和动力、舌的运动功能及舌骨与喉的提升、食团的转运情况及咽腔的食物残留情况进行定性分析。超声检查是一种无射线辐射的无创性检查方法,可在床旁进行,并能为儿童提供生物反馈治疗。与其他检查相比,超声检查在发现舌的异常运动方面有明显的优越性,尤其适用于儿童。但是,超声检查只能观察到吞咽过程的某一阶段,而且受咽喉中气体的影响,对食管上括约肌的观察效果可能不理想。

4. 表面肌电图检查　咽喉部的肌电图检查一般使用表面肌电图,即将电极贴于吞咽活动肌群(上下口轮匝肌、咀嚼肌、颏下肌群、舌骨下肌群）表面,检测吞咽时肌群活动的生物电信号。此方法是一种直接评估咽喉部肌肉在放松和收缩状态下的生物电活动的无创性检查方法,并且能鉴别肌源性或神经源性损害、判定咀嚼肌和吞咽肌的功能状态,同时可以利用肌电反馈技术进行吞咽功能的康复训练。

> **流程图**

儿童吞咽障碍评定流程图

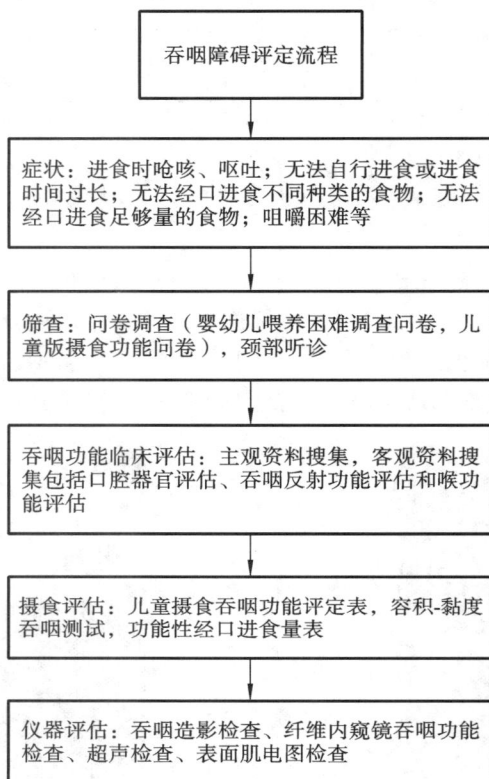

吞咽障碍评定流程

症状：进食时呛咳、呕吐；无法自行进食或进食时间过长；无法经口进食不同种类的食物；无法经口进食足够量的食物；咀嚼困难等

筛查：问卷调查（婴幼儿喂养困难调查问卷，儿童版摄食功能问卷），颈部听诊

吞咽功能临床评估：主观资料搜集，客观资料搜集包括口腔器官评估、吞咽反射功能评估和喉功能评估

摄食评估：儿童摄食吞咽功能评定表，容积-黏度吞咽测试，功能性经口进食量表

仪器评估：吞咽造影检查、纤维内窥镜吞咽功能检查、超声检查、表面肌电图检查

> **课后练习**

一、单项选择题

1. 吞咽障碍检查的"理想方法"和诊断的"金标准"是（　　）。

A. MRI
B. VVST
C. CT
D. X 线检查

2. 颈部听诊的位置是（　　）。

A. 甲状软骨
B. 环状软骨
C. 舌骨
D. 胸锁乳突肌

3. 正常婴儿吸吮、吞咽、呼吸的动作次数比例为（　　）。

A. 1∶1∶5
B. 1∶5∶1
C. 1∶1∶1
D. 5∶1∶1

二、多项选择题

1. 正常吞咽的生理过程包括以下哪几个期？（　　）

A. 口腔准备期
B. 口腔期
C. 咽期
D. 食管期

2. 吞咽功能临床评估包括哪些？（　　）

A. 主观资料搜集
B. 口腔器官评估

C. 吞咽反射功能评估　　　　　　　　D. 喉功能评估

三、案例分析题

张××,男,5 岁,因患病毒性脑炎后饮水呛咳一个月就诊。目前患儿意识清醒,能听懂简单指令,家长诉患儿目前能吃一些软食,吃固体食物不咀嚼,用勺子喂水时有呛咳。怀疑患儿有吞咽障碍。

根据上述患儿病例,请为患儿进行康复评估。

扫码看答案

（李　璞）

任务七　其他相关评定

→ 任务实施

儿童康复涉及中枢神经系统、周围神经系统、骨骼肌肉系统和呼吸循环系统等多个系统疾病的诊疗过程,通常需要借助神经电生理、影像学检查等辅助手段进行评定。

一、神经电生理检查

（一）定义

神经电生理检查是以神经、肌肉的电生理特性为基础,应用电生理技术记录或测定器官组织、神经肌肉的自发电活动、诱发电位、离子通道的关闭和开放的等电活动,并分析这些电活动的各项参数,以利于中枢或周围神经性疾病的诊断。

（二）评定内容

神经电生理检查包括肌电图（electromyography,EMG）、诱发电位（evoked potential,EP）、脑电图（electroencephalography,EEG）等检查。

（三）评定方法

1. 肌电图　肌电图是利用神经及肌肉的电生理特性,通过电流刺激神经,记录其运动和感觉的反应波,或用针电极记录肌肉的电生理活动。该方法可对肌细胞在各种功能状态下的生物电活动进行监测分析,判断脊髓前角细胞、轴索、神经接头、肌纤维的各种功能状态,了解运动和感觉神经纤维通路及病变部位,对神经肌肉做出定性、定位的诊断和功能评定。肌电图检查可以区分肌源性或神经源性病变,特别是对上运动神经元损伤还是下运动神经元损伤的鉴别具有重要意义。常见病变异常 EMG 类型包括周围神经病变及损伤、肌源性病变和神经源性病变。

2. 诱发电位　诱发电位指中枢神经系统在感受器内在或外部刺激时产生的生物电活动。诱发电位的出现与刺激之间有确定的、严格的时间和位相关系,即所谓的"锁时"特性,具体表现为有较固定的反应时。临床上常用的诱发电位类型包括躯体感觉诱发电位、脑干听觉诱发电位和视觉诱发电位、运动诱发电位。

3. 脑电图　通过记录脑的自发性生物电活动进而了解脑功能的一种方法。EEG 可以评估儿童脑细胞电生理活动的成熟度是否与年龄相符，以及是否存在癫痫或合并癫痫的风险。检查方法有常规脑电图监测、动态脑电图监测、视频脑电图监测。EEG 是预测和确诊癫痫发生及对脑瘫预后判断的重要辅助手段。

二、影像学检查

影像学检查是运用成像技术使颅脑、椎管和脊髓、肌肉、骨骼、血管等解剖结构及潜在病变显影，借以辅助诊断疾病的检查方法。对确定颅内及椎管内的肿瘤、血管疾病、炎症、寄生虫病和先天畸形、肌肉骨骼性疾病等的位置、大小、范围及数目（定量诊断）和病理性质（定性诊断）具有较高的价值。

影像学检查包括 X 线片（X-ray）、X 射线计算机断层成像（CT）、磁共振成像（MRI）、功能性磁共振（fMRI）、脑血管造影、脊髓动脉造影和脊髓造影、超声检查等。

1. X 线片　X 线片是观察骨和关节形态的常规检查方法。对 7 个月以上，股骨近端的二次骨化中心出现以后的可疑儿童，X 线片可以评定是否存在髋关节脱位、脱位程度以及髋臼和股骨头的发育情况。X 线片检查 Cobb 角是诊断脊柱侧凸的金标准，全脊柱 X 线片可以确定侧凸部位、类型和严重程度，评估骨骼成熟度、椎体旋转情况等，并可排除先天性椎体畸形的可能性。

2. X 射线计算机断层成像　CT 具有扫描速度快、图像清晰、费用相对便宜、对骨形态显影效果较好等特点。头颅 CT 可以较好地显示大脑的结构、形态学改变，具有高密度分辨率，能分辨出脑灰质和脑白质。此外，脑 CT 灌注成像还可以观察脑部血流动力学变化，对于儿童脑部神经系统疾病的检查诊断意义重大，临床常用于脑肿瘤、脑损伤、脑发育障碍等疾病的诊断。CT 的缺点是空间分辨率和清晰度较低；X 线辐射量大，可能对人体有放射性伤害。

3. 磁共振成像　MRI 在临床上运用非常广泛，可用于中枢神经系统、心血管系统、骨与关节、胸部病变、腹部器官等多种疾病的检查。头颅 MRI 对小儿脑瘫、脑血管畸形（如烟雾病）、脊髓炎、脑积水等病变的定位、定性诊断方面较为准确、及时，可发现早期病变。

MRI 的优点包括：①高空间分辨率，对软组织有更好的对比分辨率，并能对脑内组织结构进行面积、体积测定，对于脑干和小脑病变较 CT 有独特的优势；②可以提供多层面（包括横轴位、冠状位、矢状位及任意斜位）的解剖学信息；③MRI 对患者无辐射伤害，不需要使用造影剂。对于大多数需要结构性影像学检查的儿童来说，首选 MRI。

MRI 的缺点包括：①扫描时间相对较长，一般头部扫描需要 15～30 min；②检查费用昂贵；③不适用于体内有金属异物的儿童；④对儿童头部或者身体的移动非常敏感，易产生伪影。因此，儿童检查时需考虑镇静等紧急情况的处理。

4. 功能磁共振成像　功能磁共振成像是一种新兴的、非侵入性神经影像学方法，其原理是利用磁共振造影来测量神经元活动所引发的血液动力的改变，通过血流动力学和氧代谢来间接反映神经细胞的功能活动。目前，fMRI 主要用于研究人及动物的脑或脊髓。fMRI 为儿童的脑部疾病科学研究提供了新的工具与方向，尤其在孤独症谱系障碍及儿童注意缺陷多动障碍等方面。

5. 超声检查　超声检查主要用于中枢神经系统、内脏器官、骨骼肌肉的形态检查。

（1）经颅多普勒超声（transcranial Doppler，TCD）：即头颅超声，通过利用婴幼儿的囟门为"声窗"获得实时的二维颅脑内部结构图像，是婴儿颅内疾病诊断的首选方法。常用于缺氧缺血性脑病、颅内出血、脑损伤、脑发育不良、脑积水及脑内占位性病变的检查。TCD 为连续实时式的彩色显像和定量分析技术，可测定 8～10 cm 以内颅内和颈部大、中动脉的血流动力学状态。TCD 适用于前囟未闭的婴幼儿，对颅内出血诊断阳性率较高，优点是无创、安全并可动态随访。

（2）肌骨超声：临床用于外伤、运动所致关节周围肌肉、肌腱、韧带的损伤及疾病的诊断，如肌肉、肌腱的撕裂，肌肉损伤后的并发症（骨化性肌炎、血肿）及肌肉萎缩程度的评估；骨肿瘤术后评估手术区情况，观察手术区有无积液、周围软组织有无肿物复发；神经系统病变包括神经的卡压和外伤性疾病，如臂丛神经损伤，术后钢板及瘢痕造成的手术区神经的卡压及神经源性肿瘤样病变。此外，超声检查也可用于小儿扳机指、婴幼儿先天性肌性斜颈、髋关节发育不良的辅助诊断。

→ 课后练习

一、单项选择题

1. 以下哪项不属于儿童康复评定的内容？（ 　　）

A. 反射评定　　　　　B. Brunnstrom 评定　　　C. 粗大运动功能评定　　D. 体格发育评定

2. 以下哪项属于儿童发育诊断性测试量表？（ 　　）

A. 丹佛发育筛查测验　　　　　　　　　　B. 绘人测验

C. 皮博迪图片词汇测验　　　　　　　　　D. 贝利婴儿发展量表

3. 以下哪项不属于粗大运动功能评定的评定能区？（ 　　）

A. 抬头　　　　　　　　B. 仰卧位与俯卧位　　　C. 坐位　　　　　　　D. 爬和跪

4. 以下哪项不属于精细运动功能测试（FMFM）的评定能区？（ 　　）

A. 视觉追踪　　　　　　　　　　　　　　B. 上肢关节活动能力

C. 抓握能力　　　　　　　　　　　　　　D. 双手协调能力

5. 仰卧位，骨盆紧贴床面，屈曲大腿使其紧贴胸腹部，然后伸直小腿，观察大腿与小腿之间的角度。这是检查哪个项目？（ 　　）

A. 足背屈角　　　　　　B. 腘窝角　　　　　　　C. 跟耳试验　　　　　D. 内收肌角

6. 挺胸、凸腹，躯干后仰，过度伸髋，膝关节绷直或微屈，重力线落在髋关节后方。这是哪个异常步态的表现？（ 　　）

A. 剪刀步态　　　　　　B. 臀中肌步态　　　　　C. 臀大肌步态　　　　D. 股四头肌步态

二、多项选择题

1. 格塞尔发育量表的测试内容包括（ 　　）。

A. 适应性行为　　　　　B. 大动作　　　　　　　C. 语言　　　　　　　D. 个人-社交性行为

2. 粗大运动评定量表包括（ 　　）。

A. 粗大运动功能分级系统　　　　　　　　B. 格塞尔发育量表

C. 全身运动质量评估　　　　　　　　　　D. Alberta 婴儿运动量表

3. 精细运动的评定量表包括（ 　　）。

A. 手功能分级系统（MACS）　　　　　　　B. 上肢技能质量评定量表

C. 墨尔本单侧上肢功能评定量表　　　　　D. House 上肢实用功能分级

4. 儿童感觉统合能力发展评定包括（ 　　）。

A. 触觉系统　　　　　　B. 前庭系统　　　　　　C. 本体系统　　　　　D. 平衡能力

扫码看答案

（梁瑞兰）

儿童康复治疗技术

扫码看PPT

学习目标

▲ **能力目标**

1. 能与患儿及家属进行良好沟通，开展健康教育。
2. 能帮助和指导患儿进行康复训练。

▲ **知识目标**

1. 掌握康复治疗的定义；掌握儿童物理治疗和作业治疗的基本概念和技术；掌握儿童语言、言语及吞咽障碍的概念、临床特征、康复评定技术和治疗技术；掌握感觉统合与感觉统合障碍的概念、评估方法、治疗原则和方法；掌握中医传统康复治疗的定义和主要技术；掌握辅助器具分类及常用辅助器具。

2. 熟悉康复治疗与临床综合治疗的关系；熟悉常用物理治疗和作业治疗的分类、适应证和注意事项；熟悉儿童感觉统合障碍的特征；熟悉教育康复和引导式教育的注意事项；熟悉多感官刺激训练、娱乐、游戏和音乐疗法的概念和实施方法。

3. 了解康复治疗内容及实施；了解物理因子疗法和运动疗法的基本原理；了解感觉统合障碍的因素。了解多感官刺激训练、娱乐、游戏和音乐疗法的常用方法。

▲ **素质目标**

1. 具有团队协作精神。
2. 具有求知和探索的学习态度。

课堂思政目标

1. 培养学生良好的职业素养。
2. 培养学生分析和解决实际问题的能力。

▶ **任务实施**

康复治疗（rehabilitation therapy）是康复医学（rehabilitation medicine）的重要组成部分，是促进病、伤、残者身心健康与功能恢复的重要手段，也是病、伤、残综合治疗的一个组成部分，常与药物治疗、手术治疗等临床治疗手段综合进行。康复治疗主要运用物理治疗、作业治疗、言语疗法、心理疗法、康复工程、职业康复、社区康复及传统中医康复治疗等治疗方法，进行综合性、系统性的康复治疗。

任务一　儿童物理治疗

应用电、声、光、磁、冷、热、水和力等物理因子治疗疾病的方法称为物理治疗(physical therapy,PT)。物理治疗通常分为两大类:一类是以各种物理因子(如电、声、光、磁、冷、热、水等)治疗为主要手段,称为物理因子疗法,传统上称为理疗;另一类是以功能训练和手法治疗为主要手段,称为运动疗法或运动治疗。

一、物理因子疗法

(一)概述

1. 定义　物理因子疗法旨在直接引起局部组织的物理、化学、生理变化,从而产生不同的作用,如神经反射作用、经络作用、体液作用和组织适应等,达到治疗的目的。

2. 物理因子疗法的主要作用　物理因子疗法主要有消炎、镇痛、抗菌、镇静与催眠、兴奋神经肌肉、缓解痉挛、软化瘢痕、消散粘连、加速伤口愈合和加速骨痂形成等多种作用。

3. 物理因子疗法的分类　物理因子疗法主要有电疗、冷疗、传导热疗法、可见光疗法、超声波疗法、生物反馈疗法、经颅磁刺激疗法、磁疗等许多种类。

(二)常用的物理因子疗法

1. 电疗

(1)概述:电疗法是利用电的物理特性,使用直流电、低频、中频和高频等医用电流刺激失去神经控制的平滑肌或横纹肌,使肌肉产生被动的、节律性收缩,以获得肢体有益的功能性运动。儿童常用低频电疗法。

(2)低频电疗法分类:采用频率为 0~1000 Hz 的电流,包括经皮神经电刺激疗法、神经肌肉电刺激疗法、痉挛肌电刺激疗法、功能性电刺激疗法、小脑电刺激疗法等。

(3)治疗作用:①经皮神经电刺激疗法:缓解各种急慢性疼痛;兴奋神经肌肉组织,促进局部血液循环;促进骨折、伤口愈合。②神经肌肉电刺激疗法:刺激肌肉收缩,改善血液循环,加强局部代谢;促进神经重新生长和恢复神经传导功能,加快失神经支配肌肉运动功能的恢复。③痉挛肌电刺激疗法:刺激痉挛肌的拮抗肌,通过拮抗肌的收缩降低痉挛肌张力。④功能性电刺激疗法:兴奋神经元,使肌肉产生收缩;使痉挛肌张力下降;改善中枢神经系统对运动功能的控制能力。⑤小脑电刺激疗法:促进脑组织功能代偿和结构修复;加快运动传导与肢体功能恢复。

(4)注意事项:①治疗前先用弱电流让儿童适应,消除恐惧后再调节电流到治疗量。②根据儿童的功能障碍选择合适的电疗方法及需要刺激的部位,放置电极时需根据操作方法选择合适的位置,治疗参数的设置应随着儿童的恢复情况进行调节。③治疗过程必须有家长和医护人员监护。

(5)适应证:①经皮神经电刺激疗法主要用于软组织和骨关节的急性疼痛、骨折术后、痉挛性瘫痪等。②神经肌肉电刺激疗法主要应用于下运动神经元损伤后肌肉失神经支配、失用性肌萎缩等。③痉挛肌电刺激疗法主要应用于脑瘫、脑外伤、多发性硬化或脊髓损伤后的痉挛性瘫痪等。④功能性电刺激疗法主要用于脊髓损伤与发育障碍儿童的站立步行与手功能障碍。⑤小脑电刺激疗法适用于儿童脑瘫、发育迟缓等。

(6)禁忌证:生命体征不稳定、对电疗有过敏反应、对电极片有严重或持续性过敏反应、治疗部位皮肤破损、有出血倾向、严重心脏病或带有心脏起搏器、活动性肺结核及癌肿、感染者等。

2. 超声波疗法

(1) 概述:超声波疗法是指利用每秒振动频率在 20 kHz 以上的声波作用于人体治疗疾病的方法。

(2) 分类:超声波疗法有单纯超声治疗、超声药物透入治疗、超声雾化治疗和超声联合其他治疗,如超声-间动电疗法、超声-中频电疗法和超声-直流电疗法等。

(3) 治疗作用:①温热作用。②微动按摩作用,改善微循环。③对神经系统的间接作用(镇痛和松弛肌肉)。④对脑损伤者可促进侧支循环,增加受损脑组织的血供,改善脑细胞的功能。超声波疗法可降低神经兴奋性,使神经传导速度下降,肌肉的兴奋性降低。可应用上述特点对不同类型儿童进行治疗。

(4) 注意事项:①声头与治疗部位间必须充分填充接触剂,声头与体表接触后再输出,以免损坏芯片和影响治疗效果。②用移动法治疗时在声头上施加的力度和移动速度需均匀。③治疗中应经常询问儿童的感觉,如有疼痛或灼热感,立即停止治疗,找出原因加以纠正。

(5) 适应证:软组织损伤、关节挛缩、腱鞘炎、瘢痕及粘连、骨关节病、皮下淤血、注射后硬结、神经炎、神经痛等。

(6) 禁忌证:感染的急性期、高热、菌血症、败血症等。

3. 生物反馈疗法

(1) 概述:生物反馈疗法是指人体内不易觉察的生理活动以及生物电活动通过仪器的辅助作用将其放大,在仪器上以视觉或听觉的形式显示出来。人体借助反馈信息了解自身变化,并根据变化逐渐学会在某种程度上控制和纠正这些活动的过程。

(2) 分类:包括肌电反馈、皮电反馈、皮温反馈、脑电反馈等。

(3) 治疗作用:①促进肌肉收缩作用。②脑功能重组和修复作用。③促进儿童主动运动作用。

(4) 注意事项:首次治疗前,应交代注意事项和相应动作,并做好示范,告知需注意电子屏上的数值和曲线、不同颜色的灯光和声音信号的变化,指导儿童最大限度地进行主动运动。

(5) 适应证:①降低神经肌肉兴奋性的松弛训练,如痉挛型脑瘫等。②提高神经肌肉兴奋性的功能性训练,如表现为肌张力低下的脑瘫等。③提高认知功能的训练,如智力低下、精神发育迟滞、语言发育迟缓等。

(6) 禁忌证:严重心脏病、癫痫、有出血倾向、意识障碍、认知障碍及治疗过程中过度紧张的儿童。

4. 光疗

(1) 概述:应用人工光源或日光辐射治疗疾病的方法称为光疗法。光波的波长短于无线电波,用于儿童治疗的光波多为红外线、可见光。

(2) 分类:光疗主要分为红外线疗法和可见光疗法两大类,可见光疗法中常用的有蓝紫光疗法。

(3) 治疗作用:红外线疗法有改善组织血液循环、促进水肿吸收、消散炎症、镇痛、解痉的作用。蓝紫光疗法可促进未结合胆红素的排泄,从而降低血清中胆红素的含量。

(4) 注意事项:①治疗中不得改变体位,以防烫伤。②儿童若有过热、头晕等不良反应时,需马上告知治疗师。③治疗部位靠近眼部或光线可射及眼睛时,应用纱布遮挡双眼。④应先用小剂量照射新鲜的瘢痕部位、植皮部位或温热感觉障碍部位,观察局部反应,以免发生灼伤。

(5) 适应证:红外线疗法常用于各种炎症,尤其是慢性炎症、软组织肿胀和肌肉痉挛。蓝紫光疗法常用于新生儿高胆红素血症的治疗。

(6) 禁忌证:急性扭伤早期、有出血倾向、急性化脓性炎症、高热、活动性肺结核、恶性肿瘤、闭塞性脉管炎、局部感觉障碍或循环障碍者。

5. 传导热疗法

(1) 概述:传导热疗法是指将加热后的介质作用于人体表面,使热量传导到病变部位以治疗疾病的方法。水、泥、蜡、沙、盐、酒、中药等都是可用于传导热的介质。

(2) 分类:传导热疗法可分为石蜡疗法、热袋温敷法、中药热奄包、Kenny 湿敷温热法、蒸汽疗法等多种类型。儿童常用石蜡疗法,即先将石蜡融化,用已加温的刷子迅速多次向患部涂抹石蜡,再覆以塑料、毛毯或浴巾保温,10~20 min 后剥掉硬化的石蜡。

（3）治疗作用:①温热作用;②软化和松解肌腱的挛缩作用;③解痉、镇痛作用;④特殊的药物治疗作用。可根据病情需要选择不同的药物配方并结合该疗法进行治疗,以达到消炎、消肿、镇痛的作用。

（4）注意事项:要防止烫伤,治疗开始后应经常巡视、询问儿童的感觉。过热时要及时检查皮肤,调整所垫毛巾和保温用的包裹品,严密观察儿童的全身情况。治疗过程中若儿童有出汗过多、心悸、气促等症状,应立即暂停治疗,给予静卧等对症处理。

（5）适应证:适用于儿童的肌肉痉挛及软组织扭伤、腱鞘炎、术后或外伤后浸润粘连、瘢痕挛缩、关节纤维性强直等疾病,四肢关节、腰部、背部、肩部等处的疼痛也可采用此治疗方法。

（6）禁忌证:治疗部位有感染灶、开放性伤口及有严重皮肤病者,高热、极度衰弱、活动性肺结核、严重循环障碍、恶性肿瘤、出血倾向等全身性疾病者。建议急性扭伤且有出血倾向的儿童 24 h 后再做治疗,局部皮肤感觉障碍者、体弱者慎用。

6. 冷疗

（1）概述:冷疗法也称低温疗法,是利用低温治疗疾病并促进康复的方法。最常用的治疗方式是将冰块和水混合,混合物的温度为 0 ℃。

（2）治疗作用:①改善循环作用;②降低新陈代谢,抑制炎症作用;③缓解疼痛作用;④使肌梭兴奋性下降,抑制肌痉挛作用。

（3）注意事项:注意观察儿童的感觉和反应,出现明显冷痛时应中止;昏迷及皮肤感觉障碍者慎用;注意保护患部周围的正常皮肤,防止发生皮肤冷灼伤和冷冻伤。

（4）适应证:适用于痉挛引起的异常肌紧张,儿童肌肉及骨骼系统疼痛,儿童外伤的急性期或后遗症期疼痛,抑制出血、水肿,促进儿童神经肌肉的反应。

（5）禁忌证:寒冷过敏、末梢循环障碍、开放性外伤、呕吐、烦躁者等。

二、运动疗法

（一）概述

1. 定义 运动疗法(exercise therapy)采用主动和被动运动的方式,通过改善、代偿和替代的途径,旨在改善运动组织(肌肉、骨骼、关节、韧带等)的血液循环和代谢,促进神经肌肉功能的恢复,调整肌力、肌张力、耐力、心肺功能和维持平衡功能。该方法通过减轻异常压力或施加必要的治疗压力,纠正躯体畸形和功能障碍,广泛应用于儿童中枢系统疾病、肌肉疾病、遗传病、运动性外伤功能障碍和整形外科疾病等方面。

2. 分类 运动疗法的内容丰富,分类方法多样。例如,根据肌肉收缩的形式分为等张运动、等长运动、等速运动;根据主动用力程度分为被动运动、助力运动、主动运动和抗阻运动等。

（1）主动运动:指完全由儿童主动用力收缩肌肉完成的运动。目的是改善和恢复肌肉、关节和神经系统的功能。

（2）被动运动:指儿童完全不用力,肢体处于放松状态,动作的整个过程全靠外力来完成的运动。其目的是增强瘫痪肢体的本体感觉,预防关节挛缩和关节损伤后的功能障碍,促进肌力恢复,激发主动运动。被动运动要求动作缓慢,儿童在训练时要集中注意力。

（3）助力运动:指在外力的帮助下,儿童主动收缩肌肉来完成的运动。外力可以来自健侧肢体或他人的帮助,也可以利用器械(如滑轮、悬吊等)、引力或水的浮力。其目的是帮助儿童获得肌肉收缩的感觉,促进肌力的恢复,并建立协调的动作模式。助力运动要求儿童以主动用力为主,在能够活动的范围内尽量减少助力,避免以助力代替主动用力。

（4）抗阻运动:指运动时必须克服外部阻力才能完成的运动,又称为负重运动。阻力可由人为施加,亦可来自器械。其目的是更有效地增强肌肉的力量和耐力,改善肌肉的功能。抗阻运动要求儿童肌力达到 4 级以上,阻力应施加在训练关节的远端。

(5) 等长运动:指肌肉收缩时肌肉起止点的距离无变化,关节不产生肉眼可见的运动,但肌肉的张力明显增高,又称为等长收缩或静力性收缩。在日常生活和工作中,等长收缩常用于维持特定的体位和姿势。

(6) 等张运动:指肌肉收缩时肌张力基本保持不变,但肌纤维的长度发生变化,使关节发生肉眼可见的运动,又称为动力性收缩,包括向心性等张运动和离心性等张运动。

(7) 等速运动:指利用专门的设备,根据运动过程的肌力大小变化,相应地调节外加阻力,使整个关节依照预先设定的速度运动。运动过程中肌肉用力仅使肌张力增高,力矩输出增加,又称为可调节抗阻运动。等速运动与等长运动、等张运动相比,其显著特点是运动速度相对稳定,不产生加速运动,且在整个运动过程中所产生的阻力与作用的肌力成正比,即肌肉在运动过程中的任何一点都能发挥最大力量。

3. 实施　随着儿童的生长发育,应从儿童身体的结构和功能、活动和参与、个人因素、环境因素等方面对其进行综合评价,在此基础上选择恰当的治疗方法。同时应遵循以下原则:①遵循儿童运动发育的规律促进运动发育;②在抑制异常运动模式的同时,进行正常运动模式的引导;③使儿童获得保持正常姿势的能力;④促进左右对称的姿势和运动;⑤诱发和强化所希望的运动模式,逐渐完成运动的协调性;⑥康复训练前缓解肌张力;⑦增强肌力;⑧处理功能障碍;⑨管理肌肉-骨骼系统;⑩根据具体需求采用目前国内外公认的技术进行治疗。

4. 注意事项　①儿童应取舒适体位;②控制不必要的运动;③原则上应在全关节活动范围内进行运动;④运动要反复进行;⑤定期判断治疗效果;⑥治疗前向儿童说明运动目的,使其理解并配合。

(二) 常用的治疗技术

随着运动疗法的发展,治疗技术不断创新,关节活动度、肌力、耐力改善的传统训练方法不断完善,训练方法也日趋成熟,主要有如下几种治疗方法。

1. 生物力学疗法　包括渐增阻力训练法、关节活动度的维持与改善训练法等。

(1) 渐增阻力训练法:一种根据肌肉力量的增强情况逐渐增加阻力的训练方法,肌肉力量增强时负荷量也随之增加。肌力训练是根据超量负荷的原理,通过肌肉的主动收缩来改善或增强肌肉力量。

(2) 关节活动技术:主要用于改善和维持关节活动度。关节活动度的维持和改善是运动功能恢复的前提和关键,是恢复肌力、耐力、协调性、平衡等运动功能的基础,也是进行日常生活训练、职业训练和应用各种辅助器具(假肢和轮椅)的必需条件。

(3) 关节松动技术:指治疗者在关节活动允许的范围内完成的一种针对性很强的手法操作技术,常选择关节的生理运动和附属运动作为治疗手段。

(4) 软组织牵伸技术:针对病理性缩短的软组织进行延长治疗的方法,其目的是改善或重新获得关节周围软组织的伸展性。该技术有助于降低肌张力,增加或恢复关节活动度,防止发生不可逆性的组织挛缩,预防或降低躯体在活动或从事某项运动时出现肌肉、肌腱损伤。

(5) 协调性训练:协调能力是指人们迅速、合理、省力和机敏地完成有控制的运动,特别是复杂而突然运动的能力。协调性训练就是以发展神经肌肉协调能力为目的的练习,常用于治疗神经系统和运动系统疾病的儿童。

(6) 平衡训练:通过激发姿势反射,加强前庭器官的稳定性,从而改善平衡功能。训练内容主要包括静态平衡和动态平衡两个方面。

(7) 减重步态训练:通过悬吊装置减少下肢的负重,并结合电动跑台带动儿童重复进行有节律的步行,使儿童可以进行早期步行训练。该训练是一种安全有效的训练功能性步态及耐力的方法。

(8) 核心稳定性训练:指在运动中通过控制骨盆和躯干部位肌肉的稳定姿势,为上下肢运动创造支点,并协调上下肢发力,使力量的产生、传递和控制达到最佳化。核心稳定性训练可提高人体在非稳定状态下的控制能力,增强平衡能力,同时训练人体深层的小肌群,协调大小肌群的力量输出,增强深层稳定肌的肌力及本体感受性反射活动,以增强运动功能。

2. 神经生理学疗法　该疗法是一种根据神经生理与神经发育的规律,即由头到脚、由近端到远端的发育进程,应用易化或抑制方法,使儿童逐步学会如何以正常的运动方式去完成日常生活动作的训练方法。在儿童康复治疗中应用较普遍的有 Bobath 疗法、Rood 技术、PNF 技术、Brunnstrom 技术和 Vojta 疗法等。

(1) Bobath 疗法:由英国学者 Kerel Bobath 和 Berta Bobath 夫妇在长期治疗小儿脑瘫的基础上结合神经生理学关于姿势控制和小儿发育学的理论共同创造的治疗方法,是儿童康复治疗中主要的运动疗法之一。

Bobath 疗法对脑瘫的认识主要包括运动发育的未成熟性和运动发育的异常性。运动发育的未成熟性是指小儿在发育过程中脑组织受到了损伤,导致运动功能发育迟缓或停止,临床表现出运动发育相比正常同龄儿童明显落后或停滞。运动发育的异常性是指脑损伤后,由于上位中枢对下位中枢的控制能力减弱,从而表现出各种异常姿势和运动模式。Bobath 疗法强调早期治疗,因早期脑组织正在发育阶段,具有较强的可塑性,是学习正确运动模式的最佳时期。虽然存在脑损伤,但仍可通过各种方法使儿童学习正常的运动模式,促进运动发育的未成熟性向成熟性发展,抑制异常姿势,促进正常姿势的发展,达到治疗和康复的目的。治疗手段包括控制关键点、促通技术、通过本体感受器和体表感受器的刺激技术进行康复治疗。

(2) Rood 技术:由美国学者 Margaret Rood 创立,它强调选用有控制的感觉刺激,按个体的发育顺序通过应用某些动作的作用激发有目的的反应,又称多感觉刺激疗法。该技术利用温、痛、触、视、听、嗅等多种感觉刺激,调整感觉通路的兴奋性,以加强与中枢神经系统的联系,实现神经运动功能的重组。

正确的感觉输入是产生正确运动反应的必要条件,感觉性运动控制是建立在发育的基础之上,并逐渐发展起来的。因此,治疗必须根据儿童个体的发育水平,循序渐进地由低级感觉性运动控制向高级感觉性运动控制发展,通过感觉刺激增强感觉和运动功能,以各种感觉刺激促进肌肉与关节的功能,从而提高运动能力。该技术的基本技术和方法包括触觉刺激、温度刺激、轻叩、牵伸、挤压和特殊感觉刺激。

(3) 本体感觉神经肌肉促进(proprioceptive neuromuscular facilitation,PNF)技术:通过各种感觉输入来强化本体感觉刺激所产生的肌肉反应,促进儿童学习和掌握正确的运动功能。螺旋对角线型运动模式是 PNF 技术的基本特征。PNF 技术可以提高人体肌肉的力量、耐力及控制能力,能够有效调动人体协调的潜在功能,建立稳定与活动的平衡,对头、颈部肌力不平衡,四肢、躯干肌力弱者及痉挛所致关节活动受限等均有疗效,适用于年长儿痉挛性偏瘫、四肢瘫、运动创伤、关节与肌肉疾患所致功能障碍、周围神经损伤等。

(4) Brunnstrom 技术:Brunnstrom 技术的理论基础是利用包括各种原始反射在内的各种反射和初级运动模式,促进运动控制。这些反射和运动模式主要包括紧张性颈反射、紧张性迷路反射、阳性支持反射、联合反应及共同运动等。

该技术强调,在疾病恢复早期,随意运动尚未出现时,充分利用对侧的联合反应与其他反射活动,诱导产生某种动作(共同动作)。当这种动作出现后,再通过各种训练方法,进一步完成对这一共同动作的分离运动,最终达到随意完成该动作的目的。训练包括躯干及上肢的训练、行走与步态训练等。

(5) Vojta 疗法:由德国学者 Vojta 博士创建。此方法是通过对身体特定部位(诱发带)施加压迫刺激,诱导产生全身的协调化反射性移动运动,以改善儿童的运动功能,因而又被称为诱导疗法。通过反射性移动运动的反复规则出现,促进正常的反射通路,抑制异常反射通路,达到治疗目的。其基本技术与方法包括反射性腹爬和反射性翻身。

3. 运动再学习技术(motor relearning technique)　根据对正常人习得运动技能过程的充分认识,运动再学习技术通过分析与运动功能障碍相关的各种异常表现或缺失的运动成分,针对性地设计并引导儿童主动练习,以恢复运动缺失成分和强化功能性活动。该方法旨在促进脑功能重建,使儿童获得尽可能接近正常的运动技能。运动学习的理论符合小儿脑瘫康复的特点并促进儿童发育,提倡在综合采用上述各类康复治疗技术中,将运动再学习的理念贯穿其中,以全面提升康复治疗的效果。

4. 其他运动疗法 包括上田法、Phelps 法、限制-诱导运动疗法、神经肌肉激活技术和运动控制疗法等方法。

→ 课后练习

一、名词解释

物理因子疗法;功能性电刺激

二、单项选择题

1. 低频电流的频率是( )。

A. 1000 Hz 以下　　　　　　　　B. 1～100 k Hz　　　　　　　　C. 100 k～150 GHz

D. 150～200 GHz　　　　　　　　E. 200～300 GHz

2. 水疗通过水的喷雾、冲洗、摩擦、涡流等碰撞身体表面产生的效应称为( )。

A. 机械效应　　　　B. 冷敷效应　　　　C. 热敷效应　　　　D. 化学效应　　　　E. 温度刺激作用

3. 超声波治疗常用的频率是( )。

A. 20～50 kHz　　　　　　　　B. 50～100 kHz　　　　　　　　C. 100～500 kHz

D. 500～800 kHz　　　　　　　　E. 800～1000 kHz

4. 超声治疗时声头应在治疗部位缓慢移动,目的是( )。

A. 充分接触治疗部位　　　　　　B. 避免损伤皮肤

C. 避免治疗时声能分布不均　　　　D. 增加治疗强度

E. 增加超声波传播距离

5. 红外线辐射人体时主要产生( )。

A. 光化学效应　　　　B. 机械效应　　　　C. 温热效应治　　　　D. 量子效应　　　　E. 非热效应

6. 临床上蓝紫光疗法用于治疗( )。

A. 支气管炎　　　　　　　　B. 新生儿胆红素血症　　　　　　　　C. 肺炎

D. 关节炎　　　　　　　　E. 肺结核

7. 热传导疗法的传热介质不包括( )。

A. 石蜡　　　　B. 水　　　　C. 沙　　　　D. 石棉　　　　E. 盐

8. 以下不属于热疗法禁忌证的有( )。

A. 治疗部位有感染灶的儿童　　　　B. 高热惊厥的儿童

C. 恶性肿瘤、出血倾向儿童　　　　D. 急性扭伤超过 24 h 无出血倾向的儿童

E. 局部皮肤感觉障碍儿童

9. 下运动神经元损伤后肌肉失神经支配、失用性肌萎缩的儿童,最适宜选用下列何种疗法?( )

A. 经皮神经电刺激治疗技术　　　　B. 失神经肌肉电刺激治疗技术

C. 痉挛肌电刺激治疗技术　　　　D. 功能性电刺激治疗技术　　　　E. 小脑电刺激法

三、简答题

1. 简述物理因子疗法的分类。

2. 简述低频电疗法的禁忌证。

3. 简述超声治疗的适应证。

4. 常用的生物反馈疗法有哪些?

扫码看答案

（王翠娥　陈　锐）

任务二　儿童作业治疗

作业活动（occupation activity）是指个体在其特定的发育阶段和生活环境中每天必须完成的活动或承担一定角色所从事的各种活动。参与作业活动有利于功能恢复和保持，可作为一种治疗手段。由于作业活动具有多维性和复杂性，参与作业活动不仅能促进肢体功能的康复，也有助于促进心理和社会适应方面的恢复。

一、概述

（一）定义

作业治疗（occupation therapy，OT）是通过有目的的、有选择的作业活动，对身体、精神和发育方面的功能障碍者进行治疗性训练，使其丧失的生活自理能力和（或）职业劳动能力得以恢复和增强，从而帮助儿童重返社会的一种治疗方法。

（二）分类

1. 按项目分类　包括木工作业、手工艺作业、日常生活活动、编织作业、黏土作业、制陶作业、纺织作业、园艺作业、计算机作业、治疗性娱乐和游戏、文书类作业、认知作业等。

2. 按性质分类　分为功能性作业治疗、心理性作业疗法、精神障碍作业治疗、儿童作业治疗、老年人作业治疗。

3. 按功能分类　包括日常生活活动、生产性作业活动、娱乐休闲活动、特殊教育活动。

4. 按目的分类　分为减轻疼痛的作业，增强肌力的作业，增强耐力的作业，改善关节活动度的作业，改善手眼协调和平衡控制能力的作业，改善知觉技能的作业，改善视、听、触觉的作业，改善认知功能的作业，增强语言表达及沟通能力的作业，改善整体功能的作业等。

（三）实施

1. 适应证

（1）中枢神经系统疾病：脑炎后遗症、颅脑外伤后遗症、中枢神经系统肿瘤、脊柱裂、脑积水、重度神经发育障碍伴躯体功能障碍等。

（2）肌肉、骨骼和关节障碍：慢性风湿性关节炎、重症肌无力等。

（3）外伤：骨折、颈椎损伤、脊髓损伤、颅脑损伤、手部损伤、骨关节损伤后遗症、截肢后（尤其是上肢截肢后）。

（4）感觉系统障碍：视觉障碍、感觉迟钝等。

（5）认知、心理障碍：认知障碍、失认症、失用症等。

（6）神经发育障碍：脑瘫、特定学习障碍、智力发育障碍、孤独症谱系障碍、注意缺陷多动障碍、进食障碍、运动障碍等。

（7）精神障碍：精神分裂症康复期、情感障碍、物质使用及相关障碍、人格障碍、焦虑障碍、抑郁障碍等。

2. 禁忌证 对于意识不清者,严重认知障碍不能合作者,急危重症儿童,心、肺、肝、肾功能严重不全,需绝对休息者,禁忌实施作业治疗。

3. 步骤

(1)综合评定与明确问题:作业治疗师首先收集有关儿童的性别、年龄、诊断、病史、用药情况、社会经历、学习情况和护理记录等数据。针对儿童的功能障碍状况、障碍对其日常生活和学习的影响以及残存功能进行分析,了解儿童是否需要给予代偿帮助,明确儿童需要解决的问题。

(2)设定预期目标:目标一般分为短期、长期和最终目标。短期目标不宜设定得过高,应具体、明确且具有可测量性,使儿童经过康复治疗后,能很快达到效果以增强信心。长期目标是在作业治疗结束时,儿童能最大限度地恢复功能活动,并能实际体现机体的综合活动能力。最终目标是实现儿童日常生活自理,帮助儿童回归家庭和社会。

(3)制定作业治疗方案:作业治疗以儿童为核心,根据儿童的个体情况,如年龄、性别、文化程度、家庭、学校和社会适应等,并结合儿童的发育水平、兴趣和爱好等因素综合考虑,选择适合儿童的作业治疗方案。作业治疗方案包括作业治疗项目、目的、方法、强度、持续时间、频率及注意事项等内容。

(4)实施治疗:根据处方或确定的作业治疗方案,与各专科治疗师密切联系,按照已确定作业治疗方案,运用专业技术进行治疗。

(5)再评估:在初期评估的基础上,经过一段时间(一般为 15~30 天)的作业治疗后,进行中期评估,并结合初期评估结果进行综合分析,对作业治疗效果进行评价反馈。若效果不佳,应找出问题所在并修订作业治疗方案;若效果明显,可达到短期目标,则可以根据长期目标。

(6)修订作业治疗方案:在整个治疗过程中要不断评估、修改作业治疗方案,包括作业治疗目的的修订、作业治疗量的调整等。

(7)制订出院计划:制订出院计划,应邀请儿童、家属及所有相关的康复人员共同参与。内容包括儿童作业治疗活动的具体方法、时间、强度、注意事项,儿童的心理适应和准备,家人及朋友的理解、支持和帮助,陪护者的教育和训练指导,家庭生活环境或学校环境的评估和改造,辅助器具或者转移装置的使用和维护,以及定期随诊等。

(四)注意事项

(1)作业治疗内容的选择应因人而异,方法的选择应因地制宜。

(2)作业治疗方案的制定应适宜、循序渐进,治疗过程中应加强保护,防止发生意外。

(3)作业治疗过程中要定期评估,根据病情的变化及时调整治疗方案。

(4)将治疗与教育相结合,以游戏为手段增加治疗过程的趣味性,进而提高儿童的参与积极性。同时,训练中要重视家属的参与。

(5)康复辅助器具的设计应符合儿童发育的特点。

(五)作业治疗在儿童教育康复中的应用

作业治疗可改善儿童运动能力,提高儿童生活自理能力,促进儿童语言表达及沟通交往能力并稳定和改善儿童情绪,促进身心健康发展。

二、常用的作业治疗方法

(一)日常生活活动能力训练

日常生活活动能力(acivties of daily living,ADL)是指人们进行衣食住行及个人卫生等的基本动作和技巧。日常生活活动能力是个体在发育过程中逐步习得并可通过反复实践不断完善的能力。主要有如下训练方法。

1. 自我照顾性训练 自我照顾性训练包括上厕所、穿衣、进食、梳洗、收拾个人物品及一般家居技能等的训练。

2. 转移活动训练 转移活动训练是作业治疗中的重要组成部分,通过姿势变化增强儿童主动训练的意识,同时也是从坐位到站起的必备条件。具体训练内容包括床上翻身、卧坐转移、床椅转移、滑动转移、坐站转移等。转移训练前需要进行肌力训练、关节活动度改善训练、躯干平衡能力训练和肌肉牵张训练。

3. 家务活动训练 家务活动内容丰富,可以分为三个层次。第一是为了满足生理需求的家务,如与进食、睡眠、排泄相关的准备工作;第二是为了提升生活的舒适度而进行环境的调整,如扫地、布置家具、给植物浇水等;第三是家族内部、与邻居或社区居民的各种关系处理活动。家务训练可提高以下几方面能力:移动能力、上肢在一定范围内的活动能力、手部精细运动能力、体力、基本的智力及交流能力等。

4. 社会活动训练 社会活动训练旨在创造条件,增强儿童参与社会活动所需的感知经验、认知能力、社交技巧和语言理解及表达技巧等,提高其适应及参与社会活动(如购物、理发、乘坐公共交通工具等)的能力,使儿童能获得参与社会活动的机会和乐趣。

(二)治疗性作业活动

治疗性作业活动(therapeutic activities)指经过精心选择的、具有针对性的作业活动,旨在维持和提高儿童的功能,预防功能障碍的加重,提高儿童的生活质量。

1. 生产性活动 包括木工、金工、制陶、缝纫、搬运、建筑、机械装配、纺织作业等,是传统作业治疗中常见的活动。

2. 手工艺活动 手工艺活动是通过手工制作具有艺术风格的工艺品来治疗疾病,具有身心治疗价值。手工艺活动可以培养儿童的动手能力,是发展儿童智力、丰富其想象力的有效手段之一。常见的手工艺活动有编织、十字绣、剪纸、折纸、布艺、剪贴画、插花和雕刻等。

3. 园艺疗法 利用园艺活动进行训练以达到愉悦心情、促进身心健康的训练方法称为园艺疗法(也称为园艺治疗)。园艺疗法是一种辅助性的治疗方法,通过植物栽培和园艺活动改善儿童的身体功能,缓解儿童的不安心理和急躁情绪、增加活力、培养忍耐力、提高注意力及培养其创造力。园艺活动包括锄地除草、种植花草、栽培盆景、园艺设计、修整庭院等。

4. 艺术治疗 艺术治疗是儿童康复的有效辅助治疗和教育方式,它能帮助儿童增强自信与自尊,促进其与教师和正常儿童建立更融洽的关系。艺术治疗活动包括音乐、绘画、舞蹈、戏剧、书法、诗歌等。

5. 游戏 游戏是儿童作业治疗的重要手段,具有促进大脑发育、形成健康人格、发展社交能力、提升归属感和认同感等作用。在作业治疗中,常用的游戏包括桌上游戏,如棋类(围棋、象棋、军棋等)、扑克、麻将、跳棋等;运动类游戏包括套圈、飞镖、击鼓传花、丢手绢等;其他游戏包括学说绕口令、拼图;中国传统的益智游戏有九连环、鲁班锁、七巧板等。

6. 体育活动 在作业治疗中,常用的体育活动有篮球、足球、排球、乒乓球、台球、射击、飞镖、游泳、体育舞蹈,以及打太极拳、八段锦、五禽戏等。

(三)感觉统合治疗

详见项目三任务四"感觉统合治疗"。

(四)手的作业治疗

1. 康复目标 手康复目标的设定可根据阶段不同进行调整。早期(伤后3周内)主要目标是促进愈合、减轻疼痛、控制水肿、预防并发症、维持关节活动度及预防粘连和畸形;中期(伤后3周~9周)主要目标是增加关节活动度、增加肌腱和神经滑动、防止软组织牵缩;后期(伤后9周以后)组织基本愈合,病情稳定,目标是最大限度地提高关节活动度、增强肌力、控制瘢痕、减轻新生组织敏感性、增强手功能(包括手眼协调、灵活性、持久力等)、恢复日常生活及工作能力。手康复的总体目标是最大程度地恢复手的功能,包括运动功能和感觉功能,特别强调手的功能性应用能力,包括其在日常生活活动和业余爱好中的应用。

2．方法

（1）体位摆放：手损伤后常将患肢抬高以降低血管的压力,促进淋巴液、渗出液的吸收回流,减轻水肿及疼痛。卧位时,患肢一般应高于心脏水平,若存在动脉栓塞,患肢应低于心脏水平。坐位或行走时,可用三角巾悬挂患肢,保持手高于肘部平面,避免手下垂或随步行而甩动。

（2）被动运动：被动运动包括被动关节活动、向心性按摩以及软组织牵伸,其有助于减轻水肿,防止软组织粘连和关节僵硬。

（3）主动运动：应让能够活动的关节尽早开始主动运动,可有效控制水肿、预防软组织粘连、增强肌力、改善关节活动度和手的协调性及灵活性。常用方法包括肌腱滑动练习、关节活动度维持和增大练习、肌力增强练习、手的协调性改善练习等。

（4）感觉重塑训练：神经损伤后部分再生的神经束在与原有的神经束对接时可能发生错位,导致感觉中枢对相同信号的刺激产生了与受伤前不同类型或程度的解释。感觉重塑训练旨在促使大脑重新理解这部分改变后的信号,促使感觉恢复正常。训练方法包括感觉再教育和脱敏治疗。

（5）肌内效贴扎技术：肌内效贴扎技术是一种将肌内效贴布贴于体表,以达到增进或保护肌肉骨骼系统、促进运动功能恢复的非侵入性治疗技术。肌内效贴可以改善局部血流、促进淋巴回流、消除软组织肿胀及疼痛、增强感觉输入、放松软组织或促进软组织功能活动。根据疼痛部位和治疗需求可将贴布剪成不同的形状,常用的形状有 I、Y、X 和扇形（爪形）。使用前需清洁局部皮肤并除去毛发以增加贴布与皮肤的黏附性。

（五）认知能力的作业治疗

认知是指在个体对客观事物的认识过程中,对感觉输入信息的获取、编码、操作、提取和使用的过程。这一过程包括知觉、注意、记忆、思维和语言等。认知损害是影响脑外伤和脑卒中儿童康复结局的重要因素。认知障碍是认知过程一方面或多方面的损害,主要是发育和学习迟滞,脑外伤或颅脑疾病（如脑卒中、帕金森病、阿尔茨海默病等）或社会文化状况（如营养不良或环境剥夺）所致。认知障碍通常包括感知障碍（忽略症和失认症）、任务组织障碍（失用症）、注意障碍、记忆障碍、语言和交流障碍、智力障碍和执行功能障碍,临床上以注意障碍、记忆障碍多见。

1．注意力训练　注意是心理活动对一定事物的指向和集中。个体要正常地生活与工作,就必须选择重要的信息、排除无关刺激的干扰,这是注意的基本功能。改进注意障碍,应考虑儿童各方面神经心理功能和日常生活需求。注意力训练包括信息处理训练、以技能为基础的训练、分类训练等。

（1）信息处理训练：包括兴趣法、奖赏法、示范法。

（2）以技能为基础的训练：包括猜测游戏、删除作业、时间感和数目、顺序练习等。

（3）分类训练：包括连续性注意训练、选择性注意训练、交替性注意训练及分别性注意训练。

2．记忆训练　记忆是脑对外界输入信息进行编码、存储和提取的过程。记忆连接着人们心理活动的过去和现在,是人们学习、工作和生活的基础。记忆障碍是指个体处于一种不能记住或回忆信息的状态,会影响整个康复过程,从而限制儿童获得独立的能力。常见的记忆障碍包括记忆增强、记忆减退、遗忘、错构、虚构和似曾相识症。记忆训练旨在逐步延长刺激与记忆的间隔时间,使儿童在相对较长的时间后能准确回忆或再现信息。记忆训练常用的方法包括环境适应、外在记忆辅助、内在记忆辅助。

（1）环境适应：通过环境的重建,满足他们日常生活的需求,对严重智力障碍者是唯一的解决方法。

（2）外在记忆辅助：使用外在记忆辅助工具（存储类和提示类）。

（3）内在记忆辅助：包括无错误学习和助忆术。

3．知觉训练　知觉是人对直接作用于感觉器官的客观事物的整体反映,是人对感觉信息组织和解释的过程。知觉障碍最常见的表现是失认症和失用症。针对知觉障碍的作业活动可分为改善功能作业和功能适应性作业两种。在疾病或损伤的早期以改善功能作业为主,之后逐步增加与实际生活相关的功能适应性作业的内容。

（1）失认症：失认症是指在没有感觉、意识、注意等障碍的情况下，不能识别熟悉的物体，常由大脑特定部位功能受损伤引起，主要包括视觉失认、听觉失认、触觉失认等，多见于脑血管病、脑瘤、脑外伤等。

①视觉失认：改善功能的作业训练包括识别训练、非语言的感觉-运动训练。对面孔失认者，反复用家人、亲属、名人等的照片或录像借助语言提示进行辨识；对颜色失认者，可用色卡进行命名和辨别颜色练习。

②触觉失认：改善功能的作业训练包括感觉刺激和识别训练。功能适应性训练可利用视觉或健手的感觉帮助患肢进行感知，让儿童了解触觉失认在日常生活中的潜在危险，避免损伤。

③听觉失认：改善功能的作业训练包括建立声与发声体之间的联系、分辨发声和不发声体、声-词联系、声辨认。功能适应性训练主要是指导儿童利用其他感官进行代偿。

（2）失用症：指在没有感觉、意识、注意等障碍的情况下，不能正确执行已习得的、有目的性的动作，常由大脑特定部位功能受损引起运动计划或执行缺陷，主要包括意念性失用、意念运动性失用、结构性失用等，多见于脑血管病、脑瘤、脑外伤。失用症的存在将影响儿童日常生活活动能力及回归社会能力，甚至有时失用症对儿童日常生活活动能力的影响大于对儿童躯体功能的影响。

①意念性失用：意念性失用是意念或概念形成障碍，是动作的构思过程受到破坏而导致复杂动作的概念性组织障碍。改善功能的作业治疗包括在治疗前及治疗中给患肢以触觉、本体感觉和运动觉刺激，加强正常运动模式和运动计划的输出。对于动作笨拙和动作异常者，则应握住儿童的手辅助完成，并随动作的改善逐渐减少辅助量，训练前先让儿童进行想象或观摩，再进行实际操作。功能适应性训练包括训练时应尽量使活动在无意识的情况下整体完成；ADL能力训练尽可能在恰当的时间、地点和场景进行。

②意念运动性失用：意念运动性失用表现为儿童不能执行运动口令，不能按照口令用手势表演（演示）使用某一种工具。模仿可使儿童表现有所改善，但仍不正常。改善功能的作业治疗包括故事图片排序练习、日常活动分解练习（让儿童从大声说出活动步骤逐渐变为低声重复，直至默念，应避免口头提示而采用视觉或触觉提示）、单项的技能训练。功能适应性训练包括选用动作简化或步骤少的代偿方法，慎重选择需较高水平运动计划能力的自助具。

③运动性失用：运动性失用为一侧大脑皮质运动前区轻度受损的结果，引起对侧肢体尤其是上肢远端的运动障碍。常表现为单侧手指无法完成精细快速动作（如系纽扣或使用筷子），或难以协调需要灵巧控制的单指连续运动（如弹奏乐器）。改善功能的作业治疗包括进行特定的作业活动前，先给肢体以本体感觉、触觉、运动觉刺激；作业活动中给予暗示、提醒或亲手指导，症状改善后逐渐减少提示并加入复杂动作。功能适应性训练主要是尽量减少口头指令。

④结构性失用：结构性失用反映在绘画及装配作业中的视觉结构能力障碍，是不能成功整合结构活动所需的视觉与运动信息所致。改善功能的作业治疗包括复制几何图形，用积木复制结构，用火柴棍、木钉板、几何拼图或图画拼图进行复制练习，ADL能力训练（如做饭、摆餐具等）。

⑤更衣失用：更衣失用是视觉空间失认的一种失用症。儿童在穿衣的动作、顺序和穿衣的方式方法上出现错误，导致自己不能穿上衣服，或不能分辨衣服的上下、里外、左右、前后。改善功能的作业活动包括在更衣前让儿童用手感觉衣服的质地、重量等；在穿衣过程中给予语言和视觉提示；教给儿童一套固定的穿衣方法，反复练习；没有治疗师指导时，利用录音机或口述提示穿衣顺序，功能改善后逐渐减少并去除指导。功能适应性训练包括教会儿童根据商标或做标记区分衣服的不同部位，每次系纽扣时从最下面的扣子开始或将每对扣子做不同标记。

⑥言语失用：言语失用表现为运动性交流障碍，可伴有失语、构音障碍、口吃和吞咽障碍等症状。治

疗原则要集中在异常的发音上,提高儿童对构音运动的自我控制能力,建立每个目标音发出的运动模式,最终实现随意精确地进行言语表达。对严重病例可通过提供代偿性的交流手段如手势语、写字板或语音合成器等辅助交流。

（六）压力治疗

压力治疗是作业治疗常用的重要技术之一,其基本作用机制是通过局部机械压力促进血液回流,并造成一定程度的缺血、缺氧,从而控制局部水肿或瘢痕增生。压力治疗常用于控制瘢痕增生、防治水肿、促进截肢残端塑形、防治下肢静脉曲张和预防深静脉血栓等。禁忌证包括治疗部位有感染性创面、脉管炎急性发作、下肢深静脉血栓形成等。常见的不良反应有皮肤损伤、过敏、瘙痒加重、肢端水肿和下颌骨发育不良等。

1. 应用原则

（1）早期应用:压力治疗应在烧伤创面愈合后、尚未形成瘢痕之前就开始。一般 10 天内愈合的烧伤无须压力治疗;10～21 天愈合的烧伤应预防性加压包扎;21 天以上愈合的烧伤必须预防性加压包扎;消痂植皮后的深 Ⅱ、Ⅲ 度烧伤应预防性加压包扎。

（2）有效压力:有效压力是指不同体位或姿势下,压力始终保持在有效范围内。理想的压力为 24～25 mmHg(有效压力范围为 10～40 mmHg),接近皮肤微血管末端的压力。若压力过大,皮肤因缺血而溃疡;压力过小则影响治疗效果。四肢压力可适当加大,躯干、头面部以及儿童的压力应适当减小。

（3）长期使用:对于增生性瘢痕,从创面基本愈合开始,持续加压至瘢痕成熟,通常需要半年到 1 年时间,一般需 1～2 年甚至 3～4 年时间。另外,长期使用也指每天应用的时间长,每天应保证较长时间的有效压力,只有洗澡时才可解除压力,每次解除压力时间不应超过 30 min。

2. 方法 压力治疗的常用方法包括绷带加压法和压力衣加压法。一般在使用压力衣加压前,先采用绷带加压法,同时常需配合压力垫和支架等附件以保证加压效果。

（1）绷带加压法:绷带加压法是通过使用绷带进行加压的方法。根据使用材料和方法的不同可分为弹力绷带加压法、自粘绷带加压法、桶状绷带加压法、硅酮弹力绷带法等。

（2）压力衣加压法:压力衣加压法是通过制作压力服饰进行加压的方法,主要包括量身定做压力衣加压法、智能压力衣加压法、成品压力衣加压法等。

（3）附件:在进行压力治疗时往往需要配合使用一些附件以保证加压效果,同时尽量减少压力治疗的不良反应,主要包括压力垫和支架等。

> **课后练习**

一、单项选择题

1. 以下哪项是常用的作业治疗方法?(   )

A. 日常生活活动能力的训练　　　　　　B. 感觉统合治疗

C. 压力治疗　　　　　　　　　　　　　D. 以上都是

2. 以下哪项不是作业治疗的适应证?(   )

A. 意识不清　　　B. 精神障碍　　　　C. 感觉障碍　　　　D. 外伤

二、多项选择题

1. 感觉统合治疗包括(   )。

A. 触觉训练　　　B. 前庭平衡觉训练　　C. 固有平衡训练　　D. 本体感觉训练

2. 记忆训练常用的方法是(　　　)。

A. 环境适应　　　　　B. 外在记忆辅助　　　　　C. 示范法　　　　　D. 内在记忆辅助

扫码看答案

（冯艳波　张冬青　兰　丹）

任务三　语言、言语及吞咽障碍治疗

学 习 情 境

患儿，女，3 岁 7 个月。因说话含糊不清，发声易嘶哑，唤名不理就诊。

检查见：患儿主动表达少，与人交流少，说话含糊不清，多以双词语表达，听指令差，视线交流差，自言自语，自娱自乐，小动作多。语言 2 岁水平，表达能力 1 岁 9 个月水平。

实验室检查：口部运动协调性差。

临床诊断：言语障碍。

任务：如何为患儿实施康复服务？

任务实施

一、知识储备

语言是人类交流和沟通的重要工具，也是文化和社会传承的重要组成部分。人类能够使用语言进行交流和沟通，具有高度发达的语言系统和文化传承能力。

儿童在出生后的几年内，逐渐掌握语音、词汇和语法等基本语言技能，语言能力和表达能力也不断提高。由于遗传、环境、教育等多种因素的影响，不同儿童的语言发展发育存在显著差异。除了语言和言语的基本技能外，儿童还需要发展听力、阅读、写作和口语表达能力等。这些能力的发展与语言和言语能力密切相关。良好的听力能力可以帮助儿童更好地理解他人的语言，从而促进有效交流；良好的阅读能力可以帮助儿童扩大词汇量和提高语言表达能力；良好的写作能力可以帮助儿童更好地组织自己的思维和表达自己的想法；良好的口语表达能力可以帮助儿童更好地与他人进行交流和互动。

儿童语言、言语及吞咽障碍是一种常见的儿童发育障碍，涉及儿童的语言能力、语音发音、口腔肌肉控制和吞咽功能等方面。这些障碍可能会影响儿童的社交交往、学习和发展，给家庭和社会带来很大的负担。本文将从三个方面进行介绍。

（一）语言障碍

1. 语言障碍的概念　语言障碍是儿童期常见的发育障碍性疾病，国内尚未对语言障碍的诊断概念达成共识。目前美国言语语言听力协会（American Speech-Language Hearing Association，ASHA）将语言障碍定义为在理解或使用口语、书面语或其他符号时出现的损伤。

2. 语言障碍的病因 语言是一种社会交际工具的符号系统,该符号系统包含语音、词语、语法、语用等要素,形式包括口语、书面语、手语等。任何要素及要素组合规则出现问题,均会导致语言障碍。该障碍可能涉及语言形式(音位、词法和句法)、内容(语义)和使用(语用)等方面。语言障碍多数指儿童语言发育迟缓和失语症等疾病。

(1)儿童语言发育迟缓:各种原因导致儿童口头表达能力或语言理解能力明显落后于同龄儿童的正常发育水平,但不包括由听力损失引起的语言发育迟缓。一般病因包括儿童孤独症、智力发育障碍、脑瘫、中枢神经系统疾病及语言环境不良等。

(2)失语症:大脑由于各种原因受损所产生的一种获得性语言障碍,表现为听、说、读、写等方面的功能障碍。一般病因为脑血管病、脑外伤、脑肿瘤、感染等。

3. 语言障碍的临床表现

(1)儿童语言发育迟缓的表现:语言输入障碍,说话晚或很晚,语言发育慢或出现停滞,语言智力低下,词汇量少及句子结构简单等。

(2)失语症的表现:大脑损伤部位不同,临床表现也不同。一般表现为听和理解障碍、口语表达障碍、阅读障碍、书写障碍。

(二)言语障碍

1. 言语障碍的概念 言语障碍广义上是指语言的读、说、写、理解等方面的障碍,狭义上多指构音障碍。构音障碍主要是言语运动控制问题,即神经病变导致与言语有关的肌肉麻痹、收缩力减弱或者运动不协调。

2. 言语障碍的病因 言语障碍根据不同的分类,其病因也不同。

(1)嗓音障碍:由于呼吸系统及喉存在器质性、功能性或神经性异常,以发声异常为主要表现的喉部疾病。

(2)构音障碍:构音器官(如唇、齿、舌、软腭等)的运动或形态结构异常、环境或心理因素等原因所导致的发音不准确。

(3)口吃:一种言语流畅性的障碍,目前没有明确的病因,可能与遗传、心理障碍、环境等因素有关。

3. 言语障碍的临床表现

(1)嗓音障碍:表现为声音嘶哑、粗糙,音调降低,失去童声特有的清脆、明亮。嗓音嘶哑程度与用声情况有关,说话越多,嗓音嘶哑程度越重。

(2)构音障碍:儿童表现为发音困难,发音不准、不清,音量、音调异常,语速节奏异常,鼻音过重或减弱等。

(3)口吃:儿童口吃主要表现为言语不流畅,发音困难,说话时重复、停顿或者拖音,同时大部分儿童会伴有情绪性反应等。

(三)吞咽障碍

1. 吞咽障碍的概念 吞咽障碍是指由于下颌、双唇、软腭、咽喉、食管等器官结构和(或)功能受损,不能安全有效地把食物由口送到胃中的进食困难。

吞咽作为人类复杂的行为之一,是指人体从外界经口摄入食物经过咀嚼形成食团后,从口腔经咽腔和食管传输到达胃的过程。正常的完整吞咽可分为五个阶段:口腔前期、口腔准备期、口腔期、咽期和食管期。

2. 吞咽障碍的病因 吞咽障碍可影响儿童摄食及营养吸收,还可导致食物误吸入气管引发吸入性肺炎,严重时危及生命。儿童吞咽障碍的病因包括以下几个方面。

(1)口咽部疾病:如口炎、咽炎、咽后壁脓肿、咽肿瘤等。

(2)食管疾病:如食管炎、食管瘢痕性狭窄、食管癌、贲门失弛缓症等。

（3）神经肌肉病：如由各种原因引起的延髓性麻痹、重症肌无力、多发性肌炎等。

（4）精神性疾病：如癔症等。

3. 吞咽障碍的临床表现　吞咽障碍的临床表现是多方面的，不仅可以表现为明显的进食问题，也可表现为非特异性症状和体征，包括流涎，低头时明显；饮水呛咳，吞咽时或吞咽后咳嗽，或进食后突发呼吸困难、气喘，严重时发绀等；吞咽费力、进食量减少、进食时间延长；鼻、口反流，进食后呕吐；说话声音沙哑、异常；咳嗽、咳痰，反复发热、肺部感染。不同部位的吞咽障碍临床表现也有所不同（表 3-3-1）。

表 3-3-1　不同部位的吞咽障碍临床表现

项目	口咽吞咽障碍	食管吞咽障碍
发生时间	咀嚼、吞咽时	吞咽后数秒内
特点	咀嚼、食团形成、口腔运动、吞咽启动、食团下咽等困难	食团通过食管困难
起病及进程	长期持续	逐渐起病、进展缓慢
吞咽食物难易	吞咽液体困难	吞咽固体困难
常见伴随症状	流涎，吞咽后食物停滞或"黏着"在咽喉处、鼻腔反流、呛咳、咳嗽、咳痰、反复发热	胸痛、胃灼烧、胸骨后堵塞感、延迟反流胃内容物、进食后呕吐

二、康复评定

语言、言语及吞咽障碍的筛查和评定可以为康复治疗方案的制定提供指导，也可用于监控治疗效果。具体评定方法见本书康复评定部分内容。

三、康复治疗

语言是人类社会中约定成俗的符号系统，人们通过应用这些符号达到交流的目的。语言能力包括对符号的运用（表达）和接受（理解），也包括对文字语言符号的运用（书写）和接受（阅读）以及姿势语言和哑语的使用。

言语是音声语言（口语）形成的机械过程。言语的产生包括呼吸、发声、构音三大系统。口语表达声音响亮、发音清晰，需要有与言语产生相关的神经和肌肉参与。

吞咽是指食物从口腔运送至胃贲门的过程。吞咽功能言语与语言的发展密切相关。吞咽障碍会导致言语、语言功能的落后或异常。

（一）语言障碍

1. 儿童语言发育迟缓　对于语言发育迟缓的儿童而言，训练的最佳目标是使其语言发育能达到正常水平。一般训练方法包括直接训练和间接训练。直接训练是以治疗师为主导，计划并执行训练工作；间接训练是指治疗师指导儿童父母或其照顾者执行训练工作。常见训练方法主要有以下几种。

（1）注意力和记忆力的训练：该训练在语言发育迟缓儿童的语言训练中必不可少，直接影响训练的效果，包括听觉注意训练、视觉注意训练、触觉注意训练、注意的保持与记忆训练。

（2）交流态度与交流能力的训练：交流态度的训练是针对交流态度不良的儿童，通过游戏的方式完成训练的目标；交流能力的训练目标以加强语义理解能力和记忆能力、促进语用能力为主，包括对视游戏训练、交往训练与交往能力训练、互动游戏训练、口语表述与口语对话（集体训练）。

（3）语言符号与指示内容关系的训练：该训练针对不同阶段的儿童，训练内容也不同。第一阶段的儿童对外界的刺激感知觉反应不敏感，因此结合玩具和教具刺激儿童的视觉、听觉、触觉和动作，来完成训练目标；第二阶段的儿童虽未获得语言能力，但对于事物状况已能理解，对事物已经有概念，主要训练事物基础概念、匹配能力等方面；第三阶段的儿童已形成事物的符号形式，训练顺序应为符号形式获得、语言理解、语言表达，主要进行手势符号的训练、语言符号的理解训练、语言符号的口语表达训练、扩大词汇量训练；第四阶段的儿童在扩大词汇量的基础上，还要学习把学过的词汇组成句子，从不完整的主谓、动宾短语转换成具有完整主谓宾的句子,主要进行两词句和三词句的训练;第五阶段的儿童主要学习语句的顺序关系和规则,涉及语句逻辑关系能力的训练。

2. 失语症 失语症的康复治疗旨在通过语言治疗最大限度地改善儿童的语言能力和交流能力,一般目标主要是改善语言功能和日常生活活动能力。

(1) Schuell 刺激法(Shuell aphasic stimulation approach):在听觉刺激的同时给予视、触、嗅等刺激,最大限度地促进语言功能的恢复和重建。训练内容包括听、说、读、写等多种训练。

(2) 阻断去除法:根据 Weigl 的理论,失语症儿童基本保留了语言能力,但语言运用能力存在障碍,通过训练可使儿童重新获得语言运用能力。

(3) 交流效果促进疗法(promoting aphasics communication effectiveness,PACE):该方法的目的是使失语症儿童最大限度地利用残存交流能力,能有效地与他人发生或建立有效的联系。治疗原则包括治疗师和儿童处于对等地位,应来回交替进行会话任务,交流手段可自由选择,可用口语、书面语、手势语、绘画等,彼此向对方传递新的未知信息,并反馈信息传递的成功度。

(4) 功能性交际治疗(functional communication therapy,FCT):该方法与 PACE 类似,FCT 不局限于特定言语形式,而是采取多种方法达到最大限度的信息交流。

(二) 言语障碍

1. 嗓音障碍 嗓音障碍的康复是指通过功能锻炼纠正儿童错误的发音模式及异常的音质、音调和音量。目前多数治疗可以在嗓音放松训练的基础上进行,包括音调异常的训练、响度异常的训练和音质异常的训练。

(1) 嗓音放松训练:主要是放松颈部肌群、喉部肌群、声带等。训练内容包括通过颈部不同方向的紧张和松弛交替运动,使儿童的颈部肌群得到放松;通过"打嘟"练习,让儿童感受发声时声带的放松状态,并放松整个发声器官甚至颈部肌群;通过对儿童喉部肌群或特定穴位的按摩,达到放松喉内外肌的目的。

(2) 音调异常的训练:音调异常一般多是音调过高或过低。使用的训练方法也以降低或提高音调训练以及音调控制训练为主。

(3) 音量异常的训练:音调异常一般多是声音嘶哑、刺耳或者声音中夹杂着沉重的气息声。使用的训练方法以降低响度训练、提高响度训练和增加响度变化训练为主。

(4) 音质异常的训练:音调异常一般多是音量过高,音量过低,功能性失音。使用的训练方法有哈欠叹息训练、声门屏气训练、嗯哼发音训练、气泡发音训练、半吞咽训练、伸舌发音训练、前位音训练、后位音训练、鼻音边音刺激训练、吸气发音训练。

2. 构音障碍 构音障碍的矫治主要是提高声母、韵母以及声韵调组合的构音清晰度。一般包括口部运动训练和构音训练。

(1) 口部运动训练:该训练是利用触觉和本体感觉刺激来促进口部结构的感知觉正常化。训练包括下颌运动治疗、唇运动治疗、舌运动治疗。下颌运动治疗主要是增强下颌感知觉,采用被动技术提高咬肌力量,在咬肌肌力提高的基础上再用被动阻断技术阻止下颌的异常运动,最后通过自主运动治疗实现下颌运动的正常化;唇运动治疗是以促进唇感知觉、唇肌力正常化,增强唇运动的自主控制能力为主;舌运动治疗是提高舌的感知觉、舌肌力量和舌后侧缘的稳定性,抑制舌的异常运动模式。

(2) 构音训练:临床上构音障碍主要是声母、韵母音位构音异常,所以训练也主要是让儿童掌握声母、韵母音位的正确构音。韵母构音异常的矫治是让儿童认识到韵母发音过程中存在的问题并加以纠正;声母构音异常的矫治主要通过音位诱导或音位对比训练来让儿童掌握正确的发音方法。

3. 口吃 口吃的治疗主要是针对病因进行,但是多数口吃诱因不明确。所以目前口吃的治疗较为复杂。

（1）药物治疗：多使用镇静药物来缓解儿童由心情焦虑等原因引起的口吃。

（2）手术治疗：针对因脑部疾病损伤而导致的口吃。

（3）心理治疗：当口吃是由紧张、焦虑等情绪问题引起时，可考虑认知行为疗法、精神分析疗法等。这些治疗方法可以改善儿童的紧张、焦虑情绪，正视口吃的问题，同时也可以提高儿童自信。

（4）语言训练：通过控制口吃儿童的语言速度，放慢说话节奏，掌握好发音技术，逐渐过渡到接近正常的语速。

（5）呼吸训练：在呼吸时可以采取腹式呼吸调节紊乱的气息，放松紧张的大脑。

（三）吞咽障碍

吞咽障碍确诊后就可以开始进行治疗。治疗分为间接治疗和直接治疗两大类。

1. 间接治疗　间接治疗是指儿童不做吞咽动作，通过其他动作来训练和提高与吞咽有关肌肉的控制力。

（1）冰刺激：刺激吞咽反射，通过反复训练可诱发且吞咽有力。使用方法包括取冰冻棉签蘸少量水，轻轻刺激软腭、腭弓、舌根和咽后壁，然后嘱儿童做吞咽动作。用棉签一边快速刺激软腭，一边让儿童发"a"音，刺激方向为向上、向外；也可取 3 mL 以上冰水让儿童漱口 5 s 以上。若出现呕吐反射，则立即终止刺激。刺激频率为每日 3 次，每次 10 min。

（2）口面、下颌和舌的运动：通过上述训练来促进儿童咀嚼功能、舌体对食团的控制及向咽部输送的能力，改善食物和水从口中漏出的情况。

（3）Sharker 训练法：又称抬头训练，目的是延长食管上段括约肌开放的时间并增大其宽度，促进吞咽后因食管上段括约肌开放不全而引起的咽部残留。方法为让儿童仰卧于床上，尽量抬高头部，但肩不能离开床面，眼睛看自己的脚趾，维持 30～60 s，重复 3 次。

（4）Masako 训练：又称舌制动吞咽法，吞咽时通过对舌的制动，使咽后壁向前运动与舌根部贴近，增加咽部压力，使食团推进加快。吞咽时将舌尖稍后的部分舌体固定于牙齿之间或由治疗师用手拉出部分舌体，然后让儿童做吞咽动作，使儿童咽后壁向前收缩。

2. 直接治疗　直接治疗是指通过做吞咽动作，改善吞咽的病理生理状况。

（1）门德尔松手法（Mendelsohn maneuver）：对于喉可以上抬的儿童，在儿童吞咽时用手指上抬喉部并维持，尽量在喉上抬至最高点时维持数秒。对于喉上台无力的儿童，可以由治疗师辅助进行。

（2）声门上吞咽法（supraglottic swallow）：又称屏气吞咽法，鼻腔深吸一口气，然后屏住呼吸进行空吞咽，吞咽完毕后立即咳嗽。

（3）用力吞咽法（effortful swallow）：让儿童将舌用力向后移动，帮助推进食团通过咽腔，增大口腔吞咽压，减少食物残留。

四、健康教育

（一）语言障碍

（1）改善家庭内外的人际关系，让儿童生活在和谐、温暖和健康的家庭生活环境中。

（2）培养儿童健康的性格、良好的兴趣和交流态度，养成儿童有事一定要商量的良好习惯。

（3）改善对儿童的教育方法，及时开始干预。在家中也要遵循计划进行训练，使儿童的语言训练和家庭的养育环境真正做到从儿童的语言发育年龄和特点出发。

（4）帮助儿童改善生活环境，给语言障碍儿童更多的注意和关心，同时教育其他儿童用爱心去帮助他人。

（二）言语障碍

（1）喂养的食物不要过于精细软烂；语言环境不要过于复杂，在家可练习口唇运动。

（2）尽量避免大声、长期说话，使用适当的音量、音调说话。

（3）创造良好的家庭生活环境，适当鼓励儿童，若症状加重及时就医。

（4）保持良好的饮食习惯。在日常生活中，避免辛辣刺激性食物。

（三）吞咽障碍

（1）尽量消除和减少误咽。经口腔摄取时，要摸索出最佳的吞咽方法；尽量选择安全的食品，避免酸性和含脂肪多等易导致肺炎的食物。

（2）保持口腔清洁，减少误咽细菌和胃液反流。为防止食管反流误吸，进食后上抬头部，保持坐位数十分钟。

（3）改善全身状态，预防肺炎。对摄入不足者应通过鼻饲和静脉点滴方式予以营养补充。

→ 流程图

语言、言语及吞咽障碍康复诊疗流程图

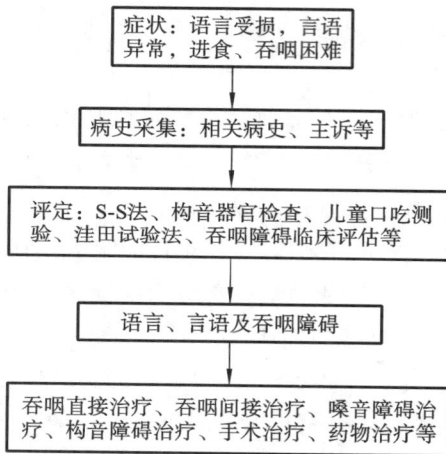

```
┌─────────────────────┐
│ 症状：语言受损，言语 │
│ 异常，进食、吞咽困难 │
└─────────────────────┘
          ↓
┌─────────────────────┐
│ 病史采集：相关病史、主诉等 │
└─────────────────────┘
          ↓
┌──────────────────────────┐
│ 评定：S-S法、构音器官检查、儿童口吃测 │
│ 验、洼田试验法、吞咽障碍临床评估等 │
└──────────────────────────┘
          ↓
┌─────────────────────┐
│ 语言、言语及吞咽障碍 │
└─────────────────────┘
          ↓
┌──────────────────────────┐
│ 吞咽直接治疗、吞咽间接治疗、嗓音障碍治 │
│ 疗、构音障碍治疗、手术治疗、药物治疗等 │
└──────────────────────────┘
```

→ 课后练习

一、单项选择题

1. 以下属于语言障碍的是（　　　）。

A. 口吃 B. 共鸣障碍 C. 听力障碍 D. 失语症

2. 以下不属于吞咽障碍的临床表现的有哪些？（　　　）

A. 流涎 B. 鼻反流 C. 构音异常 D. 发绀

3. 以下不属于吞咽障碍的直接治疗的是（　　　）。

A. Masako 训练 B. 门德尔松手法 C. 声门上吞咽法 D. 用力吞咽法

二、多项选择题

以下属于言语障碍的是（　　　）。

A. 失语症 B. 构音障碍 C. 口吃 D. 嗓音障碍

（刘　凯　李　璞）

任务四　感觉统合治疗

学 习 情 境

刘某,男,小学一年级,教师反映他精力特别旺盛,中午从不睡觉,还影响别的小朋友。上课时坐不住,在教室里乱跑,不听教师指令,喜欢抢小朋友的玩具,坐在座位上时手总是东摸西摸,喜欢拍或推旁边的小朋友。下课后出了教室门就往前冲,爱大声说话。他不和小朋友一起玩,自己想干什么就干什么,好像从来不知道累。经常不能按照要求完成教师布置的作业,写作业速度慢,经常写错字。教师需专门盯住他,对此感到很头疼。通过个人史、行为观察及标准化量表的检测,刘某被确诊为注意缺陷多动障碍。经过感觉统合能力发展量表测评,刘某存在前庭失衡、本体感失调以及学习能力发展不足。

任务:为刘某的前庭失衡、本体感失调、学习能力发展不足设计感觉统合治疗方案。

任务实施

一、知识储备

感觉统合治疗(sensory integration therapy,SIT)是一种改善大脑感觉加工能力的治疗方法。治疗师基于感觉统合理论,为感觉统合障碍儿童提供感觉输入控制,特别是从负责身体平衡、方向和速度的内耳前庭系统、肌肉关节和皮肤等输入的感觉,使儿童能统合这些感觉,促进神经功能的发展,并做出适应性反应,从而达到治疗的目的。感觉统合治疗最初是为学习障碍儿童设计的一种治疗方法,现已广泛应用于特定学习障碍、协调运动障碍、孤独症谱系障碍等疾病的干预和康复治疗中。感觉统合治疗可改善儿童的注意力、动作协调性、运动能力、学习能力、社交能力,增强其独立性。

(一)概念

感觉统合(sensory integration,SI)是一个信息加工过程,是指大脑将从各种感觉器官传来的信息进行多次组织分析、综合处理,做出适当的反应,使个体能够和谐有效地生活、学习,即组织来自身体及环境的感觉信息的过程,使个体能在环境中有效率地运用身体。感觉统合是儿童发育的重要基础,其发育的关键期在 7 岁以前。

感觉统合失调(sensory integration dysfunction,SID)是指大脑不能有效处理个体所接收到的感觉信息,导致机体无法产生适应性行为,最终影响身心健康,出现一系列行为和功能障碍。所有感觉系统都可以发生感觉统合障碍。其主要表现方式包括三种:感觉调节障碍、感觉辨别障碍与运用能力障碍。

（二）感觉统合层次

1. 感觉调节（sensory modulation） 感觉调节是指大脑根据身体和环境的需要对所接收的感觉信息进行正确调节和组织，从而能以分级的、恰当的行为方式做出适当的反应，即大脑将警觉状态调整在理想的水平以应对日常生活的挑战。感觉调节能够让儿童专注在某些重要的信息上，把不重要不安全的信息过滤掉，从而保持很好的注意力和适当的警醒度。

2. 感觉辨别（sensory discrimination） 感觉辨别是指大脑利用前馈和反馈信息对所接收的感觉刺激进行分辨，即辨识各种感觉的质、量、时间、空间上的准确度，以改变和调整运动计划并正确地对外做出反应。触觉、本体感觉、前庭觉系统的准确辨别对姿势控制、双侧协调性和顺序性动作的发展具有重要意义。

3. 感觉基础性运动（sensory-based praxis） 感觉基础性运动包括姿势控制和动作计划，是指大脑对环境做出反应前所进行的一系列行动计划、安排以及动作执行过程。动作运用需要三个步骤：动作概念的形成即知道要做什么，动作计划即知道如何去做，动作执行即将动作指令传达到身体相关部位并完成动作。

（三）感觉统合障碍病因

1. 生物学因素 儿童感觉统合障碍与个体生长发育的多种生物因素有关，包括家族遗传、个体代谢异常、脑损伤、环境污染、妊娠期间不良生活习惯和母体身体健康状况等。此外，早产、剖宫产、高龄妊娠等因素也可能引发儿童感觉统合障碍及相关问题。

2. 社会心理因素 儿童活动范围受限，家长对儿童的过度保护（如事事包办），导致儿童接收的信息不全面，如抱得过多或过早使用学步车可能会引发前庭平衡失调；限制儿童玩土、玩沙等探索活动可能造成儿童触觉刺激缺乏；沉迷于电视、电脑、手机、掌上游戏设备，缺少同伴玩耍，父母管教过于严格，造成儿童压力太大；儿童自由活动时间太少，缺乏主动探索环境的机会。

（四）感觉统合障碍分型与表现

1. 感觉调节障碍（sensory modulation dysfunction，SMD） 感觉调节障碍是指因个体不能对所接收的感觉信息进行正确地调节组织，而表现出害怕、焦虑、负面固执、自我刺激、自伤等不恰当的行为反应。所有感觉系统都可能发生调节障碍。调节障碍的类型有以下两种。

（1）感觉反应过高（sensory over responsivity，SOR）：即感觉防御，是指个体对同一感觉刺激反应明显较一般人快速、强烈或持久，常表现为逃避刺激。触觉防御表现为触觉过于敏感，害怕身体接触（如洗脸、理发、剪指甲、梳头），对衣物、鞋袜挑剔。触觉防御异常通常会导致多种不良后果，如身心不安、胆小怕事、不喜共享、挑食、偏食、害羞、黏人、情绪反应过度、注意力不集中、耐心不足等。

前庭觉反应过高的两种表现形式为重力不安全感和对动作的厌恶反应。

①重力不安全感（gravitational insecurity）：主要表现为害怕移动、害怕偏离直立姿势或双脚离地，比如不敢玩秋千、摇摇床、平衡台，害怕乘坐电梯等。

②对动作的厌恶反应（aversive responses to movement）：一般发生在没有伤害性的动作时，以自主神经系统的反应为特点。与重力不安全感类似，对动作的厌恶反应与前庭信息处理能力不佳有关，但并非内耳迷路系统问题所致。

（2）感觉反应低下（sensory under responsivity，SUR）：即感觉迟钝，是指个体对同一感觉刺激的反应明显较一般人低下和缓慢，需要更大强度和更长时间的刺激才能发生行为反应。触觉反应迟钝表现为流口水没知觉、碰伤没有知觉、双手操作器具不灵巧、写字或画图的精细运动不良、动作笨拙等。触觉反应迟钝者会有吮吸手指、咬指甲、抓刮皮肤、头撞墙、玩生殖器等表现。前庭反应低下表现为容易跌倒、对摇晃和旋转反应过低等。前庭觉迟钝表现为喜欢爬高爬低、旋转或绕圈跑及故意跌倒等。

2. 感觉辨别障碍（sensory discrimination disorder，SDD） 感觉辨别障碍指大脑不能正确解释所接收的感觉信息或者信息处理时间过长，导致个体不能对环境做出适应性反应。每个感觉系统都有可能发生辨别障碍，其中触觉辨别不足被认为是触觉处理障碍的外在表现形式，表现为个体在辨认触摸物体的特征上有困难，如软与硬、热与冷。

3. 以感觉为基础的运动功能障碍（sensory-based motor disorder, SBMD） 以感觉为基础的运动功能障碍是指个体不能正确处理与运动计划相关的感觉信息，被认为是视觉、前庭觉与本体感觉处理存在障碍的外在表现，可反映在伸肌肌张力、俯卧时躯干伸展、近端肢体稳定性及平衡功能等方面。

（1）双侧统合障碍：包括运用身体两侧的协调性差、执行顺序性动作的能力不足。

（2）动作计划障碍：存在动作计划障碍者对于回馈较简单及难度较大的动作任务皆有困难，不仅粗大运动困难，精细运动也有困难。

二、康复评定

感觉统合的评定应与神经运动功能评定、智力测试、调查问卷、既往诊断等结果相结合，从异常行为表现、临床观察、器具评定、量表评定等方面进行综合分析。

（一）姿势动作临床观察

临床观察包括结构化、非结构化两种形式。前者是指以治疗师为导向，通过特定任务了解儿童的姿势与动作计划能力；后者则指非正式的观察，包括在临床观察中捕捉儿童动作表现的质量以及较抽象功能，如感觉调节，还包括观察儿童在自然情境中自由互动时的表现。以下是四种姿势动作的结构化临床观察。

1. 仰卧位屈曲 呈仰卧位，双手交叉放于对侧肩膀，同时弯曲膝盖、臀部、躯干和颈部，使头顶接近膝盖。施测者示范后（或给予口头提示），再由儿童做出动作并尽可能地维持（图3-4-1）。此测试旨在观察其躯体觉和运用能力。

2. 俯卧位伸展 呈俯卧位，同时抬起头部、弯曲手臂、躯干和伸展腿部来对抗重力。施测者示范后，再引导儿童做出该姿势并维持（图3-4-2）。俯卧位伸展不良通常与前庭本体感觉输入的处理不足有关。

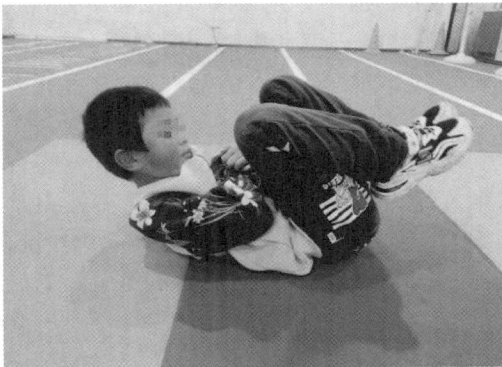

图 3-4-1 仰卧位屈曲

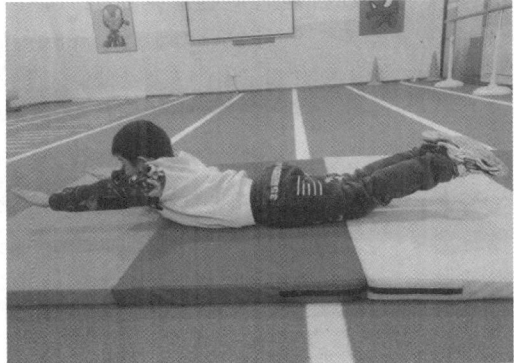

图 3-4-2 俯卧位伸展

3. 站姿下的姿势控制 首先由治疗师示范，再由儿童做出相应动作。观察儿童单脚和双脚、在软和硬的平面上、睁眼和闭眼时的姿势控制情况。

4. 开合跳 起始动作为双手位于身体两侧、双脚并拢，治疗师在原地流畅且连续地重复示范跳跃动作数次。观察治疗师的示范后，儿童需做出相同的动作。该动作可了解儿童的动作计划与两侧动作协调的能力。

（二）感觉统合训练器材临床观察

运用感觉统合训练器材，设定有针对性的活动，根据儿童不经意做出的反应，对其存在的感觉统合障碍进行评定。可用于评定的器材主要包括小滑板、大笼球等。

1. 小滑板 儿童对小滑板滑行方向的控制、操作滑板时手的灵活性等都有助于判断其是否存在前庭双侧统合及运用能力问题（图3-4-3）。

2. 大笼球 大笼球是评定儿童前庭平衡能力和重力安全感的重要器材。

①俯卧大笼球：如果儿童的头不能抬起，双手紧紧扶住大笼球或不知所措、全身紧张僵硬，则提示身

体和重力的协调不良(图 3-4-4)。

②仰卧大笼球:如果儿童的头部不能稳定在正中位置,身体向同一方向滑落,则提示儿童的前庭平衡能力发展不足。

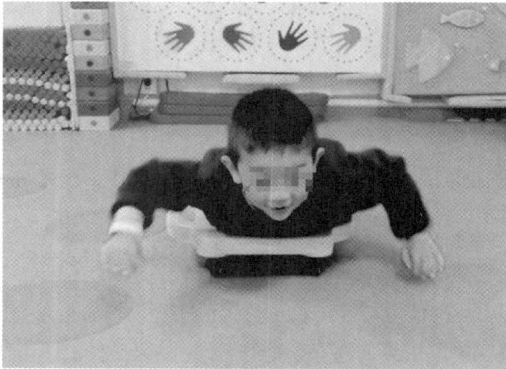

图 3-4-3　小滑板测试

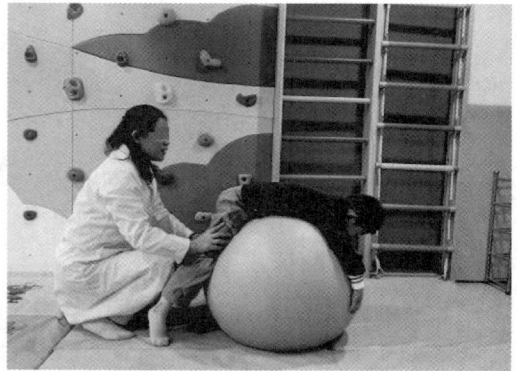

图 3-4-4　俯卧大笼球测试

3. 袋鼠跳　身体平衡能力差、手脚协调不良的儿童在袋鼠跳时往往出现身体向前倾、双脚跟不上而摔倒的情况。

4. 旋转浴盆　旋转浴盆可以用来评定儿童的平衡能力及运动计划能力的成熟程度。

(三)标准化量表评定

1. 儿童感觉统合能力发展评定量表　该表是目前国内常用的标准化评定量表,适用年龄范围为 3～12 岁。通过量表评定,可以准确判定儿童有无感觉统合障碍及障碍的程度和类型,并根据评定结果制定感觉统合治疗方案。该量表由 58 个问题组成,分为前庭失衡、触觉功能不良、本体感失调、学习能力发展不足、大年龄儿童问题五项。

2. 感觉统合及运用能力测验　感觉统合及运用能力测验(sensory integration and praxis tests, SIPT)由 Ayres 博士设计并出版,适用于 4～8 岁伴轻度至中度学习障碍或动作障碍的儿童。完整的量表一般耗时 1.5～2 h,是运用最广泛且具有统计学意义的评定工具。该测试包含 17 项标准化测试,涉及视觉形状与空间知觉、触觉区辨、动作运用能力、前庭觉与本体感觉处理四个领域。

3. 艾尔斯感觉统合评估　艾尔斯感觉统合评估(EASI)是继 Aryes 博士的 SIPT 评估后,由其学生在 Aryes 感觉统合理论基础上制定的评估工具,是目前全球最新的感觉统合评估工具。其适用年龄范围为 3～12 岁,包含触觉区辩、前庭觉区辩、听觉区辩、视觉区辩、运用能力、感觉反应性六个领域。

4. 婴幼儿感觉功能测试表　婴幼儿感觉功能测试表(the test of sensory function in infants, TSFI),适用于 4～18 个月婴幼儿。由 De Gangi 教授设计并于 1989 年出版,有较好的信度和效度,但个别项目与评定者的经验关系较大。

5. 感觉问卷　感觉问卷(sensory profile, SP)适用于从出生到青少年、成年的各个年龄段。不同年龄段有不同的量表,用于评定感觉调节功能。由家长填写的量表,评定结果可能与儿童的实际情况有出入,需对儿童进行进一步观察、面对面的访谈及问题解答等进行综合评估。

三、康复治疗

(一)治疗原则

1. 以儿童为中心　基于人本主义的理念,在进行感觉统合治疗时,治疗师要将儿童作为主角,遵循儿童发展的基本规律,由粗到细,由简到繁,循序渐进地反复练习。在训练过程中要提供适当的感觉刺激并控制感觉输入的量,给予儿童做出适当反应的时间和机会,及时表扬;协助儿童建立积极的情绪和自信心,耐心培养儿童的兴趣爱好。

2. 针对性 每个儿童是独特的,对他们的评估、训练方案的制定以及训练的实施都应该针对个体特点。儿童训练需制定有针对性的方案,包括切实可行的目标、训练计划,设计最适合其个性发展的训练内容和进度安排。此外,应设计个别化的评估指标,切忌采取统一的训练标准、内容、要求和形式。

3. 兴趣与快乐性 人们对感兴趣的事物学起来非常快,而对不感兴趣的事物学起来则进展缓慢。在训练项目设计的过程中,治疗师需要对儿童的兴趣爱好有一定的了解,为其创造快乐的训练场地、设计富有趣味的训练项目,让儿童体验训练过程的快乐。

4. 循序渐进 训练难度总体呈递增趋势,由简单到复杂。训练方式由被动训练到主动训练。训练内容由单个领域的专项训练发展到多个领域的整合训练,逐步提高儿童各感觉通道间的信息交流和整合能力,以及感觉与动作间的协调与反馈能力。

5. 主动性 在训练中主动性原则表现为积极参与活动并努力改变现状的内在愿望,主动、自觉、独立和创造性地开展训练。这个过程中强调儿童在训练活动中的主体地位,充分发挥他们的主观能动性。对于存在严重认知障碍的儿童,治疗师应耐心诱导和逐步激发他们的主动性。

(二)感觉统合治疗器材介绍

常用的感觉统合训练器材包括触觉类器材、滑行类器材、悬吊类器材、平衡类器材、滚筒类器材、弹跳类器材、重力类器材和攀爬类器材(详见二维码)。

常用的感觉
统合训练器材

(三)感觉统合训练方法

1. 触觉功能训练

(1)大笼球。

①功能:强化大脑处理身体不同部位的刺激,激活大脑神经网状系统,促进感觉统合的发展。

②训练指导:选择球面带颗粒的大笼球,让儿童俯卧或仰卧在地毯上。治疗师将大笼球放在儿童身上,由轻到重做前后左右的滚动,或在正中间做轻微的挤压(图3-4-5)。

③注意事项:头部和腹部不能重压。

(2)触觉球。

①功能:激发和建立触觉感受、稳定情绪、增加动作灵活性、促进血液循环及消除疲劳等,还可用于平衡觉、本体感觉和认知训练。

②训练指导:治疗师或儿童持握触觉球按摩皮肤;儿童相互间用手或脚进行传接球游戏。

③注意事项:防止儿童撕扯或咬触觉球表面的突起,传接球游戏时注意控制奔跑速度以防摔倒等。

(3)球池。

①功能:强化触觉、视觉的刺激,增强躯体动作的控制及平衡能力。

②训练指导:指导儿童用力跳入球池内,将全身藏在球中,接受球的挤压。可以在球中间翻动或摆动手脚、身体、头颈,调整身体的重力感觉信息。同时也可以让儿童在球池中爬行、翻滚及寻找目标物体(图3-4-6)。

③注意事项:需治疗师或家长陪同,防止儿童头部撞击池壁;严禁携带私人物件进入球池。

(4)平衡触觉板。

①功能:刺激儿童手、足底及全身触压觉神经末梢,改善触觉、平衡觉和空间感知能力。

②训练指导:在不同形状的平衡触觉板上睁眼练习行走,然后闭眼沿着触觉板形状行走,还可进行倒走、侧走、交叉步走等拓展练习(图3-4-7)。

③注意事项:定期用消毒溶液清洗器械,儿童在使用前要清洗手脚。训练过程中摔倒时应侧向倒地,防止伤到头部。

(5)平衡步道。

①功能:降低或提升触觉敏感性,促进儿童触觉功能发展,加强身体灵活性以及情绪稳定性,改善注

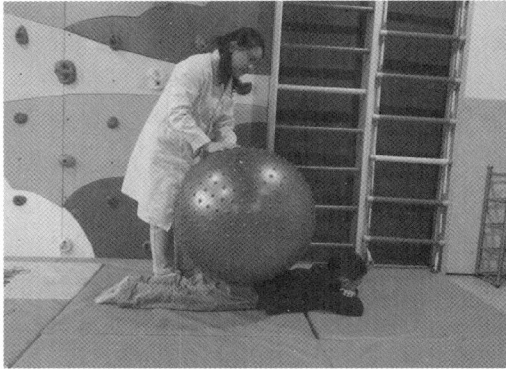

图 3-4-5　大笼球按压

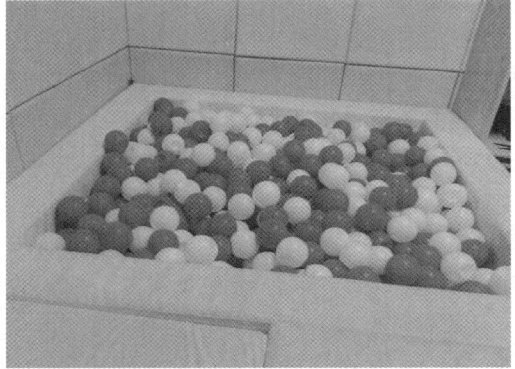

图 3-4-6　球池

意力不集中的问题。

②训练指导:指导儿童在平衡步道上行走或爬行(图 3-4-8)。

③注意事项:注意肌肉控制和身体平衡。运动时注意保持平衡,防止受伤。

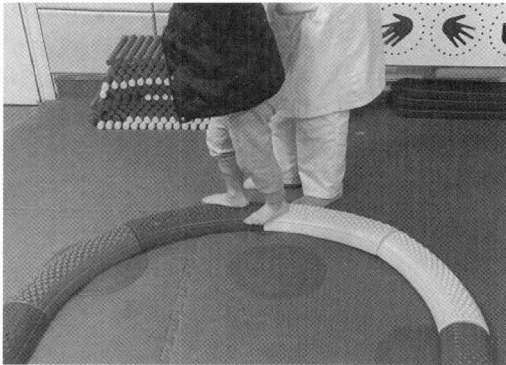

图 3-4-7　在平衡触觉板上行走

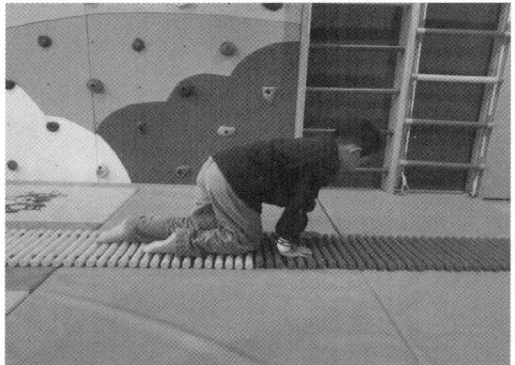

图 3-4-8　在平衡步道上爬行

2. 前庭功能训练

(1)羊角球。

①功能:跳跃动作能促进儿童前庭觉、本体感觉的统合发展,改善注意力,增进动作控制能力,促进腿部肌肉的发展。

②训练指导:儿童双腿分开向前坐于球上,身体略前倾,双手紧握羊角。通过身体重心的改变,使球弹动。可进行跨越障碍比赛等拓展游戏,增加训练的趣味性(图 3-4-9)。

③注意事项:训练过程中需治疗师或家长监护。儿童之间应保持一定的距离,防止碰撞;训练场地地面应平坦、防滑、无障碍物。

(2)滑梯。

①功能:刺激前庭感受器,训练平衡觉;消除心理紧张;促进触觉和视觉功能的发展。

②训练指导:俯卧滑滑梯、坐姿滑滑梯、蹲姿滑滑梯逆上滑梯等。滑滑梯过程中可进行取物、击打目标、穿隧道、抛接球等拓展活动(图 3-4-10)。

③注意事项:滑梯表面要光滑,防止刮伤、戳伤;为防止皮肤磨破,需穿长裤长褂;训练前,儿童要进行滑落时的自我保护动作练习。

(3)大陀螺。

①功能:刺激前庭感受器,促进动作协调及增强手的抓握能力。

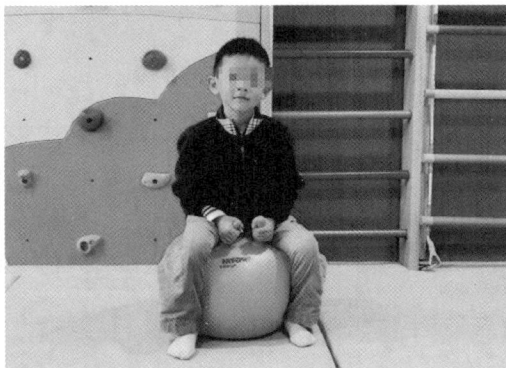

图 3-4-9　坐在羊角球上

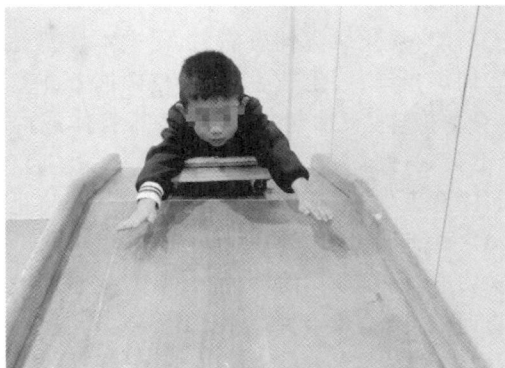

图 3-4-10　俯卧滑滑梯

②训练指导:儿童坐于大陀螺内,以自身身体的晃动带动大陀螺旋转。大直径陀螺可允许2~3名儿童一同训练(图3-4-11)。

③注意事项:治疗师应陪同并给予辅助。

(4)阳光隧道。

①功能:促进本体感觉功能的发展,加强手脚的协调能力及刺激前庭感受器等。

②训练指导:让儿童头在前、脚在后爬进隧道,或脚在前、头向后倒着爬行,过程中注意手脚的配合。还可要求儿童在隧道中拿出指定的物体。儿童在隧道中时,治疗师或家长可轻轻转动隧道,让儿童在滚爬中练习活动关节的固有感觉输入,加强前庭系统的刺激和调整(图3-4-12)。

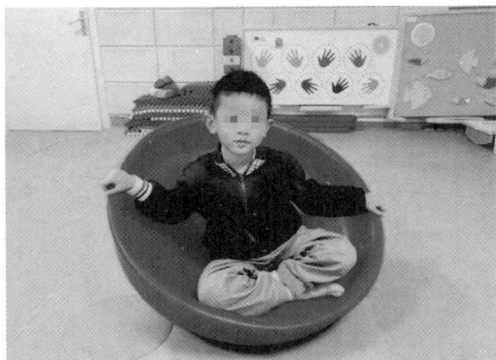

图 3-4-11　大陀螺

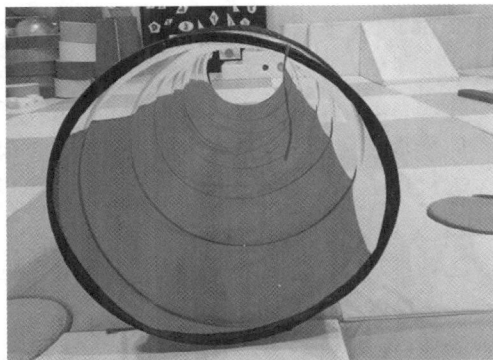

图 3-4-12　阳光隧道

③注意事项:训练过程中通过观察法减轻儿童的恐惧心理。

(5)网缆。

①功能:强化前庭刺激及全身肌肉的伸展和活化。

②训练指导:将网缆固定在大铁架上,垂直下来距离地面约20 cm。儿童以俯卧或卷曲仰躺方式置身于网缆中。治疗师协助做前后、左右、旋转的摆动,也可以在网缆下放置一个认知组件,让儿童在摇摆时将组件准确地放在对应位置。

③注意事项:控制摆荡的幅度,认知组件与网缆的距离根据儿童个体情况而定。

3. 本体感觉功能训练

(1)平衡木。

①功能:建立本体感觉,增强身体平衡能力和空间感知能力等。

②训练指导:在睁眼或闭眼状态下,完成前进、后退、侧行或其他指令动作等。

③注意事项:周围无障碍物;注意防止滑倒、跌落,防止刮伤;多名儿童训练时应保持距离,禁止推搡。

（2）花生球。

①功能：强化肌肉伸展能力，促进本体感觉和平衡感的发展，改善触觉功能。

②训练指导：固定花生球，治疗师握着儿童的双手，让其在花生球上跳跃；让儿童俯卧花生球上，双腿打开，双手抱球，头抬起，治疗师按压身体或向前、后、左、右四个方向摇动球；直接让儿童骑坐在花生球上，上下弹起(图3-4-13)。

③注意事项：治疗师要及时给予帮助，防止儿童摔倒。

（3）平衡脚踏车。

①功能：增强动作协调能力、重心控制能力和平衡能力。

②训练指导：双手握扶手，双脚踏上踏板前行或身体前屈，双手按压踏板前行(图3-4-14)。

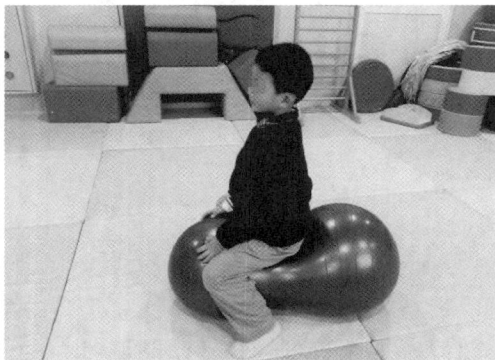

图 3-4-13　骑坐花生球

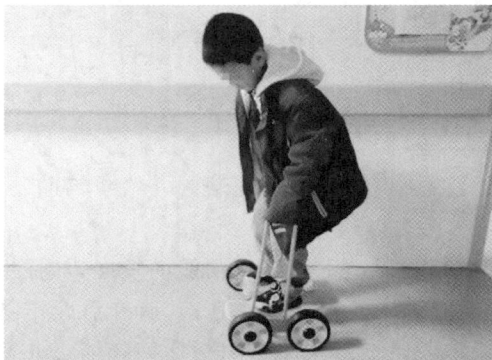

图 3-4-14　平衡脚踏车

③注意事项：地面平坦无障碍物，防止儿童摔倒。

（4）独脚凳。

①功能：促进前庭平衡功能发展，强化身体形象概念。

②训练指导：坐独脚凳训练时，儿童用手扶着独脚凳，慢慢坐下放开手，转而用双手支撑以保持身体平衡。进行单腿抬起训练时，在坐稳独脚凳的基础上，双手叉腰，双腿轮流抬起。还可以同时进行抛接球训练(图3-4-15)。

③注意事项：要求地面平坦无障碍物，儿童坐稳后再进行训练。

（5）攀岩墙。

①功能：促进肢体协调、动作企划能力发展，提高大脑双侧分化能力，增强四肢力量，提高专注力及自信心。

②训练指导：攀岩墙通常由攀岩板、肋木架、绳梯、弹力网等组合而成。在治疗师的保护下，引导儿童在攀岩墙上进行上下攀爬或平行移动等动作(图3-4-16)。

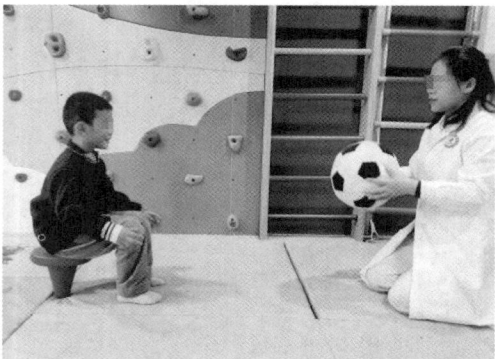

图 3-4-15　坐独脚凳及抛接球

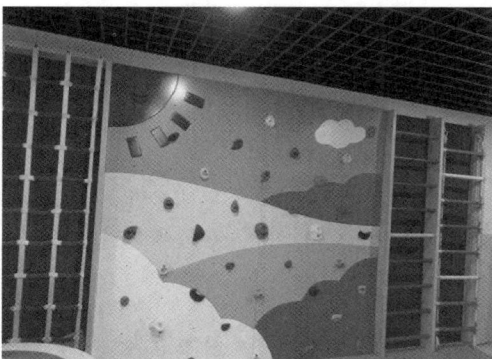

图 3-4-16　攀岩墙

③注意事项:选择具有一定运动能力的儿童进行此项训练。在攀岩墙下放置防坠落的垫子,确保器材无松动,治疗师要及时给予帮助,防止坠落。

→ 课后练习

一、单项选择题

1. 下列有关感觉统合治疗的叙述哪项有误?( )

A. 感觉刺激是感觉统合治疗和神经发育疗法中的一个部分

B. 感觉统合治疗也适用于成人,包括成年期才发生的各种行为问题

C. 感觉统合治疗通常需要用悬吊器材,并强调适应性反应

D. 感觉刺激方法所提供的感觉输入是被动的,而感觉统合治疗强调个体对刺激的反应

2. 感觉调节障碍不包括( )。

A. 重力不安全感　　　　B. 触觉迟钝　　　　C. 对移动的厌恶　　　　D. 触觉辨别不足

3. 在感觉统合治疗中,治疗师的角色非常重要,下列哪项说法不合适?( )

A. 妥善使用肢体语言、对话暗中指导帮助儿童

B. 治疗前充分分析儿童的感觉问题,设计好治疗方案;治疗时认真执行,不可随意更改

C. 利用活动让儿童尝试错误、失败和成功的体验,从而改善大脑整合感觉信息的功能,最终达到学习、自理等目标

D. 注重培养儿童良好的习惯,逐步培养其活动耐心、自信心、接受挑战、合作等精神

4. 关于感觉分辨问题,下列叙述哪项有误?( )

A. 经常在动作障碍时出现

B. 若未治疗,症状十分稳定,不像感觉防御的症状会波动

C. 对于分辨头部空间位置有困难的儿童,应鼓励其在各种姿势下从事动作幅度较大的直线前庭活动,如滑滑板或蹦床活动等

D. 对于分辨小而快的动作有困难的儿童,治疗活动不要经常改变速度与方向

5. 对姿势控制有困难的 6 岁儿童,实施感觉统合治疗时,下列叙述哪项是错误的?( )

A. 治疗活动强调有大量前庭觉与本体感觉的输入

B. 提供重心转移与旋转的活动,可使儿童动作更顺畅且可提高效率

C. 每天指定儿童完成足够量的蹦床、滑滑梯、荡秋千等幅度较大的活动,以输入足量的前庭本体感觉

D. 投掷晃动的目标物有利于视觉动作控制

6. 独脚凳的作用是( )。

A. 锻炼身体平衡觉　　　　　　　　　　B. 降低触觉防御

C. 增强触觉刺激　　　　　　　　　　　D. 提高肌力

7. 关于前庭系统的描述,不正确的是( )。

A. 3 个半规管、椭圆囊和球囊

B. 重力不安全感是前庭反应低下的一种症状表现

C. 视觉-前庭觉-本体感觉的信息整合对维持平衡非常重要

D. 空间视知觉与前庭系统有关

8. 儿童感觉统合能力发展评定量表不包括下列哪一方面内容?( )

A. 触觉区辨　　　　B. 触觉不良　　　　C. 前庭失衡　　　　D. 本体感失调

9. 1 岁小婴儿拒绝爬行,不肯进稀饭等食物,拒绝以汤匙进食,换尿片或衣物时都会尖叫、大哭,他最可能有下列哪一项问题?( )

A. 触觉分辨障碍　　　　B. 触觉防御　　　　　C. 对移动的厌恶反应　D. 重力不安全感

10. 一个健康的 1.5 岁幼儿发现左手背上粘了胶带，然后努力尝试拿掉它却失败了。请问他最可能有下列哪个问题？（　　　）

A. 重力不安全感　　　　B. 对动作有厌恶感　　　C. 动作障碍　　　　　D. 触觉防御

二、判断题

（　　　）1. 感觉统合治疗不用考虑儿童的兴趣，按照训练计划实施治疗。

（　　　）2. 在制订训练计划时，一般以半年为一个训练周期，每周的训练次数不少于 2 次，每次训练活动需持续 1 h。

（　　　）3. 前庭功能异常是儿童感觉统合失调的最主要特征。

（　　　）4. 独脚凳训练项目主要适用于触觉迟钝和平衡感不足的儿童。

（　　　）5. 感觉统合障碍是指个体的视觉、听觉、触觉、味觉等初级感觉系统的整合和合作发生异常，出现对刺激的不敏感或过分敏感，行为顾此失彼的现象。

扫码看答案

（张冬青）

任务五　中医传统康复治疗

一、概述

（一）定义

中医传统康复治疗是以中医辨证论治思想为主导，形成的具有中医特色康复理论与治疗方法的一门康复治疗技术。医者通过针灸、推拿、拔罐、中药等中医传统康复手段，针对病、伤残和老年、慢性病患者的躯体、心理和社会功能障碍，改善或恢复其日常生活、学习和工作的能力，促进其回归家庭、社会，提高其生存质量。

（二）中医传统康复治疗观

中医传统康复治疗以中医学整体观念和辨证论治为指导，以阴阳五行、脏象经络、气血津液等学说为理论基础，以人体功能为中心导向，强调疏通经络、扶正祛邪，主张局部功能康复与整体康复相结合、辨病康复和辨证康复相结合、内治疗法与外治疗法相结合的"杂合以治"的康复观。中医传统康复认为，人的形体与精神、人与自然、人与社会都是相互影响、密切联系的，康复治疗需充分运用这些联系，进而达到顺应自然、适应社会、形神统一的目的，达到全面协调的康复效果。

此外，中医传统康复的指导思想贯穿康复全过程，要求康复工作者不仅关注脏腑、组织等具体生理功能的恢复，更重要的是要通过康复治疗和功能训练，从总体上促使日常生活活动能力、职业工作能力和思考学习能力的恢复，使儿童全面康复、回归社会。

（三）中医传统康复与现代康复的关系

不论是传统中医康复治疗技术还是现代康复技术，都是康复治疗技术的重要组成部分，二者有许多相同之处。首先，二者的临床目的相同，都是在缓解伤痛的同时，保存和恢复儿童的机体功能和生活、工作能力;其次,二者治疗核心相似,即功能训练。

当然,二者也各有特色。传统中医康复以中医基础理论为指导,综合运用传统康复方法,注重调动人体自然康复能力,具有防治结合的特点,方法简单易行,对于器械、场地的要求较低。现代康复则是建立在医学物理学和康复工程学的基础上,运用先进技术进行康复诊断、功能评定、功能训练、形体矫正和人工装置代偿,最终达到机体功能恢复或代偿的目的,对于场地、器械的要求较高。

因此,不能相互孤立地看待传统康复与现代康复,二者各有其优势和特点,将二者有机结合是康复医学发展的趋势。

二、中医传统康复技术

(一)推拿疗法

推拿又称按摩,是在中医理论指导下,运用规范、熟练、适宜的手法和功法作用于受术者的经络、腧穴、病变部位甚至整个躯体,发挥调整脏腑、补虚泻实、疏通经络、行气活血、温养经脉、通利关节、理筋整复、消肿镇痛、调畅心身等基本作用。推拿治疗技术广泛应用于小儿麻痹后遗症、小儿肌性斜颈和脑瘫等儿童疾病的康复治疗。

(二)针灸疗法

针灸疗法,即利用针刺和艾灸对疾病进行治疗的方法。针刺指以针刺入人体穴位后通过补、泻、平补平泻等手法的配合运用,使人体产生调节反应而治疗疾病;艾灸则是以火点燃艾炷或艾条烧灼穴位,将热力透入肌肤,以温通气血。针灸疗法广泛应用于小儿麻痹后遗症、小儿肌性斜颈和脑瘫等儿童疾病的康复治疗。

(三)练功疗法

练功疗法是我国传统的保健、养生和祛病的重要方法之一,它是以呼吸的调整、身体活动的调整和意识的调整(即调息、调身、调心)为主要手段,通过科学、合理的锻炼,达到强身健体、防病治病、健身延年和开发潜能目的的一种身心锻炼和医疗方法。传统练功在儿童康复中也得到了应用,如有研究发现,太极拳可以改善智力障碍儿童的身体运动功能,提升其运动技能和身体活动水平。

(四)中医药食疗法

食物的性能(古代称为"食性""食气""食味"等)和药物性能一致,包括气(性)味归经、升浮沉降和补泻等内容。食疗是食物疗法的简称,是指有目的地选择某些药食两用的药物或食物作为主食或辅食食用,以调节人体的阴阳气血失衡,达到防病治病、保健强身、延年益寿的目的。

研究显示,与普通饮食相比,进流质饮食的脑瘫伴癫痫儿童的肠道微生物群中,共生病原体水平升高,肠道屏障保护细菌减少,增加了儿童发生胃肠道功能障碍的风险。因此,长期进流质饮食的儿童可以服用含有纤维或葡萄糖聚合物和长链甘油三酯的膳食补充剂,或者在饮食过程中补充益生菌。

> 课后练习

一、单项选择题

1. 运用规范、熟练、适宜的手法和功法作用于受术者的经络、腧穴、病变部位甚至整个躯体,发挥调整脏腑、补虚泻实、疏通经络、行气活血、温养经脉、通利关节、理筋整复、消肿镇痛、调畅心身等基本作用的方法是(   )。

   A. 推拿疗法   B. 拔罐疗法   C. 练功疗法   D. 中医药食疗法

2. 以呼吸的调整、身体活动的调整和意识的调整为主要手段,通过合理的锻炼,达到强身健体、防病治病、健身延年和开发潜能目的的一种身心锻炼和医疗方法是(   )。

   A. 推拿疗法   B. 拔罐疗法   C. 练功疗法   D. 中医药食疗法

二、多项选择题

1. 中医传统康复技术包括（　　　）。

A. 推拿疗法　　　　　　B. 拔罐疗法　　　　　　C. 练功疗法　　　　　　D. 中医药食疗法

2. 治疗小儿肌性斜颈的推拿手法包括（　　　）。

A. 揉按　　　　　　　　B. 点按　　　　　　　　C. 拿捏　　　　　　　　D. 摩揉

扫码看答案

（陈　锐）

任务六　教 育 康 复

一、教育康复

（一）概述

1. 定义　儿童教育康复是通过特殊教育和培训促进儿童全面康复的过程。教育康复是儿童康复的一个重要环节，只有将医学康复与教育相结合，才能使其掌握基本文化知识和必备的职业技能，最终实现生活自理并回归社会。

儿童教育康复的目的：①使儿童具有健康的心理，树立乐观、顽强的生活信念，积极向上，使学习的课程更具实用性。②充分利用所学的课程，改善身体状况，重建儿童功能。比如美术课中，通过捏一些小物品、用画笔涂绘一些作品来训练手部精细功能。③使儿童掌握生活和劳动技能，为独立生活、重返社会奠定基础。

2. 实施

（1）主要的康复对象：智力障碍、肢体障碍、视力障碍、听力障碍、语言障碍、孤独症谱系障碍及多重残疾的儿童。

（2）儿童教育康复的主要途径：康复机构开展医教结合的康复措施；特殊教育学校、特殊教育班的特殊教育；随班就读、社区教育、家庭教育等。

（3）儿童教育康复的原则：早期发现、早期干预；热爱儿童、严格要求；激发兴趣、体验喜悦；重视目标、因材施教；重复练习、不断巩固；提供反馈、增强反应；教育内容系统化，循序渐进；强化直观性教育，关注教学活动的变化；采取集体性训练与活动，提升各种技能；强调家长的合作和参与。

（二）常用的教育康复方法

1. 诊疗教学法　这是依照教学诊断资料为儿童设计个体化的教学方案，是一种典型的个性化教学法。在诊疗教学中，教师不仅要了解儿童学习能力的程度，还要了解其失败原因和如何通过有关心理过程与发展线索促使其取得成功。诊疗教学是"教学-检验-教学-测验"的交替过程，由诊断、计划、实施教学、评估和修正 5 个阶段组成。最常用的有 3 种方法：①独立学习：在教师的辅导下进行自学的方法；②个人指导：一对一的指导；③小组教学：让类似或相似的儿童组成小组进行教学。

2. 循序渐进法　循序渐进法也称主题单元教学法，是将各种课程系列地划分为具有逻辑顺序的小型学习单元，循序渐进地教学。例如，以"秋天"为主题，可以划分为秋天的月份、秋天的歌、秋天的天气、秋天的花朵和秋天的蔬菜与水果等若干个小单元。学习唱秋天的歌,在日历上找出秋天的月份,到室外找秋天的花草,品尝秋天的蔬菜及水果,充分运用视、听、味、嗅、触等各种感觉器官体验秋天。

3. 应用行为分析(applied behavioral analysis,ABA) ABA用来分析和改变行为,可增加期望的行为,减少不期望的行为,即矫正或消除不合适的行为问题及情绪问题,建立和发展正常的行为。强化提高行为出现的频率,教会儿童新的技能。前提控制、事后行为消减、正惩罚、负惩罚可减少不良行为出现的频率,矫正儿童的各类异常行为。ABA的基本干预方法有正强化、负强化、辅助(提示)、示范、时间延迟、任务分析等。

4. 电脑辅助教学 儿童的教育与辅导可以借助现代科技(主要是通过电脑辅导)教学。可以让儿童根据自身情况触摸荧光屏或按数字键完成作答,系统立即反馈答案的对与错。这种辅助教学不仅支持个体化学习,而且还能保持儿童的学习兴趣。

二、引导式教育

引导式教育是教育康复的重要组成部分,通过引导员的设计、引导,对提升特殊儿童的运动能力、语言能力等起到了重要的作用。

(一)概述

1. 定义 引导式教育(conductive education)是由匈牙利学者András Peto教授创立,主要应用于由各种原因引起功能障碍的儿童的康复。Peto教授主张对特殊需求儿童进行全面的康复训练,并强调一个儿童所需要的各种训练治疗和教育应由同一个人在同一个环境中进行,这个人被称为引导员。引导式教育最大的特点是引导员通过娱乐性、节律性的活动激发儿童的兴趣,引导儿童积极参与并完成任务。用环境设施、学习实践机会和小组动力的诱发作用,最大限度地调动儿童自主运动的潜力,去迎接挑战,解决他们所面临的实际问题。

为了便于学习,引导式教育把一些复杂的、难以完成的习作拆解成一系列细小的步骤,这一过程称为习作分析。然后借助节律性、口令性的语言,将一系列习作程序组合起来,融入24 h日常生活的活动之中,这一系列的习作程序组合称为引导日课。引导式教育强调连贯性,这种连贯性不仅是一日之内的连贯,更是一周、一月、一年甚至更长时间的连贯,从而构成了一套完整的引导式教育系统。

2. 引导式教育原理 功能障碍者通过学习可获得适当的功能。在学习过程中除了障碍者本人努力外,还需要其他人的帮助,即通过其他人的引导、诱发与教育,促进功能障碍的改善,创建有效功能替代原有的功能障碍。引导的方式是以适当的方式为媒介,通过引导者与功能障碍者之间的整体互动,诱发功能障碍者本身的神经系统形成组织化和具有协调性。

3. 引导式教育的实施 引导式教育适用于不同年龄的脑瘫,尤其是3岁以上小儿脑瘫效果最好;低龄儿因语言尚未发育,由父母协助参与;某些神经、遗传和心理障碍性疾病,如轻中度智力障碍、运动失调、语言发育落后、肌肉萎缩、关节弯曲综合征、孤独症谱系障碍等;其他疾病或障碍,如缺氧缺血性脑病、早产儿、新生儿窒息和核黄疸等高危儿的早期干预。

4. 引导式教育的实施原则 ①引导式教育小组要对每个儿童有全面的了解,以儿童需要为中心,发挥好团队精神;②积极激发儿童的学习动机,最大限度地调动儿童自主运动的潜力;③将功能残疾性质和程度相近的儿童组成小组,与各种治疗相结合;④融会贯通于一日的生活流程,过程需循序渐进。

(二)引导式教育的基本元素与实践应用

1. 引导员 引导员应具有多方面的才能,同时承担着教师、护士、物理引导员、语言引导员甚至心理学家等各种身份。引导员的具体作用包括以下几点。

(1)引导员是周详的策划者:引导员应对每一个儿童根据年龄、障碍类型及障碍程度进行综合评定,参考正常儿童基本模式详细策划特殊需求儿童的学习内容及目标,制订详细计划。在实施过程中,根据儿童进展情况实行再评定并适时调整计划。

（2）引导员是课题实施的楷模：在习作课题实施的过程中，引导员发出口令，用自己的形体向儿童展示动作过程，提供动作的样板让儿童模仿，儿童一边重复口令一边有节奏地进行模仿。在引导课的过程中，引导员与儿童保持沟通与交流，进行循序渐进、持之以恒的训练。

（3）引导员是能力的诱发者：缺陷儿童的运动功能、语言及生活能力要靠引导员诱发。首先引导员要对小组中的每一个儿童进行全面评估，然后采用口头、视觉、触体、情感和工具等诱发形式，激发儿童的各项能力。

（4）引导员是计划执行的指挥者、执行者和观察者：引导员在训练过程中，通过不断地观察与评估儿童，按照年龄、功能残疾性质和程度等进行分组，使学习的目标、内容和教学方法等能更切合大多数儿童的需要。在执行层面，还应该仔细观察儿童训练完成情况，进一步调整训练课程。在同一组中，哪个儿童动作要快些，哪个动作要慢些，以及哪个儿童某一个动作应多做几次，引导员都必须充分了解。

（5）对引导员的其他要求：引导员应掌握沟通技巧，简洁明了的口令、温和的语气、温柔的目标和表情都能为儿童营造一种轻松愉快的训练气氛。引导员要富有爱心和献身精神，在练习的过程中，引导员要有足够的耐心和爱心，理解缺陷儿童的困难与处境，在实践中不断发掘诱发技巧，帮助儿童取得进步。引导员还应具有丰富的幼儿心理学基础，随时掌握儿童的心理状态，对儿童的进步及时予以鼓励。对于日常计划项目，可使用声音、图画、颜色和图表等方式去引起儿童的注意和激发他们的兴趣。

2. 引导式教育的环境和设施

（1）引导式教育的环境：环境要求安静、舒适、明亮，可布置一些壁画、背景音乐，给儿童提供一个宽松愉快的空间。

（2）引导式教育的工具：引导式教育最常用的训练工具有木条台、梯背椅/架、木棍、塑胶圈、平衡架、木箱凳、方垫、平行杠、步行器和特制自行车等。常用辅助工具有轮椅、扶手、镜子、各种肢体矫形带/扎/套、矫形鞋、电脑、电视和教学工具等。木条台易于抓握、固定，儿童可以在木条台上学会躺卧、翻身、独坐等。木条台上可以插置塑胶圈，帮助固定肢体，纠正异常姿势（图3-6-1）。梯背椅可以协助儿童下蹲，进行从坐位到扶站、独走等多种功能的训练（图3-6-2）。圆木棒和塑胶圈是儿童训练上肢功能的主要工具。

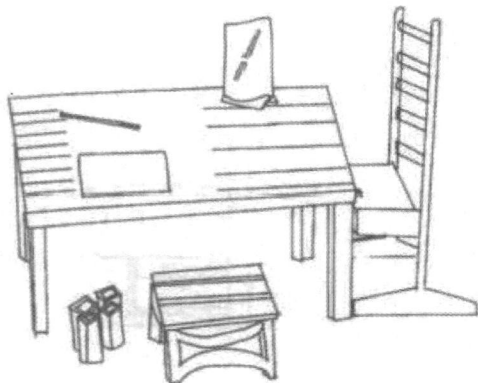

图3-6-1　木条台

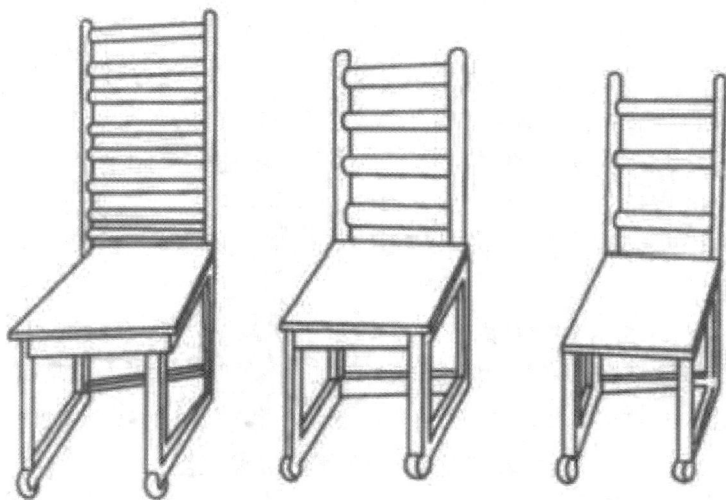

图3-6-2　能推着走的梯背椅

3. 节律性意向　节律性意向是一种诱发技巧，是Peto教授用来形容用语言诱发动作的术语。节律性意向根据组别及动作的不同而发生相应变化。节律就是指动作的节拍，可以采用不同的方法来帮助行动有障碍的儿童,培养动作的节拍感。意向是指一个人想要达到某个目标时,当把这个意向用语言讲出来,就建立了语言和动作的连贯性,从而促进了学习动作的过程。

节律性意向是训练的基础部分,它可以保证儿童的意识供给。节律性、意向性是引导式教育中不同于其他类似教育系统的独特之处。儿童通过运用自己的语言,能诱发及调节自己的动作和活动。引导员发出指令:"我躺下,1、2、3、4、5"。儿童重复并高声喊"我躺下,1、2、3、4、5",同时实施这一动作。也可以应用儿歌或诗词来代替数字。在这里,言语指令是准备完成这一动作的意向,数字1~5为动作的节奏。这种在引导式教育课程中使用的、通过节律性调节动作的方法称为节律性意向。

4. 引导式诱发　引导者通过一定的科学手段引导功能障碍者产生预先设定的动作反应,并使其主动地、相对独立地完成这些动作,以获得满足个人生理及社会需要的能力,这一过程称为引导式诱发。诱发的目的是使儿童在运动、语言、智力、心理行为和社会交往等方面得到同步而全面的发展。一个引导者必须掌握正常儿童动作的基本模式,并据此去设定缺陷儿童应达到的目标,让其学会生活必需技能,并将这些技能运用于日常生活之中。在具体操作中,应了解缺陷儿童在哪方面需要诱发和怎样诱发以及通过诱发能达到什么目标。在初始的目标达成后,应在日常生活应用中不断完善,然后制定新的目标,使儿童在学习过程中不断进步。

5. 评估和记录　对每个儿童进行持续记录,每周一小结,每月一大结,每半年进行测试,以了解进步情况和修改训练方案。引导式教育要求评估时,家长参与观察视频动态资料和评估小组对儿童的现场评估。

6. 日课析解习作程序　习作程序指对在日课中难以完成的动作进行分解训练,等缺陷儿童基本掌握后再将这些动作连起来在日课中进行序列训练。每天第一个进行的习作程序通常是躺卧程序,而站立、步行及坐着等程序则安排在其他不同时间进行。这些习作程序紧密联系,并互相补充,每个程序所需时间则由数分钟至超过1 h不等。如躺卧习作程序包括:①将身体拉上木条床;②前臂支撑俯卧;③从俯卧翻身成仰卧;④在仰卧位,双手抓住一只脚;⑤仰卧位平躺;⑥仰卧位其他活动;⑦仰卧位坐起或躺下;⑧从仰卧翻身成侧卧或俯卧;⑨俯卧位轴心转动;⑩俯卧位推下床。再如从蹲位到站立位的析解训练(图3-6-3)。

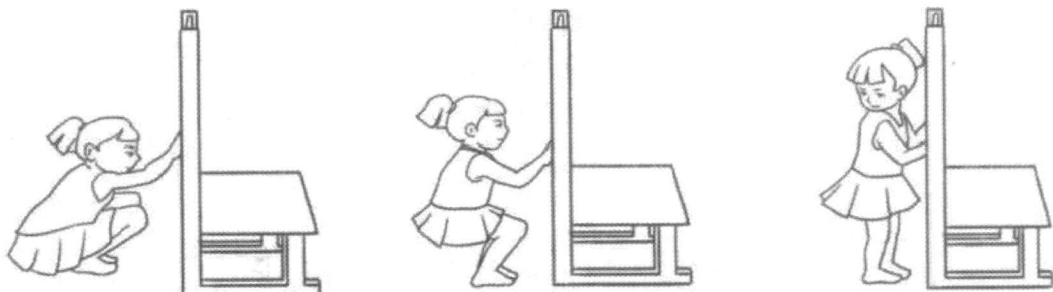

图3-6-3　从蹲位到站立位的析解训练

7. 日课

(1)日课的内容可以是练习析解习作程序,也可以是将儿童练习好的析解习作程序连接起来进行连贯的系统性训练。日课是一个连续的过程,需保持节奏,不可以中途停滞或中断。在引导员的努力下,日课应在一个活跃的气氛中进行并完成。

日课内容根据小组整体水平和每个儿童的具体情况来设计。根据年龄特点,婴幼儿以日常生活最需要的运动和语言功能训练为主;学龄期要增加文化课(体育、人文社会、德育、语文、数学、科学及科技、美育及创作)的学习。学习要素(知识、技能和态度)、重点、深度和时间分配则根据学生的能力和需要做出适当的调整。

(2)日课设计和选择课程内容的原则应包括以下内容。

①分组教学,将智力水平相近的分为一组。

②以学生为本,选择教材。

③全面性、可接受性的原则。

④学习内容应以实际生活需要为准则。

⑤学习要辅助学生融入社会。

⑥注重娱乐性、趣味性和科学性。

⑦文化课学习参考幼儿园、中小学的教育大纲。

⑧将文化课学习与感知、认知、个人及社会适应能力和体能训练相融合,加强培养上述的基本学习能力,提升学习效果和个人能力的发展。

⑨集体教学时要充分考虑班中大多数缺陷儿童的水平,必要时要为个别学生单独设计学习内容。

⑩学习的目的是获得知识、技能和积极的生活态度,除了学习核心科目和选修科目外,要重点培训日常生活活动能力和职业前技能,同时积极进行一些社会道德、性知识、社会交往等方面的教育。

→ 课后练习

一、名词解释

教育康复;循序渐进法;行为矫正法;引导式教育

二、简答题

1. 简述什么是儿童教育康复,请简述其原则。

2. 简述引导式教育的基本元素。

3. 简述引导式诱发的概念。

4. 简述常用儿童教育康复的方法。

5. 日课设计和选择课程内容的原则有哪些?

扫码看答案

(王翠娥 兰 丹)

任务七 辅助器具

学习情境

患儿,男,5岁6个月。早产儿,出生后诊断为小儿脑瘫。检查见患儿双腿无力,无法行走,双手部分肌力可以正常活动,肢体一级残疾。临床诊断:脑瘫。

任务:如何为该患儿实施康复服务?

→ 任务实施

一、知识储备

（一）辅助器具的概念

辅助器具是指由功能障碍者使用的、特别生产或通用的、用于预防、补偿、减轻或抵消残损、活动受限和参与局限的任何产品、器具、设备或技术系统。

（二）辅助器具的作用

1. 补偿减弱的功能 功能障碍者在还有残留潜能可利用的基础上，通过辅助器具可在残留潜能和环境间构建一个"通道"，使其活动和参与能力在一定程度上得以补偿。如通过验配助听器、进行人工耳蜗植入可以让儿童利用残余听力重新听到声音。

2. 代替失去的功能 功能障碍者原有的功能基本丧失，无法通过补偿方式来获得原有的功能时，可以通过辅助器具代替缺失的功能进而克服障碍，甚至超越极限。如截肢者通过佩戴义肢可以完成日常生活工作，甚至参与体育竞技。

3. 创建无障碍环境 当功能障碍者在康复后，依旧存在一定障碍无法补偿时，可以采用辅助器具来创造无障碍环境，改善其活动受限和参与局限。如坐轮椅的儿童通过电梯、坡道等无障碍设施实现上下楼。

（三）辅助器具的适用人群

辅助器具主要用于代偿使用者减弱、缺失的技能。辅助器具适用人群主要是伤病人群、活动障碍人群和功能障碍人群等。

二、辅助器具分类

（一）按照国家标准规定分类

根据国家标准《康复辅助器具 分类和术语》（GB/T 16432-2016），辅助器具分 12 个主类。

（1）个人医疗辅助器具：用于改善、监控或维护个人医疗条件的辅助器具。

（2）技能训练辅助器具：包括用于增强体能、提高智力和社会生存能力的辅助器具。

（3）矫形器和假肢：如矫形鞋、假肢等。

（4）个人生活自理和防护辅助器具：包括转穿脱衣、身体防护、个人卫生、气管造口，肠造口和失禁护理，性活动辅助器具。

（5）个人移动辅助器具。

（6）家务辅助器具：包括食饮辅助器具。

（7）家庭和其他场所的家具和适配件：如脚轮装置、环境改善辅助器具、工作场所的家具和装饰元素。

（8）沟通和信息辅助器具：以不同方式帮助人接受、发送、编辑和处理信息的器具，包括看、听、读、写、通话、发信号、报警的装置和信息技术。

（9）操作物品和器具的辅助器具：包括工作场所运输物品的辅助器具，工作场所用的物品吊装和变换位置的辅助器具。

（10）环境改善和评估辅助器具：提高和测量环境质量的器械和设施。

（11）就业和职业培训辅助器具：包括职业评估和职业训练用的机器、设备、车辆、工具、计算机硬件和软件，生产和办公设备，家具和设施材料，用于满足工作场所的要求和职业训练的设备。

（12）休闲娱乐辅助器具：包括玩具、可调节植被等，用于游戏、业余爱好、运动和其他休闲活动的器具。

（二）按残疾类别分类

按照残疾类别的不同,辅助器可分为以下几类。

1. 视力残疾人辅助器具 矫正屈光不正的眼镜、望远镜、电子助视器等。

2. 听力残疾人辅助器具 助听器、人工耳蜗、骨导助听器等。

3. 言语残疾人辅助器具 交流板、言语交流辅助器、人工喉等。

4. 肢体残疾人辅助器具 矫形器、假肢、助行器、轮椅等。

5. 智力残疾人辅助器具 智力量表、手平衡协调训练器等。

6. 精神残疾人辅助器具 工作技能康复训练辅助器具、家务料理技能训练辅助器具等。

（三）按使用用途分类

按照辅助器具使用方面、范围的不同,结合人们的需要,辅助器具可以分为以下几类。

1. 移动类辅助器具 轮椅、手杖、四脚框式助行器等。

2. 生活类辅助器具 固定式指甲刀、穿袜器、系扣器等。

3. 信息类辅助器具 电脑软件、电脑硬件、沟通器具等。

4. 训练类辅助器具 康复训练器械等。

5. 教育类辅助器具 教育课程训练辅助器具等。

6. 就业类辅助器具 职业能力评定、就业前训练、环境改造等。

7. 娱乐类辅助器具 康娱及体育器具等。

三、常见辅助器具

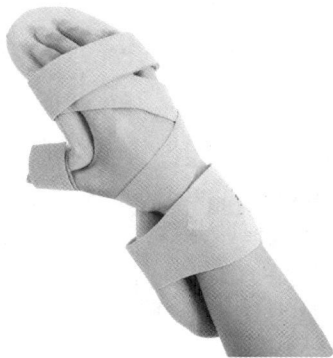

图 3-7-1 腕-手矫形器

（一）矫形器

矫形器可以改善姿势和姿态,通过提供支撑、保护和辅助来改善儿童的身体状况和生活质量。可根据儿童的情况选用有预防、治疗和矫正功能的辅助器具。

1. 腕-手矫形器 腕-手矫形器是一种用于改善和治疗手腕和手臂功能障碍的装置。它可以纠正腕关节屈曲、拇指内收、握拳的异常姿势;使腕关节伸展、拇指外展;使手腕处于功能位,预防挛缩,适用于手腕处于屈曲痉挛状态的脑瘫儿童(图 3-7-1)。

2. 矫形鞋 矫形鞋是治疗足部疾患的特制皮鞋。通过改变体重的传递方式、限制不稳定关节,来纠正足外翻、足内翻、扁平足等足部异常姿势,从而提高站立行走功能(图 3-7-2)。

3. 踝-足矫形器 踝-足矫形器也称短下肢矫形器,常用于纠正各种足踝关节的异常姿势,以纠正尖足最多。一般用于痉挛型脑瘫儿童和少数不随意运动型儿童。

4. 足部矫形器 足部矫形器包括各种鞋垫、足托,利用矫形器的形状和角度,纠正足外翻、足内翻、扁平足等足部异常姿势,见图 3-7-3。

5. 髋关节矫形器 用于婴儿期髋关节发育不良的儿童,如脑瘫儿童剪刀步态、手术后需保持髋关节位置稳定、髋关节肌力失衡的矫正。

（二）轮椅

轮椅是使功能障碍者得以行动自由、生活自理的一种重要辅助器具,它是肢体伤残者和行动不便人士的代步工具。功能障碍的儿童借助于轮椅可以进行身体锻炼和参与社会活动。

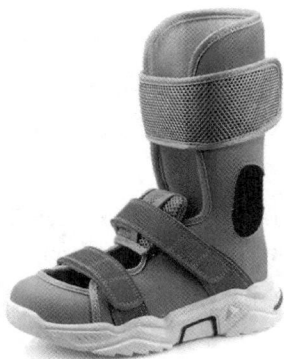

图 3-7-2 矫形鞋

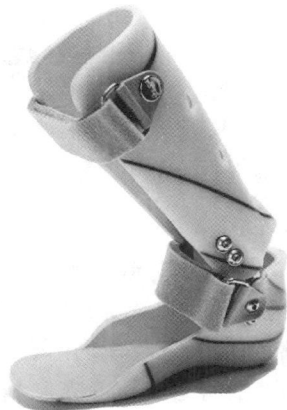

图 3-7-3 足托

轮椅适用于完全丧失行走能力,或具有部分行走能力,在室内可以行走,但外出时需要借助轮椅移动的偏瘫儿童。

(三)听力辅助设备

听力辅助设备是一种帮助听力障碍的儿童补偿听力的设备,一般用于感音神经性听力损失的儿童。常见的听力辅助设备包括助听器和人工耳蜗。

四、健康教育

(1)使用辅助器具需要一定的技巧和训练,功能障碍儿童应该接受专业的指导和培训,学会正确使用辅助器具。

(2)不同类型的辅助器具适用于不同的人群,应该根据儿童的身体状况和使用需求选择合适的辅助器具。

(3)辅助器具应该定期维护和保养,如定期清洁、检查电池等。

(4)遵守使用说明,不超负荷使用辅助器具。

➡ **课后练习**

单项选择题

1. 以下哪项属于听力辅助设备?(　　　)

A. 助听器　　　　　　 B. 人工耳蜗　　　　　 C. 以上均是　　　　　 D. 以上均不是

2. 以下不属于辅助器具作用的是(　　　)。

A. 创建无障碍环境　　 B. 补偿减弱的功能　　 C. 代偿失去的功能　　 D. 替换减弱的功能

扫码看答案

（刘　凯　兰　丹）

任务八　其他康复的治疗

一、多感官刺激训练

(一)概述

1. 定义　多感官刺激训练指应用各项设备策划一系列适合儿童的活动程序,提升儿童接受感官刺激(视觉、听觉、触觉、嗅觉等)的反应能力及表现,促进其主动探索环境的兴趣及能力,从而培养和激发他们在日常生活技能及课程学习方面的动力、技巧及表现。多感官刺激适用于各类运动功能障碍儿童、神经发育障碍儿童、智力障碍儿童和精神障碍儿童。

2. 实施　根据儿童的情况可选择个别学习或小组学习。学习时间可根据儿童状态灵活安排,学习过程中要保证每个儿童有足够的学习空间和学习沟通机会。训练应遵循以下原则:①儿童康复训练中需要重视多感官的经验或学习;②活动设计需结合多种感官活动;③活动设计要多样化,需结合儿童的发展能力和需要;④环境布置需以取材方便、耐用、易替代为主;⑤训练资源能够多元化、多功能地被使用;⑥训练过程中以提供儿童亲自探索、操作、体验为导向。

3. 注意事项　①根据儿童的需要及兴趣制定个体化的治疗方案;②环境及器材要注意安全,不能对儿童产生不良刺激及影响;③治疗宜循序渐进,不能急于求成。

(二)常用的方法

1. 环境布置　提供一个温和及松弛的环境,如白色房间、配备软墙壁、地垫、音乐水床等装置,营造舒适和安全的学习氛围。

2. 视觉刺激　颜色和形状能刺激视觉及让儿童感到欢愉。幻彩投射机、彩色反射球及泡泡管等可形成一个较大范围的视觉刺激效果。其他灯光如动感彩轮、荧光彩帘、闪光地毯及幻彩光纤等,提供了多元化的视觉效果,吸引并维持儿童的视觉注意力,增加其视觉经验,从而提高学习效果。

3. 听觉刺激　充满韵律的音乐、抑扬顿挫的音调配合不同的拍子,再加上如雀鸟声、海涛声或不同乐器发出的声音,为儿童提供多元化的听觉刺激。

4. 嗅觉刺激　利用香薰器散发不同种类及程度的香料、精华油,让整个房间充满香味,使儿童感到舒适并激发其参与的兴趣。

5. 触觉刺激　儿童躺卧在音乐水床上,会感受到床内强烈的扩音器所产生轻微震动的韵律和节拍,按摩垫子、震动枕头均提供了不同的触觉刺激。通过双手及身体的接触使儿童认识到周围环境的不同质感,包括软、硬、粗糙、平滑、干、湿、震动等,提供不同质感及触觉刺激的玩具,增强儿童主动探索环境的动机。

6. 互动系统　吸引儿童主动接触及操控各类输入装置而引发视觉、听觉、触觉、嗅觉的反馈,提高儿童自主学习的兴趣及动机。

7. 自制控制　根据缺陷儿童的功能情况及认知能力制造自控开关,使儿童通过这些装置控制环境,从而明白其中的因果关系。

二、娱乐疗法

(一)概述

1. 定义　娱乐疗法是指通过各种娱乐活动来陶冶性情,增进身心健康,促进智力及运动发育的一种治疗方法。

2. 实施　实施娱乐疗法时,治疗师要引导儿童按既定的方案分阶段、循序渐进地进行。主要利用儿童现有的能力和兴趣进行治疗、恢复或代偿性训练。在训练后期,应鼓励儿童独立完成各项活动,学会自我管理,治疗师逐渐减少帮助。

3. 注意事项 ①由于儿童特殊的生理和心理特点,应遵从儿童的兴趣爱好、家庭教育背景、个性等各方面情况确定文娱活动;②娱乐的疗效是在轻松、自然的活动中潜移默化实现的,不要采用教条、强硬的方式;③活动的器材、场地的安全性是组织活动的基础;④活动时间也应根据活动强度、儿童的身体状况以及年龄阶段做出相应调整。

(二)常用的方法

娱乐疗法的种类很多,可根据实际情况进行选择,常用的有以下方法。

1. 歌舞活动训练 儿童唱歌发声训练可以更好地训练其肺活量,促进言语及智力的发展。对于部分儿童,唱歌时可以配合进行手指操。

2. 体育活动训练

(1)粗大运动训练:常用训练有头部训练、轴心转体训练、前倾训练、位置感觉训练、爬行训练、行走训练、上台阶训练、沿直线行走等。

(2)精细运动训练:常用训练有掌心抓握、后三指抓握、前三指抓握、拇食指对捏东西、搭建积木、涂鸦、捡豆子等。

(3)体育游戏与感知训练:例如通过隐蔽图形来训练视觉辨别能力;通过拼图游戏来训练辨别颜色、形体;通过扮演"快乐的小厨师"来进行味觉和嗅觉的训练等。

(4)感知训练与运动训练:治疗师通过为儿童提供平衡木、蹦床、楼梯、走迷宫、插棒、仿画、剪刻简单图样等类型的活动,将感知训练与粗大运动和精细运动训练相结合。

三、游戏疗法

(一)概述

1. 定义 游戏疗法可使儿童获得满足、自信和成功的喜悦,激发儿童的兴趣。在轻松愉快的气氛中直接操作各种玩具和材料,有利于发展儿童的感觉、知觉、观察力、注意力、记忆力及创造思维能力,并促进其运动能力、平衡能力、协调能力的发育等。同时游戏也为儿童拓展沟通交流能力创造了良好的平台。游戏疗法广泛用于有情绪和(或)行为问题儿童的治疗,其中以具社会适应障碍和不良行为儿童的效果最佳。

2. 实施 治疗师需对儿童进行评估,选择适合的游戏疗法。治疗过程中应遵循以下原则:①关系融洽的原则;②无条件接受儿童的原则;③治疗及时反馈的原则;④以儿童为中心的原则;⑤循序渐进的原则。

3. 注意事项 ①根据儿童的心理、生理特点选择合适的游戏治疗,避免选择难度大或者儿童不喜欢的游戏,以免儿童难以配合达不到治疗目的;②儿童的专注力、体能有差异,游戏的时间不宜过长;③游戏中尽量让儿童表达自己,自己解决问题,提高其自信心;④游戏中确保儿童安全。

(二)常用的游戏疗法

1. 拍手游戏 通过拍手—举手、拍手—背手、拍手—上肢交叉抱手—拍肩、拍手—握手等游戏活动,进行双上肢及手关节活动训练,提高上肢协调性及灵活性。

2. 推球游戏 儿童面对面坐两排,互相将球推往对方,看谁推得又准又快。家长可坐在儿童身后扶持儿童。此游戏可提高上肢屈伸运动及双手协调运动能力,改善儿童的交流沟通能力。

3. 追球游戏 儿童俯卧位排成一排向前追球,可腹爬、四爬、高爬。通过改善肢体支撑能力,提高儿童树立信心、控制意志及解决问题的能力。

4. 沙包比赛 取坐位用单脚踢出沙包,远者为胜。此游戏能提高下肢的控制力,增加股四头肌肌力。

5. 手摸五官游戏 提示儿童以食指触摸自己的鼻子、耳朵、嘴巴、眼睛等部位,可左右分别进行。通过改善上肢的关节活动度,提高儿童对自身的认识及反应能力。

6. 橡皮泥游戏 让儿童两手握同一木棒,类似擀面一样去压橡皮泥或黏土,治疗师辅助儿童保持姿势对称,防止患侧肩胛带的后退。通过反复的类似运动,促进患侧的分离运动,同时用健侧手带动患侧手的运动。

四、音乐治疗

(一)概述

1. 定义 音乐治疗指音乐治疗师通过音乐体验和由音乐而建立、发展起来的良好治疗关系,帮助儿童改善、维持或重获康复的治疗方法。音乐治疗是一个系统的干预过程,能促进儿童大脑发育,改善儿童情绪状态,促进儿童心理发展。同时,音乐活动为儿童提供一个用音乐和言语交流来表达、宣泄内心情感的机会,促进儿童社会交往能力的发展。

2. 实施 先由音乐治疗师对儿童的能力进行评估,设定音乐治疗目标。根据治疗目标制订与儿童的身心功能、智力、音乐能力相应的音乐活动计划,实施计划并评价儿童的反应。

3. 注意事项 ①除特殊环境需求外,音乐播放时间不宜过长;②音量应控制在较低水平,过大的音量会使儿童感到不适;③管弦乐和其他乐器演奏形式的音乐比独奏更受大多数儿童喜爱,钢琴是最受欢迎的乐器,而声乐(尤其是女高音)的接受度较低;④不宜选用较长的曲目,选择应以儿童的音乐趣味为主;⑤随着疗效的不断提高,应鼓励儿童参与集体音乐活动,如演唱和乐器合奏等。

(二)常见的音乐疗法

1. RBT(rhythm-based therapy,RBT)疗法 RBT疗法是以节奏为基础的音乐疗法,旨在帮助残疾儿童重建有节奏的运动方式,例如改善步态,矫正顿足步以及减轻手足徐动症状。

2. 奥尔夫音乐疗法 该疗法将唱、动、奏三种音乐表现融为一体,在特殊儿童音乐教育中形成一种音乐游戏的模式。

3. 诺道夫·罗宾斯创造性音乐疗法(也称接受式音乐治疗) 主张音乐治疗师应具备根据儿童的现场表现做针对性的即兴表演和创作音乐作品的能力。

4. 体感振动音乐疗法 挪威专家Olav Skille利用体感音乐床进行脑瘫儿童康复理疗。儿童不但明显表现出愉悦感,肌肉痉挛也能在很大程度上缓解放松。

5. 中医五行音乐的临床应用 五行音乐以聆听为主,多配合体感音乐床共同治疗运动障碍、智力障碍、语言障碍、心理行为缺陷等儿童。

▷ 课后练习

一、单项选择题

1. 以下不是多感官刺激训练适应证的是哪一项?(   )

A. 各类型脑瘫　　　　　　　　B. 注意缺陷多动障碍　　　　　　C. 孤独症谱系障碍

D. 近视　　　　　　　　　　　E. 弱势

2. 以下选项中,哪一项不属于多感官刺激训练应遵循的原则?(   )。

A. 多感官的经验或学习随时随地会发生,无法被单独分离教导

B. 活动设计需结合多种感官活动

C. 环境布置需考虑新颖、活泼,不易替代

D. 活动设计要多样化,需结合儿童的发展能力和需要

E. 训练过程中以提供儿童亲自探索、操作、体验为导向

3. 以下哪项不是多感官刺激训练的常用方法?(   )

A. 视觉　　　　　B. 听觉　　　　　C. 味觉　　　　　D. 触觉　　　　　E. 互动系统

4. 娱乐疗法的种类不包括下列哪一项？（   ）

A. 音乐活动训练   B. 听觉刺激   C. 感知训练与运动训练

D. 精细运动训练   E. 歌舞活动训练

5. 根据缺陷儿童的功能情况及认知能力制造自控开关，使儿童通过这些装置而有机会控制环境，从而明白其中的因果关系。这种方法是（   ）。

A. 自制控制   B. 听觉   C. 味觉   D. 触觉   E. 互动系统

二、简答题

1. 简述感知训练的方法。

2. 简述游戏疗法治疗过程中应遵循的原则。

3. 简述游戏疗法的常用方法。

扫码看答案

（王翠娥　兰　丹）

高危儿早期干预与康复

扫码看PPT

▲ **能力目标**

1. 按照 SOAP 思维模式开展工作。

2. 能按照《常用康复治疗技术操作规范(2012年版)》为患儿实施康复评定。

3. 能按照《常用康复治疗技术操作规范(2012年版)》为患儿实施康复治疗。

4. 能准确地对患儿及家属进行健康教育,具备良好的沟通能力。

▲ **知识目标**

1. 掌握高危儿的概念、康复评定与治疗方案;掌握缺血缺氧性脑病的概念、临床特征与诊断、康复评定与治疗方案;掌握早产儿的概念、临床特征、康复评定与治疗方案;掌握低出生体重儿的康复评定与治疗。

2. 熟悉高危儿的三种状态与高危因素;熟悉缺血缺氧性脑病的病因。

3. 了解早产儿的病因与合并症;了解低出生体重儿常见合并症。

▲ **素质目标**

1. 具备儿童康复治疗师必备的职业道德和职业素养。

2. 具有团队协作精神和规范操作意识。

3. 具有科学严谨的工作态度,能够善于观察和思考。

课堂思政目标

1. 培养学生尊重儿童及家属,善于医患沟通。

2. 培养学生勇于探索的创新精神、善于解决问题的实践能力。

任务一　高危儿概述

学 习 情 境

患儿,男,5天,因"身目黄染4天,嗜睡1天,抽搐2次"入院。起病后无发热、气促、口吐泡沫。G3P3,足月顺产,上有2姐,无类似病史,母亲血型为O型。

检查见:患儿嗜睡,呼吸尚顺,双侧巩膜重度黄染,全身皮肤中度黄染,面色苍黄,前囟 2 cm ×2 cm、平、稍紧张,心肺无异常。腹软,肝右肋下 2.5 cm,质中,脾左肋下未及。脐干洁。四肢肌张力下降,拥抱、握持反射未引出,吸吮反射存在。

实验室检查:血常规:Hb 130 g/L,RBC 3.5×10^{12}/L,WBC 15×10^9/L,PLT 150×10^9/L,Ret:0.015。血型:A 型。肝功能:AST 15 μ/L,ALT 30 μ/L,总胆红素 536 μmol/L,直胆 10 μmol/L,间胆 526 μmol/L。

临床诊断:新生儿溶血病。

任务:如何为患儿实施康复服务?

→ 任务实施

一、知识储备

(一)高危儿的概念

高危儿是指在出生前、围产期及出生后存在影响生长发育的各种危险因素(包括生物、社会及环境危险因素),或在常规儿童保健检查时发现心理和行为发育偏离正常轨迹(如某个能区发育落后)的儿童。多数出生时有高危因素的儿童在成长过程中都处于正常状态,但其生长发育异常或患病的风险明显高于出生无高危因素的儿童。

(二)高危儿的高危因素

高危儿的高危因素分为先天因素和后天因素。其中,先天因素包括母亲妊娠期疾病、药物使用、环境污染等,以及胎儿在母体内的发育状况、遗传因素等。而后天因素则包括社会、经济、心理环境、文化剥夺等因素,这些因素也被纳入高危因素的范畴。

(三)高危儿的识别

高危儿的识别应具备以下几个因素:①具有高危因素;②年龄幼小(大多数<6 月龄);③无明显或仅有轻微的粗大运动落后、肌张力改变、自发运动异常或姿势异常;④新生儿神经行为测定(neonatal behavioral neurological assessment,NBNA)<35 分;⑤其他发育量表测试轻微落后。

(四)高危儿常见的 3 种状态

大部分高危儿属于正常儿童范畴,但这类儿童存在发生发育障碍、脑损伤或其他相关疾病的潜在危险,其健康状况可能会受到多种因素的影响。

1. 出生时已经出现病损的高危儿 例如有明确脑损伤病史的高危儿,可能经历过窒息、颅内出血、高胆红素脑病、惊厥等,或者本身存在基础疾病。这些状况可能会导致儿童的身体状况比正常儿童更为脆弱,需要特别关注和及时干预。

2. 疾病征象暂未表现出来的高危儿 例如难产、早产儿、低体重儿、多胎、脑发育不良的婴儿等,虽然目前没有明显的疾病症状,但是存在潜在的健康风险。这些儿童需要密切关注和定期检查,以确保及时发现并处理可能出现的健康问题。

3. 存在高危因素的健康高危儿 虽然通过医学检测没有发现明确的病损,但是可能存在一些不健康的状况或者风险因素。这类儿童需要按照正常儿童保健方法实施保健,同时密切关注其健康状况,以确保及时发现、及时处理。

二、康复评定

（一）临床评定

详细询问围产期情况、家族史，了解有无高危因素、是否存在脑损伤及损伤程度。

1. 一般评定

（1）反应性：首先应注意被检查儿童是否处于正常的清醒状态，有无饥饿、温度、全身疾病等因素的干扰，这些因素均可能影响评定的结果。当儿童存在较严重的围产期脑损伤时，儿童可能会出现机敏性降低或有兴奋、易激惹的现象，使得儿童在接受检查时表现出不正常的反应。另外，当儿童存在不同程度的脑发育异常时，其反应的机敏程度可能会落后于实际胎龄，在检查时表现出异常的反应。因此，医生在评估被检查儿童的反应性时，需要考虑到这些因素，以确保评估结果的准确性和可靠性。

（2）姿势与自发性运动：新生儿阶段，屈肌张力相对较强，在睡眠或安静状态下且处于在仰卧位时，上下肢常常以微微弯曲的姿势为主。这种姿势常常是两大腿轻度外展，双手轻度握拳，拇指在其他四指之外。清醒时，双手可以自发性地张开，肢体表现出伸展和屈曲性的交替动作，双侧肢体运动基本对称。

（3）哭声：当出现严重脑损伤或其他严重疾病时，儿童的哭声往往异常尖锐、无调或不哭、少动，这些异常的哭声提示着疾病的严重性。例如，当儿童存在巨大的头颅血肿、帽状腱膜下出血或颅骨骨折等情况时，儿童的头部往往会处于一种固定的位置，任何刺激都可能引发儿童的哭闹。这些哭声非常短促，同时伴随着痛苦的面容。另外，当疾病导致全身不适时，儿童可能会表现出持续的哭闹不安，难以安抚。

（4）头颅：在正常情况下，足月新生儿头围的大小是32～34 cm。当新生儿的头围出现异常增大或缩小的情况时，应引起医生或家长的重点关注。如果头围过小，需要关注新生儿在妊娠中期以前是否遭受过宫内感染或者存在其他高危因素，如遗传病或营养不良等。如果头围过大，则需要进行鉴别诊断，以确定是脑积水还是巨脑等严重疾病。此外，前囟的紧张程度也是反映颅内压的一个重要指标。

（5）皮肤与脊柱：在检查过程中，需要仔细观察被检查儿童的皮肤是否存在色素异常现象。一些与神经系统疾病相关的皮肤改变往往与外胚层的发育有关，其表现主要为色素沉着或减退。这些皮肤改变在新生儿期可能不太明显，但在婴儿期可能会逐渐发展为明显的皮肤色素异常。

在进行脊柱检查时，需要观察躯体伸展是否自然协调，并分别对双侧的侧弯反射进行检查。此外，还需要特别注意脊柱部位的皮肤是否存在陷窝、肿物、色素痣、毛发等异常现象，以便及时排查是否存在脊柱裂、脊膜膨出等疾病。在检查过程中，医生还需要关注被检查儿童的姿势、动作和肌肉紧张度等，以便更全面地评估其健康状况。

2. 肌张力评定

（1）被动性检查：包括对关节活动阻力和摆动度的检查。被动性检查可以有效地评估关节的灵活性和顺畅性，有无阻力存在或限制性因素。

（2）伸展性检查：通过测量一系列特定的角度，例如内收肌角、腘窝角和足背屈角，以及执行特定的试验（如跟耳试验和围巾征），可以深入了解肌肉张力的状况。这些检查方法可以测试肌肉的紧张程度和灵活性，从而帮助医生判断是否存在肌张力问题。

（3）改良 Ashworth 量表：该量表通过评估肌肉在被动运动时的阻力来测量肌张力，从而帮助医生对儿童的肌张力进行量化评估。

（4）肌张力降低的表现：当肌张力降低时，关节活动度会明显增大，肢体也会变得松软无力。而肌张力不稳定的情况通常表现为在安静状态下肌张力偏低，但在运动或紧张状态下肌张力会突然增高，从而影响儿童的运动控制和日常活动能力。

3. 反射发育评定　临床中常见的原始反射有吸吮反射、Moro 反射（拥抱反射）、侧弯反射和抓握反射等。原始反射随着婴儿年龄的增长，在一定的时间内会消失，若在应消失的年龄仍有原始反射存在，提示神经系统异常。

4. 脑电生理检查 可以了解大脑的神经元活动,从而评估个体的神经系统发育状况。

5. 影像学检查 头颅 B 超、CT 和 MRI 是 3 种常用的检查方法,它们各有优点。

(1)头颅 B 超:具有高分辨率,特别是对于颅脑中央部位的病变,宜作为常规筛查新生儿早期有无颅内病变的首选手段。在出生后 3 天内,应进行常规头颅 B 超检查,以便及时发现并处理可能存在的颅内病变。

(2)头颅 CT:当新生儿出现脑水肿时,头颅 CT 可以清晰地显示出脑实质呈弥漫性低密度影,同时伴有脑室变窄。如果新生儿存在基底核和丘脑损伤,头颅 CT 则呈现出双侧对称性高密度影,而脑梗死则表现为相应供血区呈现低密度影。对于有病变的新生儿,应在 3~4 周后进行复查,以便持续观察病情的变化和病变程度。

(3)头颅 MRI:一种更为精确的检查方法。在出生后 1 周,应进行常规头颅 MRI 检查,评估新生儿脑部的成熟度。如果发现存在白质损伤,应定期复查,观察病灶的变化和程度。对于出生后 2 周内有白质损伤的新生儿,应进行 MRI 的分度评定,以确定损伤的程度,预测预后。

(二)功能评定

1. 神经行为检查

(1)新生儿 20 项行为神经测定(NBNA):这是一种针对 0~28 日龄的足月新生儿的神经发育评估方法,早产儿则需要根据胎龄进行矫正。该评估旨在检测新生儿的行为能力、被动肌张力、主动肌张力、原始反射以及一般反应五个方面的表现。总分为 40 分,得分>37 分视为合格,≤37 分则视为不合格。如果检测结果异常,需要定期进行随访和动态评估。

(2)全身运动质量评估:主要对早产儿、足月新生儿、5 月龄以内小婴儿进行评估,预测后期神经发育结局。通过观察婴儿的全身运动,包括手臂、腿部、头部和躯干等部位的移动,判断婴儿的神经系统是否正常发育,是否存在神经发育障碍或肌肉疾病等。

(3)Alberta 婴儿运动量表(Alberta infant motor scale,AIMS):一种评估婴儿运动发育的工具,具有较高的敏感性和准确性。通过分别在俯卧位、仰卧位、坐位和站立位四个体位下进行检查,关注负重部位、姿势和抗重力运动等细节,全面评估婴儿的运动发育情况,可以较早地发现高危儿与正常婴儿之间的运动发育差异。

(4)婴儿运动表现测评(test of infant motor performance,TIMP):主要适用于胎龄 34 周的早产儿至纠正月龄 4 个月的早期婴儿,旨在评估婴儿的运动技能和发育水平。

(5)婴幼儿发育商测试:评估婴幼儿发育状况的重要工具。其中,贝利婴儿发展量表、格塞尔发育量表和丹佛发展筛查测验等测试方法被广泛使用。能够准确地评估婴幼儿的智力、运动、语言和社交等领域的发育情况,有利于及时发现并解决潜在问题,为婴幼儿的健康成长提供更好的支持。

2. 感知觉评定

(1)视觉评定:对于胎龄小于 34 周、出生体重低于 2000 g 的早产儿,应定期进行眼底病变筛查,直至周边视网膜血管化。对于患有严重疾病的早产儿,筛查范围可适当扩大。首次筛查应在出生后 4~6 周或矫正胎龄 32~34 周时进行,然后根据眼科医生的要求进行随访。这种筛查可以及早发现和治疗可能出现的眼部问题,有助于保护早产儿的视力和生活质量。

(2)听觉评定:住院和出院时均应进行听力筛查,并定期间隔 1~3 个月进行复查。定期的听力评估可以确保早产儿的听觉系统正常发育,及时发现并处理潜在问题。

(3)经口喂养评定:经口喂养涉及神经、运动等多系统的整合、成熟和协调,与早产儿的成熟度、生理稳定性、口腔运动功能、吸吮-吞咽-呼吸协调功能、疾病严重程度及行为状态等因素有关。已发布的正式喂养发展评估工具,如早产儿经口喂养准备评估量表和新生儿口腔运动评估量表(neonatal oral motor assessment scale,NOMAS),可以评估口腔运动和协调功能,帮助医护人员确定早产儿何时能够经口喂养,并提供最佳的喂养支持。

三、康复治疗

(一)早期康复指征

鉴于早期康复干预的重要性,同时避免过度医疗和加重家长负担,建议高危儿的早期康复干预指征为以下几个方面。

1. 存在脑损伤和神经发育不良的高危因素 如缺氧、感染、颅内出血等,或新生儿时期的危险因素,如早产、低出生体重、窒息等。

2. 神经系统检查异常 包括肌张力异常、姿势异常、反射异常等情况。

3. 发育量表评测结果为边缘或落后 表明高危儿的发育存在一定程度的延迟,可能是脑损伤或神经发育不良导致的。早期发现并及时进行康复,有助于促进高危儿的正常发育。

(二)康复治疗内容

1. 环境干预 环境干预是一项重要的综合护理措施,旨在为儿童提供一个适宜的生活环境,促使其正常发育。

(1)过强的光线可能会对儿童的视觉产生刺激,需要降低光线强度,避免光线直射,并提供昼夜光线变化以帮助儿童适应不同的光线环境,促进其调整生物钟。

(2)减少噪声也是环境干预的重要组成部分,嘈杂的环境可能会对儿童的情绪产生负面影响。

(3)医护人员也应该尽量减少活动和对儿童的操作,给予儿童足够的休息时间。

(4)根据胎龄和出生体重采取相应的保温措施。对于早产儿和低出生体重的儿童,体温调节能力较弱,容易受到外界温度的影响。医护人员应该采取相应的保温措施,如使用保温箱、包裹棉被等,以保持儿童的体温稳定。

2. 常用体位 需根据儿童情况选择合适的体位。

(1)"鸟巢"式体位:将婴儿毯卷成"U"形,让儿童侧卧其中,肩关节保持内收且略前屈,躯干微微屈曲,同时下肢屈曲内收(图4-1-1)。这种体位模仿儿童在母体内的姿势,有助于降低其紧张感,使其感到更加舒适和安全,促进其身体的正常发育。

(2)袋鼠式体位:将儿童放于父母胸前,通过触觉、言语刺激以及母亲的气味、心跳、声音等,使儿童获得安全感(图4-1-2)。这种体位方式可以促进儿童的感知觉和新陈代谢的调节,同时增进亲子关系。当儿童听到母亲的心跳声和声音时,会感到安心和放松,从而有助于缓解其紧张情绪。此外,袋鼠式体位还可以促进儿童与父母之间的互动和情感交流,有助于增强儿童的信任感和安全感。

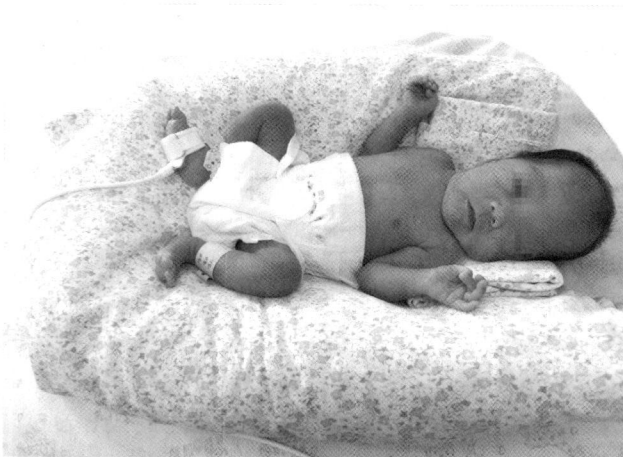

图4-1-1 婴儿"鸟巢式"体位

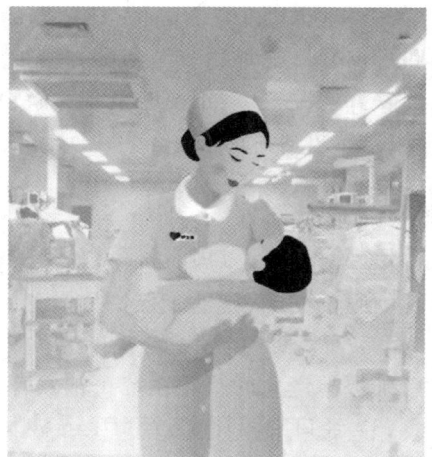

图4-1-2 婴儿袋鼠式体位

(3)肌张力增高儿童体位:仰卧位时儿童头部尽可能位于中立位,躯干避免后伸,肩胛带前伸,上肢向中线位靠拢,骨盆略后倾,下肢屈曲位,四肢对称。可使用小枕头、毛巾卷等做辅助支撑。也可采用侧卧位或有看护人员情况下的俯卧位。

（4）肌张力低下儿童体位：仰卧位时儿童双侧上臂及肩部可用小毛巾垫高，使双手向中线位靠拢。同时，双髋外下方垫高使髋关节内收内旋。由于侧卧位便于双手中线位活动，且双下肢呈内收内旋位，因此建议多采用侧卧位作为肌张力低下儿童的日常姿势。

3. 疼痛干预 采用安抚性的措施如非营养性吸吮、按摩等非药物干预手段。

4. 经口喂养干预 ①非营养性吸吮；②感官刺激，如用手指、棉签、压舌板等刺激面颊部内外、唇周、整个舌部等，以增强其敏感性。

5. 神经系统发育干预 神经系统发育干预是基于肢体运动功能的发育，尤以中枢神经引出的运动功能为主。可通过对儿童不同体位下进行有针对性的干预，提高相应的肢体运动功能。

6. 多感官干预 包括视觉干预、听觉干预、抚触觉干预（婴儿抚触、被动操）等。

7. 物理因子疗法 可根据儿童情况选择合适的物理因子治疗技术，如水疗法、高压氧治疗、经颅磁治疗、调制中频电疗法等。

8. 家庭支持 家庭支持在早期干预中起到了关键性作用。对家长进行疾病发展情况的知识教育，让其理解危险因素的损害及早期干预的好处，坚持定期随访和监测。有潜在脑损伤的高危儿如果能够进行有效的早期诊断干预，大部分儿童预后较好。鼓励、指导家长积极参与治疗，家庭治疗与专业治疗师康复训练相结合，为儿童及家长提供心理和家庭康复技术支持。

流程图

高危儿康复诊疗流程图

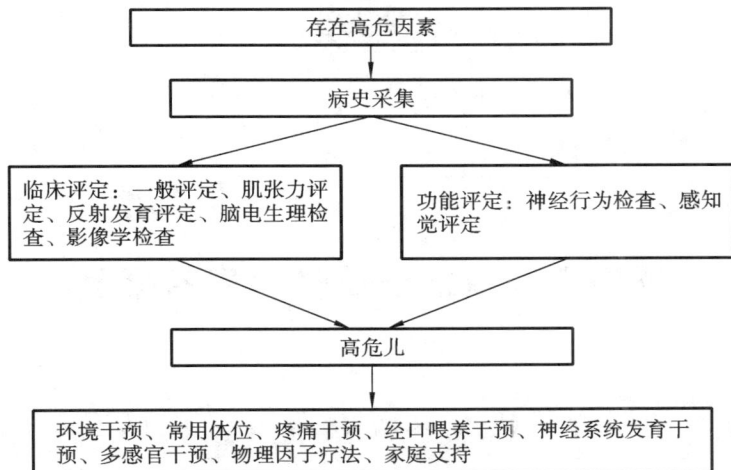

存在高危因素

病史采集

临床评定：一般评定、肌张力评定、反射发育评定、脑电生理检查、影像学检查

功能评定：神经行为检查、感知觉评定

高危儿

环境干预、常用体位、疼痛干预、经口喂养干预、神经系统发育干预、多感官干预、物理因子疗法、家庭支持

课后练习

一、单项选择题

1. 高危儿常用的影像学检查不包括（ ）。

A. MRI   B. CT   C. B 超   D. DR

2. 高危儿常见的 3 种状态不包括（ ）。

A. 出生时已经出现病损的高危儿   B. 疾病征象暂未表现出来的高危儿

C. 存在高危因素的健康高危儿   D. 足月新生儿

3. 高危儿的康复治疗内容不包括（ ）。

A. 环境干预   B. 经口喂养干预   C. 多感官干预   D. 以上均不是

二、多项选择题

1. 高危儿的感知觉评定包括( )。

A. 视觉评定   B. 听觉评定   C. 经口喂养评定   D. 婴幼儿发育商测试

2. 高危儿的识别有哪些?( )

A. 具有高危因素   B. 年龄<6月龄

C. 无明显或仅有轻微的粗大运动落后   D. 新生儿神经行为测定<35分

三、案例分析题

患儿,男,5天,因"身目黄染4天,嗜睡1天,抽搐2次"入院。起病后无发热、气促、口吐泡沫。G3P3,足月顺产,上有2姐,无类似病史,母亲血型:O型。

检查见:患儿嗜睡,呼吸尚顺,双侧巩膜重度黄染,全身皮肤中度黄染,面色苍黄,前囟2 cm×2 cm、平、稍紧张,心肺无异常。腹软,肝右肋下2.5 cm,质中,脾左肋下未及。脐干洁。四肢肌张力下降,拥抱、握持反射未引出,吸吮反射存在。

实验室检查:血常规:Hb 130 g/L,RBC $3.5×10^{12}$/L,WBC $15×10^9$/L,PLT $150×10^9$/L,Ret:0.015。

血型:A。肝功能:AST 15 U/L,ALT 30 U/L。总胆红素536 μmol/L,直胆10 μmol/L,间胆526 μmol/L。

临床诊断:新生儿溶血病(ABO溶血?)。

根据上述患儿病例,制定详细的评估和及康复治疗方案。

扫码看答案

(赵 邓)

任务二 缺血缺氧性脑病的康复

学 习 情 境

××之子:4天,男性,妊娠39周余。母系妊娠期存在子痫前期重度,行剖宫产术产出,生后Apgar评分10分、体重3200 g,生后2天出现黄疸。

体检见:头面部黄染,前囟饱满,口周青紫,肢端紫绀,生理反射减弱。

实验室检查:血常规白细胞$6.98×10^9$/L;中性粒细胞$78.2×10^9$/L;淋巴细胞$15.8×10^9$/L;末梢血糖30.3 mg/dL。

血型:RH阳性,O型;总胆红素613 μmol/L。

颅脑CT示大片低密度区。

临床诊断:新生儿缺血缺氧性脑病;新生儿低血糖;新生儿高胆红素血症核黄疸。

任务:如何为患儿实施康复服务?

▶ 任务实施

一、知识储备

(一)缺血缺氧性脑病的概念

新生儿缺血缺氧性脑病(hypoxic-ischemic encephalopathy,HIE)是胎儿或新生儿在母体内发生窒息,导致脑组织部分或完全缺氧,脑供血流减少或中断,从而使胎儿或新生儿的脑部受到损伤,部分儿童可留有不同程度的神经系统后遗症,包括智力低下、运动障碍、行为异常、癫痫等。

(二)缺血缺氧性脑病的病因

1. 围产期窒息 在围产期,任何影响母体与胎儿之间血液循环和气体交换的因素都可能造成胎儿和新生儿缺氧,这种情况称为围产期窒息。围产期窒息是引起 HIE 的主要原因。围产期窒息包括宫内窒息和新生儿窒息。宫内窒息发生在妊娠晚期,可由胎盘功能不良、脐带受压等因素引起胎儿缺氧;新生儿窒息发生在分娩过程中,可能由于产程延长、胎儿头盆不称、脐带绕颈等。预防和控制围产期窒息的发生是降低 HIE 发病率的关键措施。

2. 其他 导致 HIE 较少见的原因有新生儿反复发作的呼吸暂停、呼吸衰竭、严重的呼吸系统疾病(如胎粪吸入综合征等)、严重的心脏骤停、心力衰竭、败血症及各种原因引起的周围循环衰竭、红细胞增多症等。另外还有来自母体方面的因素,如妊娠高血压综合征、大出血、休克等。这些病症的发生率相对较低,因此它们导致 HIE 的情况也较为少见。

(三)缺血缺氧性脑病的临床表现

HIE 主要的临床表现包括意识改变,儿童表现出兴奋、容易激惹的状态,随后逐渐转为抑制状态,严重儿童可直接出现抑制状态,逐渐发展为昏迷,多伴有惊厥发作。惊厥提示着脑部神经元存在异常放电。发作时,儿童的肌张力可增高或减低,甚至出现全身松软的现象。此外,儿童的原始反射可能会亢进、减弱或消失,这些异常表现可能提示脑部功能异常。

(四)缺血缺氧性脑病的诊断

HIE 诊断需结合儿童的病史、体格检查、临床分度、影像学检查和其他辅助检查进行确诊。

1. 病史 有明确的可导致胎儿窘迫的异常产科病史,以及严重的胎儿窘迫表现或者在分娩过程中有明显窒息史。

(1)有明确的可导致胎儿窘迫的异常产科病史:例如胎盘功能不全、胎盘早剥、前置胎盘等,这些病症都可能影响胎儿的供氧和营养物质供应,导致胎儿窘迫。此外,孕妇可能经历过多次流产、早产等不良妊娠史,也可能增加胎儿窘迫的风险。同时,严重的胎儿窘迫表现或者在分娩过程中有明显窒息史也是胎儿窘迫的重要指标。例如,胎心率异常、胎动异常、羊水胎粪污染等都可能是胎儿窘迫的表现。

(2)出生时有重度窒息:出生时,脐带绕颈、生产过程中的意外或胎儿在子宫内的其他问题所致的重度窒息,可能导致脑部缺氧和神经系统损伤。

2. 体格检查 体格检查是一种全面的健康评估方法,包括对多个系统的检查,如神经系统、循环系统、呼吸系统等。在对 HIE 儿童的检查中,应重点关注神经系统症状。

(1)意识状态评估:对于新生儿的神经系统症状,首先要关注的是其意识状态,如过度兴奋、嗜睡或昏迷等,均是神经系统功能异常的表现。

(2)肌张力评定:通过检查肌张力,有助于判断神经系统受损的程度和可能的原因。

(3)原始反射评定:新生儿出生后即具有一些原始反射,如拥抱反射、吸吮反射等。这些反射是新生儿神经系统正常发育的标志。如神经系统受损,这些反射可能会减弱或消失。

3. 临床分度 在出生后的 3 天内对新生儿进行仔细动态观察,并进行临床分度(见表 4-2-1)。

表 4-2-1　HIE 临床分度

项　　目		分　　度		
		轻　　度	中　　度	重　　度
意识		激惹	嗜睡	昏迷
肌张力		正常	减弱	松软
原始反射	拥抱反射	活跃	减弱	消失
	吸吮反射	活跃	减弱	消失
惊厥		可有肌阵挛	常用	有,可呈持续状态
中枢性呼吸衰竭		无	有	明显
瞳孔改变		扩大	缩小	不等大,对光反射迟钝
脑电图		正常	低电压,可有痫样放电	暴发抑制,等电位
病程及预后		症状在 72 h 内消失, 预后良好	症状在 14 天消失, 可能有后遗症	症状可持续数周,病死率高, 存活者多有后遗症

4. 辅助检查

(1) 实验室检查:新生儿脐血的血气分析、血糖、血钠、血钙、心肌酶、血清磷酸肌酸激酶同工酶等实验室检查结果,可以作为评估其健康状况的重要指标。

(2) 脑电生理:儿童脑电图的记录和分析至关重要。它不仅可以评估儿童的脑发育程度,还能反映出脑功能的异常程度。

(3) 头颅影像学:①头颅 B 超是在 HIE 早期(72 h 内)进行的重要检查,可以多方位、立体地了解病灶范围及动态变化,使得医生能够更准确地判断病情。②头颅 CT 检查目前已广泛应用到 HIE 的诊断及预后评估,儿童生命体征稳定后即可进行检查,以出生后 4~7 天为宜。③头颅 MRI 检查具有更高的分辨率和特异性,能够更准确地反映病变的性质和程度。在 HIE 的病变性质与程度评价方面,头颅 MRI 优于 CT。对于一些疑似 HIE 的儿童,头颅 MRI 检查可以提供更准确的诊断信息。

二、康复评定

(一) 临床评定

1. 一般评定　评估新生儿的反应性,观察其哭声的响亮程度、姿势协调性和自发性运动活跃程度以及前囟门紧张程度。这些方面的评估可以反映新生儿的整体健康状况和神经发育水平。

2. 肌张力评定　采用改良的 Ashworth 量表来评估新生儿的肌张力。肌张力异常是神经系统发育异常的表现之一。

3. 反射发育评定　观察新生儿的吸吮反射、Moro 反射(拥抱反射)和抓握反射等原始反射。这些反射是新生儿神经系统发育的重要指标,其出现和消失与神经系统的成熟程度密切相关。此外,脑电生理评定和头颅影像学评定可以全面评估新生儿的神经系统发育情况,及时发现潜在问题,为早期干预和治疗提供依据。

(二) 功能评定

功能评定包括新生儿 20 项行为神经评分(NBNA)、全身运动质量评估、Alberta 婴儿运动量表(AIMS)、贝利婴儿发展量表、格塞尔发育量表等。根据儿童情况,综合选择以上量表,为医生、治疗师和家长提供详细的发育状况信息,为康复治疗提供支撑。(详见本章第一节)

三、康复治疗

1. 院内康复

(1) 控制惊厥:HIE 儿童常合并惊厥发作,加重神经系统损伤,故应积极控制惊厥发作。首选药物为苯巴比妥钠。对于肝功能不良的儿童,可以用苯妥英钠来代替。

（2）控制脑水肿:为了防止脑水肿进一步加重,需要严格限制液体入量。随着病情逐渐恢复,可以逐渐增加每天液体入量。

（3）降颅压:当出现颅内压增高时,首选的治疗方法是使用利尿剂呋塞米,通过静脉注射的方式给予治疗。

（4）消除脑干症状:对于重度 HIE 儿童,如果出现呼吸节律异常、瞳孔改变等脑干症状时,可以给予纳洛酮 $0.05\sim0.1$ mg/kg,通过静脉注射的方式给予治疗。

（5）亚低温治疗:亚低温能够显著降低脑能量代谢,从而减少脑组织乳酸堆积,保护血脑屏障,减少对脑组织的损伤。在发病 6 h 以内开始治疗,持续时间一般为 $48\sim72$ h,能够有效地促进神经功能的恢复。

（6）维持良好的通气功能和灌流:为避免和及时纠正低氧血症和高碳酸血症,需采取一系列措施保持良好的通气功能和灌流,使心率、血压保持在正常范围,避免脑灌注过低或过高。

（7）其他:除此之外,维持血糖水平在正常高值也是治疗中的重要环节。及时监测血糖能保证脑组织能量的充足供应及补充脑灌注量的不足。

2. 出院后康复 HIE 儿童应加强随访和管理,早期发现和干预有助于神经系统恢复和改善,减少后遗症的发生。目前多采取多学科团队协作的方式进行高危儿随访管理。这种管理方式包括定期随访和评估,以及根据实际需要提供相应的干预和治疗。一般来说,6 月龄以内的婴儿每月或每 2 个月随访 1 次;6 月龄至 1 岁期间每 3 个月随访 1 次;1~3 岁期间每 6 个月随访 1 次;3~6 岁期间每年随访 1 次。如果需要增加随访频率,医生会根据实际情况进行安排。

随访的内容包括对新生儿的生长发育、各项神经学检查等。根据新生儿情况,可提供多感官及环境疗法、神经系统发育干预、物理因子疗法等措施。同时为家长提供心理支持,帮助家长更好地理解和应对病情,从而促进新生儿神经系统的恢复和发展。

流程图

缺血缺氧性脑病康复诊疗流程图

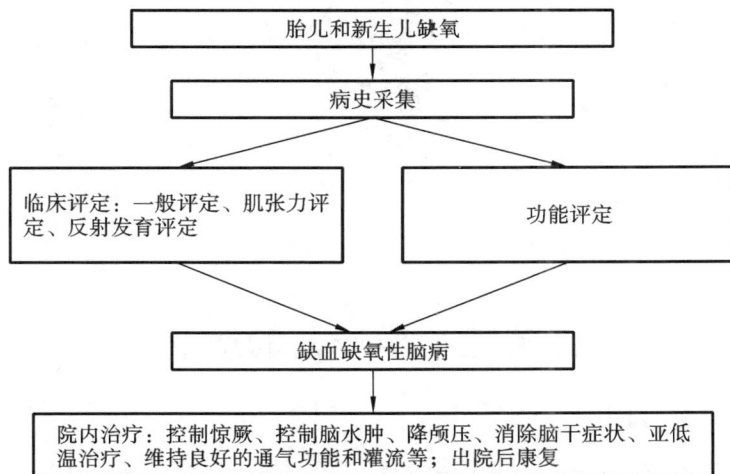

胎儿和新生儿缺氧 → 病史采集 → 临床评定:一般评定、肌张力评定、反射发育评定 / 功能评定 → 缺血缺氧性脑病 → 院内治疗:控制惊厥、控制脑水肿、降颅压、消除脑干症状、亚低温治疗、维持良好的通气功能和灌流等;出院后康复

课后练习

一、单项选择题

1. 缺血缺氧性脑病的主要临床表现不包括（　　　）。

A 意识改变   B. 惊厥发作

C. 肌张力增高或肌张力减低   D. 大出血

2. 引起 HIE 的主要原因是(   )。

A. 围产期窒息   B. 感染   C. 不良姿势   D. 部分先天疾病

3. 围产期窒息包括(   )。

A. 宫内窒息   B. 新生儿窒息   C. 以上均不是   D. 以上均是

二、多项选择题

1. 缺血缺氧性脑病的康复评定包括(   )。

A. 一般评定   B. 头颅影像   C. 脑电生理   D. 反射发育评定

2. 缺血缺氧性脑病常用的物理因子疗法有哪些?(   )

A. 经皮神经电刺激   B. 石蜡疗法   C. 温水浴   D. 磁疗

三、案例分析题

××之子,年龄:4 天,男性,妊娠 39 周余。母亲妊娠期存在子痫前期重度,行剖宫产术产出,生后 Apgar 评分 10 分、体重 3200 g,生后 2 天出现黄疸。

体检见:头面部黄染,前囟饱满,口周青紫,肢端紫绀,生理反射减弱。

实验室检查:血常规白细胞 6.98×10^9/L;中性粒细胞 78.2×10^9/L;淋巴细胞 15.8×10^9/L;末梢血糖 30.3 mg/dL。

血型:RH 阳性,O 型血;总胆红素 613 μmol/L。

颅脑 CT 示大片低密度区。

临床诊断:

1. 新生儿缺血缺氧性脑病。

2. 新生儿低血糖。

3. 新生儿高胆红素血症核黄疸。根据上述患儿病例,制定详细的评定和及康复治疗方案。

扫码看答案

(赵 邓)

任务三 早产儿的康复

学 习 情 境

    患儿系第二胎第一产,胎龄 27 周,2015 年 03 月 31 日 9:40 无明显诱因经阴道娩出,羊水清,脐带及胎盘均无异常,出生体重 1160 g,否认宫内窘迫史,Apgar 评分均 10 分。于生后 15 min 出现气促,经皮氧饱和度为 95%～100%,未特殊处理,下午测血糖 2.1 mmol/L,试喂糖水 3 mL。为求进一步治疗转运至我院,转运途中予以面罩吸氧,患儿经皮氧饱和度维持正常。

检查见:早产儿貌,神志清,精神反应尚可。吸氧下全身皮肤红润,无皮疹及出血点。手足温,足跟毛细血管再充盈时间1 s。前囟平软,口周无发绀。颈软无抵抗。呼吸稍促,三凹征阴性,双肺呼吸音粗,未闻及干湿啰音。心律齐,心音有力,未闻及病理性杂音。腹部平软,未见胃肠型及蠕动波,肝脾肋下未触及肿大,肠鸣音正常。四肢肌张力符合胎龄。觅食、吸吮、握持反射、拥抱反射未引出。

临床诊断:早产儿;极低出生体重儿;新生儿低血糖症;新生儿感染。

任务:如何为患儿实施康复服务?

→ **任务实施**

一、知识储备

(一)早产儿的概念

世界卫生组织(WHO)将早产儿定义为妊娠37周前(即小于259天)出生的新生儿。这类新生儿往往由于提前出生,面临着诸多健康风险。

近年来,随着医疗技术的发展,早产儿的死亡率已稳步下降,但存活者出现伤残障碍的比例增加,需要更加注重提高早产儿的治疗和康复水平。伤残类型包括脑瘫、癫痫、视听障碍以及发育迟缓等,这些症状可能会对早产儿的生理、心理及社会生活造成全面影响。因此,应通过提供全面的医疗和心理支持,确保儿童在生理、心理及社会生活中得到正常发育,并能参加各种社会活动和生产活动。

(二)早产儿的病因

早产的可能原因有胎膜早破、多胎妊娠、胎儿窘迫、胎盘异常、妊娠高血压综合征等妊娠期并发症,以及3次及以上流产史、妊娠合并内外科疾病等复杂病史。此外,妊娠期肝内胆汁淤积症、产前出血、子宫异常、胎儿畸形、羊水过少或过多等异常情况也可能导致早产。在生活方面,剧烈运动或外力作用、个人选择等因素也可能造成早产的发生。同时,多囊卵巢综合征、妊娠间期短、胎位不正等也可能是引发早产的风险因素。

(三)早产儿的临床表现

1. 外表特点

(1)头部:早产儿的头部相对于其他同龄婴儿显得较大,头部长度约占身高的1/3。囟门宽大,颅缝可能会分开,头发短绒样,耳壳缺乏软骨,导致耳舟形状不明显。

(2)皮肤:早产儿的皮肤呈现出鲜红色,皮肤非常嫩滑,看起来有明显的发亮感;早产儿胎毛较多(胎龄越小,胎毛越多);胎脂丰富,皮下脂肪较少。早产儿趾(指)甲比较软,长度不超过趾(指)端。

(3)乳腺结节:早产儿乳腺结节是一种特殊的现象。通常情况下,这种结节在36周前无法触及。但随着胎儿的发育,到了36周后,可触到直径小于3 mm的乳腺结节。

(4)胸腹部:早产儿的胸廓通常呈现出圆筒形,肋骨较软,肋间肌无力。在吸气时,胸壁容易凹陷,与肺部发育不完全有关。此外,早产儿的腹壁薄弱,容易形成脐疝,与腹壁肌肉发育不完全有关。

(5)跖纹:早产儿跖纹是一种特殊的足部纹理,仅在足前部可见1~2条足纹,同时足跟部位光滑,缺乏常见的足跟纹理。这种跖纹现象在早产儿中较为常见,有早产儿跖纹并不意味着一定存在疾病或异常,需要结合其他症状和医学检查进行综合判断。

(6)生殖系统:早产儿男性睾丸未降或未全降;女性大阴唇不能盖住小阴唇。

2.代谢的特点

（1）**体温调节**：体温中枢发育不完善，导致早产儿体温调节中枢不能稳定维持正常体温。同时，早产儿的胃肠功能相对不成熟，无法摄取足够的热量来维持体温；汗腺功能不足，导致无法有效排汗散热。特别是妊娠 32 周以下出生的婴儿，汗腺功能尚未完全发育，通常不会出汗。

（2）**水代谢**：早产儿的体表面积相对较大，导致不显性失水量较大。

（3）**糖代谢**：早产儿糖耐量较低，尤其是发生感染时，低糖耐量的情况更为明显。

（4）**其他代谢**：早产儿的血清蛋白含量相较于足月儿明显偏低，引发核黄疸的概率较高。此外，早产儿的脂肪代谢、钠代谢、钙代谢以及酸碱平衡的调节能力也明显不如足月儿，使得早产儿更容易出现营养不良、生长迟缓、器官发育不全等健康问题。同时，儿童也更容易发生酸碱平衡紊乱，需要更加精细的医疗护理来维持正常的生理功能。

3.呼吸系统　早产儿的呼吸系统尚未完全发育成熟。早产儿的肺发育不完全，肺泡数量和肺毛细血管数量较少，导致肺功能较弱。又因肺泡表面活性物质少，肺泡表面张力增加，易患新生儿肺透明膜病，这是早产儿死亡的常见原因之一。此外，咳嗽反射弱，则不易咳出气管、支气管的黏液，易导致肺不张或吸入性肺炎。

4.消化系统　早产儿的消化系统尚未发育成熟，吞咽和吸吮能力较弱，胎龄越小，吸吮力越差，甚至无吞咽反射；早产儿消化力弱，易发生呕吐、腹胀、腹泻。除淀粉酶发育不全外，早产儿消化酶的发育接近足月儿；对蛋白质的需求量较高，但脂肪消化能力弱于足月儿，对脂溶性维生素吸收不良。

5.血液系统　早产儿体重越小，出生后血红蛋白、红细胞的降低开始越早，6 周后血红蛋白可跌至 $70\sim100$ g/L（足月儿于 $8\sim12$ 周后低至 110 g/L），有核红细胞持续出现在周围血象中的时间也越长。血小板数也比足月儿的数值低，出生体重越小，增加也越慢。由于反复采血可致早产儿贫血，当短期内采血量达血容量的 10% 时，会出现贫血症状。早产儿贫血一般不必输血，除非出现严重贫血症状，此时可考虑给予重组红细胞生成素以减少输血的需要。

6.排泄系统　由于肾小球、肾小管发育不成熟，早产儿的肾小球滤过率低，尿素、氯、钾、磷的清除率也相应降低，蛋白尿较为多见。早产儿出生后体重下降较快，并且易因感染、呕吐、腹泻和环境温度的改变而导致酸碱平衡失调。越不成熟的早产儿，其肾小球滤过率越低。早产儿若发生严重窒息合并低血压的，则因肾血流减少而导致肾小球滤过率降低更为显著，出现无尿或少尿症状。此外，早产儿肾小管功能较差，对电解质、葡萄糖的回收能力存在障碍，易发生电解质代谢紊乱。

7.中枢神经系统　早产儿的神经系统发育相对较慢，反应较为迟钝。早产儿的肌肉控制和协调能力较差，容易出现惊厥和抽搐的情况。胎龄越小，各种神经反射越差（如吞咽、吸吮、觅食、对光及眨眼反射等均不敏感），觉醒程度低、嗜睡、拥抱反射不完全、肌张力低。此外，早产儿（尤其极度早产儿和极低出生体重儿）脑室管膜下存在着发达的胚胎生发层组织，易导致颅内出血。因此，在出生后 3 天内应予常规头颅 B 超检查。另外，早产儿脑室周围的微血管不成熟易破裂，故在妊娠 32 周以前易发生缺氧所致的血管壁破裂，造成脑室出血。黄疸严重时，可因缺氧致脑血管屏障受损而造成核黄疸，导致脑部中枢神经系统的损伤。

8.肝脏系统　早产儿的肝脏发育不成熟，对胆红素代谢不完全，导致生理性黄疸较重且持续时间长，常引起高胆红素血症，甚至引发核黄疸。此外，因肝脏合成蛋白质的功能不足，血浆蛋白低下，易导致水肿的发生，增加感染和核黄疸发生的风险。

9.免疫系统　早产儿的免疫系统相对较弱。在妊娠末期，胎儿通过胎盘从母体获得大部分 IgG 免疫球蛋白以增强免疫力。因提前出生，早产儿从母体获得的 IgG 免疫球蛋白抗体较少，致使免疫力相对较弱，其皮肤、黏膜和脐带等部位缺乏足够的保护层来抵御外界病原体的侵袭，容易引发感染。

10.眼睛　早产儿视网膜血管发育成熟度不佳，血管的弹性和耐受性相对较差，过度给氧或长期给氧可能会对视网膜血管产生不良影响，导致血管收缩并刺激血管增生，进而引发视网膜、玻璃体的出血及纤维化,进而导致视网膜剥离和失明,称为早产儿视网膜病变。对于早产儿的治疗,需要特别注意氧气的使用,避免过度给氧或长期给氧,以减少视网膜病变的发生。

11. 生长发育 早产儿通常生长发育速度比足月儿快,其体重增长的倍数也相应较大。在 1 岁时,足月儿的体重大致相当于出生时的 3 倍,而早产儿则可以达到出生时的 5 倍半或更多。特别是对于出生时体重为 1001～1500 g 的早产儿,其 1 岁时的体重甚至可以达到出生时的 7 倍。然而,由于早产儿的生长速度特别快,早产儿也更容易出现低血钙和佝偻病等。低血钙可能导致神经肌肉兴奋性增强,引发惊厥、喉痉挛等严重症状。佝偻病则是一种由维生素 D 缺乏引起的骨骼疾病,可能导致骨骼畸形、生长迟缓等问题。对于早产儿来说,需要特别关注其生长发育情况,及时补充营养和维生素 D 等必要的营养素,以预防低血钙和佝偻病等的发生。

(四)早产儿常见合并症

早产儿常见的合并症包括呼吸系统疾病,如新生儿窒息和新生儿肺透明膜病;血液系统疾病,如新生儿高胆红素血症、皮下及内脏出血;代谢疾病,如低钙血症、低血糖症、高糖血症、低体温综合征、低钠血症、高钠血症、高钾血症;中枢神经系统疾病,如颅内出血、缺血缺氧性脑病、胆红素脑病,以及各系统的严重感染,如败血症和脑膜炎等。

1. 新生儿肺透明膜病 新生儿肺透明膜病是一种严重的呼吸系统疾病,主要是肺泡表面活性物质缺乏所致。这种物质在肺部表面形成一层保护膜,帮助维持肺泡的稳定性,确保正常的气体交换。当这种物质缺乏时,肺泡稳定性受损,导致呼吸困难和呼吸窘迫。新生儿肺透明膜病的主要表现是进行性呼吸困难。

2. 颅内出血 早产儿颅内出血是早产儿期严重且常见的疾病之一,死亡率高,存活者也常有神经系统合并症。在临床上,早产儿颅内出血的表现形式多样,包括硬膜下出血、蛛网膜下出血、脑室内出血、脑室周围出血、脑实质出血、小脑出血以及混合性出血等。通常需要采取积极的措施,包括药物治疗、手术治疗以及康复治疗等,减少出血对早产儿神经系统的影响,促进其康复。

3. 缺血缺氧性脑病 早产儿缺血缺氧性脑病是早产儿窒息后的严重并发症,病情严重而且死亡率极高。治疗不及时或不当可导致永久性的神经功能障碍,如智力低下、癫痫、脑瘫、痉挛和共济失调等。

4. 慢性肺损伤 早产儿由于气道及肺泡发育不成熟,易因气压的变化、氧中毒或动脉导管开放等因素而受到损伤,引发支气管肺发育不良及早产儿慢性肺功能不全。本病多见于 ELBWI(极低出生体重儿),发生率高达 40％～50％,其中支气管肺发育不良是较常见的临床表现。

5. 胆红素脑病 胆红素脑病是由未结合胆红素将脑细胞黄染而引起的神经细胞中毒性病变。未结合胆红素对生理上最活跃的神经细胞影响最大。

(五)早产儿的护理及监护

1. 娩出后立即护理 早产儿分娩时,应提高产房温度,准备好开放式远红外抢救台及预温早产儿暖箱,这些设备可以提供稳定和适宜的温度,有助于维持早产儿的体温和生命体征。娩出后应及时清除口鼻黏液,防止黏液阻塞呼吸道导致窒息;无菌条件下结扎脐带,降低感染风险;用纱布清洁全身,但不必擦去皮肤上的胎脂,以维持体温。

2. 日常护理

(1)一般护理:①保持安静的环境,集中进行护理,以减少对早产儿的干扰。在暖箱中进行喂奶、穿衣及换尿布等工作,轻柔完成,以减少不必要的检查及移动。②每 4～6 h 测量一次体温。皮肤温度应保持在 36～37 ℃,肛温则应保持在 36.5～37.5 ℃。③每天在固定时间称一次体重,最好在哺乳前进行。④早产儿在脐带脱落、创口愈合后再进行沐浴,避免感染。

(2)保暖:室温应保持在 24～36 ℃,保证早产儿的舒适度和生命活动的正常进行。相对湿度保持在 55％～65％,有利于早产儿的呼吸和皮肤健康。对于体重较轻的早产儿,周围环境温度应尽可能接近其体温,以减少能量散失和避免体温过低。早产儿出生后一般应入暖箱。当早产儿的体重达到 2000 g 以上,且一般情况良好,食奶量正常及体温稳定时,可以考虑出暖箱。但出暖箱后的环境温度仍需保持适宜,以避免早产儿受到不必要的刺激和伤害。

(3) 供氧:供氧指征包括发绀、气促、呼吸暂停。不宜常规吸氧,且不宜长期持续使用。在吸氧过程中,需要注意控制氧浓度。

(4) 防止低血糖发生。

(5) 维生素及铁剂的供给。

(6) 喂养:①开始喂奶时间:出生后 4 h 可试喂糖水,6~8 h 后开始喂奶,体重 2000 g 者可采用母乳或奶瓶喂养,以母乳为佳。②早产儿的饮食需要注意蛋白质的摄入:足月儿从母乳中摄入的蛋白质占总热量的 6%~7%,早产儿摄入的蛋白质占总热量的 10.2%,高于足月儿。③进行氨基酸、无机盐和维生素的补充。

二、康复评定

1. 临床评定

(1) 体格发育与头围的增长是评估早产儿健康状况的重要指标。如果头围增长过于缓慢或缺乏后期的追赶性生长,这表示可能存在脑损伤或其他健康问题,并预示着神经发育预后不良。

(2) 吸吮和吞咽功能评定。

①吞咽障碍的部位及程度:在进行吸吮和吞咽评定时,首先需要了解吞咽障碍的部位及程度,可以通过如纤维内镜和食管 X 射线钡剂造影等检查手段,帮助医生详细观察早产儿的口腔、咽部和食管的结构和功能,从而确定吞咽障碍的具体部位和程度。

②口腔运动功能评估:评定过程中的重要环节。新生儿口腔运动评估量表(NOMAS)是一种常用的评估工具,它通过对新生儿的口腔运动进行观察和评估,以确定是否存在口腔运动障碍。这种评估有助于医生了解早产儿的口腔运动功能,从而为后续的治疗提供依据。

(3) 营养监测评定:早产儿营养监测评估涉及定期测量体重、身长、头围等指标,定期检查血液中的营养素水平等。帮助医生了解早产儿的营养状况,为后续治疗提供依据。

(4) 早产儿脑白质损伤:早产儿脑白质损伤是一种严重的疾病,应早期诊断和治疗。头颅 B 超检查是诊断的首选方法。一般在生后 3~7 天内进行初次头颅 B 超检查,可以及时发现是否存在脑白质损伤。如无异常,在接下来的 1 个月内,需要每周复查 1 次,以便及时观察病情的变化。1 个月后,可以每月复查 1 次,直至矫正胎龄达到 40 周。如果初次检查异常者,应每 3~7 天随访 1 次,直至正常或矫正胎龄达到 40 周。但颅脑 B 超检查对早期弥漫性脑白质损伤多不敏感,因而在出院前或矫正胎龄达到 40 周时,应常规进行 MRI 检查。

2. 功能评定

(1) 神经行为检查:详见本章高危儿康复评估。

(2) 视觉评估:对于胎龄小于 34 周、出生体重小于 2000 g 的早产儿,需要进行定期的眼底病变筛查,对于患有严重疾病的早产儿,筛查的范围可以适当扩大。首次筛查应在出生后 4~6 周或矫正胎龄达到 32~34 周时进行。这个阶段的视网膜发育已经相对稳定,可以进行较为准确的评估。然后,根据眼科医生的随访要求,进行定期随访和复查。

(3) 听觉评估:在住院和出院时,所有早产儿都应进行听力筛查,并在出院后定期进行复查评估。这有助于监测听力问题的进展,以及确定是否需要进一步的治疗或干预。复查的时间间隔通常为 1~3 个月,具体取决于婴儿的情况和医生的建议。

三、康复治疗

(一) 院内康复

1. 环境干预　参照本章第一节高危儿的康复,进行环境改造,要求降低光线、减少噪声干扰、确保适宜的保温条件。

2. 体位 详见本章第一节高危儿的康复。

（1）"鸟巢"式体位。

（2）袋鼠式体位。

（3）肌张力增高儿童体位。

（4）肌张力低下儿童体位。

3. 经口喂养干预 详见本章高危儿康复治疗。

4. 维生素和微量元素补充 确保早产儿获得充足的维生素和微量元素补充。

5. 疼痛处理 一般多采用非营养性吸吮外、按摩、口服蔗糖等方法。

（二）出院后康复

早产儿应加强出院后的随访和管理,在去除导致生长发育缓慢的因素后,早产儿会出现超过相应月龄加速生长的现象,称为追赶性生长。应综合使用多感官疗法、神经系统发育干预方案和水疗等物理因子干预方案,提高患儿的感知、认知和运动能力。此外,给予家长心理支持对于早产儿的康复和治疗非常重要。家长需要保持积极的心态,学习相关的知识和技能,为儿童提供最好的支持和帮助。

流程图

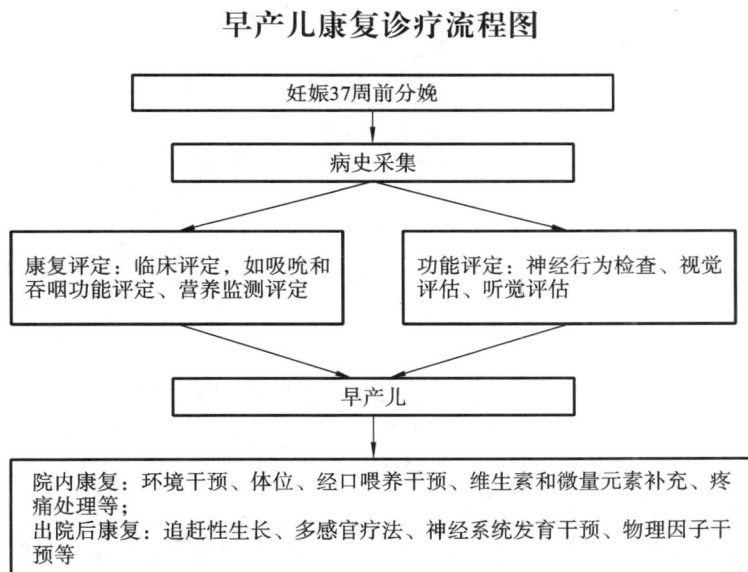

早产儿康复诊疗流程图

课后练习

一、单项选择题

1. 早产儿是指新生儿孕周低于多少周？（   ）

A. 28　　　　　　　B. 32　　　　　　　C. 37　　　　　　　D. 38

2. 导致早产发生的可能原因不包括（   ）。

A. 马方综合征　　　　　　　　　B. 感染

C. 超过三次的流产　　　　　　　D. 部分先天疾病

3. 早产儿的护理不包括（   ）。

A. 环境干预　　　B. 温度干预　　　C. 以上均不是　　　D. 以上均是

二、多项选择题

1. 早产儿可选择的体位有(　　)。

A."鸟巢式"　　　　　　B.袋鼠式　　　　　　C.蛙式　　　　　　D.随意

2. 早产儿的功能评定有哪些?(　　)

A.神经行为评定　　　B.视力评定　　　　　C.听力评定　　　　D.语言评定

三、案例分析题

患儿系第2胎第1产,胎龄27周,2015年03月31日9:40无明显诱因经阴道娩出,羊水清,脐带及胎盘均无异常,出生体重1160 g,否认宫内窘迫史,Apgar评分均10分,于生后15 min出现气促,经皮氧饱和度95%～100%,未特殊处理,下午测血糖2.1 mmol/L,予试喂糖水3 mL,为求进一步治疗转运至我院,转运途中予面罩吸氧,患儿经皮氧饱和度维持正常。

检查见:早产儿貌,神志清,精神反应尚可。吸氧下全身皮肤红润,无皮疹及出血点。

手足温,足跟毛细血管再充盈时间1 s。前囟平软,口周无发绀。颈软无抵抗。呼吸稍促,三凹征阴性,双肺呼吸音粗,未闻及干湿性啰音。心律齐,心音有力,未闻及病理性杂音。腹部平软,未见胃肠型及蠕动波,肝脾肋下未触及肿大,肠鸣音正常。四肢肌张力符合胎龄。觅食、吸吮、握持反射、拥抱反射未引出。

临床诊断:早产儿,极低出生体重儿,新生儿低血糖症,新生儿感染。

任务:如何为患儿实施康复服务?

扫码看答案

(赵　邓)

任务四　低出生体重儿的康复

学 习 情 境

患儿,女,30 min。第一胎第一产,胎龄28^{+2}周,顺产,出生时脐绕颈2周,体重1.25 kg。后收入儿科NICU住院,入院后患儿呼吸浅促,不规律,且频繁出现呼吸暂停。

检查见:哭声低微。早产儿貌。前囟1.0 cm×2.0 cm,平软。双侧瞳孔等大等圆,直径约2.5 mm,对光反射灵敏。头罩吸氧下,口唇有轻度发绀。双肺呼吸音减弱,无干湿啰音。四肢肌张力低下。

临床诊断:低出生体重儿。

任务:如何为患儿实施康复服务?

→ 任务实施

一、知识储备

（一）低出生体重儿的概念

低出生体重儿（low birth weight infant，LBWI）指的是出生时体重＜2500 g 的活产婴儿，是衡量一个国家或地区孕产妇和儿童健康的重要指标。按 WHO 标准，低出生体重儿可进一步分三类：低出生体重儿（LBWI）、极低出生体重儿（very low birth weight infant，VLBWI）和超低出生体重儿（extremely low birth weight infant，ELBWI）。

（二）低出生体重儿发生的原因

1. 孕周 早产是导致 LBWI 的主要原因之一，新生儿出生体重与孕周呈正相关。胎儿生长发育的营养物质均由母体提供，孕周越小，胎儿在母体中获取的营养越少，导致在母体子宫内发育不足，出生体重越低。早产儿出生后各器官发育不良，抵抗力较差，容易发生呼吸衰竭、早产儿脑病、先天性心脏病等并发症。

2. 产妇年龄 高龄妊娠（指妊娠时年龄超过 35 岁）的女性卵巢储备功能降低，生殖功能会受到一定的影响，加上高龄产妇的妊娠期母体合并症发生率高，以及心理因素等原因，LBWI 的发生率更高。

3. 多胎妊娠 多胎妊娠属于高危妊娠。多胎妊娠的胎儿从母体获取的营养物质比单胎少，宫内生长环境相对较差，对胎儿的生长发育有影响。孕妇患高血压等并发症多于单胎妊娠，母体妊娠期贫血和妊娠高血压的发生率大大增加。合理开展辅助生殖技术，同时多胎妊娠的孕母应适当加强妊娠期营养，做好妊娠期产检，预防 LBWI 的发生。

4. 妊娠高血压 妊娠高血压是导致妊娠不良结局的主要原因之一，可导致孕产妇和围产儿死亡。妊娠高血压基本病理变化是全身小动脉痉挛，导致机体各器官血液灌注减少，引起宫内缺血缺氧、胎儿生长受限，导致胎儿自发性早产，出生体重比同胎龄新生儿低，严重影响早产儿预后。

5. 胎膜早破 临产前胎膜自然破裂称为胎膜早破，是妊娠晚期严重并发症之一，发病率高达 12%，其中 1/3 发生在足月之前。它是孕周低、LBWI 的出生和新生儿感染的重要原因。胎膜储存着羊水并对胎儿的安全进行保护，胎膜早破会导致羊水量减少，子宫腔对胎儿的压力增加，胎儿肺部发育还没有成熟，更容易发生宫内缺氧，需要立即终止妊娠，进而导致 LBWI 的发生。

6. 前置胎盘 前置胎盘是指胎盘位置覆盖宫颈内口，胎盘与宫壁之间反复错位性剥离而致妊娠晚期反复性阴道流血，极易出现大出血。前置胎盘可能导致产后出血、胎盘植入、早产和新生儿低出生体重等不良后果。对于前置胎盘孕妇，应加强产前教育及保健工作，做好产时母胎监护，充分完善产前准备，减少早产发生，降低 LBWI 发生率，减轻围产儿并发症严重程度，改善预后。

7. 羊水污染 正常的羊水为无色、半透明的液体。胎儿在母体子宫内缺氧引发酸中毒，致使肛门括约肌松弛，胎粪排出，羊水被污染。羊水污染增加了宫内缺氧的风险，且羊水污染程度越高，胎儿出现窒息可能性就越大。羊水污染导致胎儿胎心监护异常或其他胎儿宫内窘迫的情况，通常选择剖宫产分娩，所以大部分新生儿是早产儿。

8. 脐带异常 胎儿通过脐带与母体相连，来获取氧气、营养物质，以保证正常生长发育。脐带缠绕、脐带过短、脐带脱垂、脐带帆状附着等异常情况将导致宫内窘迫；脐带异常压迫胎儿颈静脉，严重情况下脐带血流中断，供给胎儿氧气减少，导致胎儿大脑缺氧，引起早产。

9. 胎盘早剥 胎盘早剥是指胎儿在妊娠 20 周或分娩前，正常位置的胎盘部分或全部从子宫壁剥离。若出现胎盘早剥，可引起弥散性血管内凝血、宫内缺氧，导致胎儿宫内发育不良，严重威胁孕妇和胎儿的生命，大多情况下需选择剖宫产提前终止妊娠，新生儿大多是 LBWI。

(三) LBWI 的常见并发症

由于早产,新生儿各器官发育不成熟,常有多种并发症。

1. 新生儿呼吸窘迫综合征 由于肺部发育不成熟且缺乏肺泡表面活性物质,出生后新生儿可能出现逐渐加重的呼吸窘迫症状,这被称为新生儿呼吸窘迫综合征(neonatal respiratory distress syndrome, NRDS)。该病多发生于早产儿,主要表现为出生后不久逐渐加重的呼吸困难、呻吟、吸气性三凹征以及呼吸衰竭。该疾病的进展和结局与胎龄、体重、肺泡表面活性物质应用及给药时间、是否存在感染以及是否应用辅助通气治疗密切等因素相关。

2. 新生儿高胆红素血症 新生儿血清总胆红素(serum total bilirubin, TSB)超过 85 μmol/L(5 mg/dL),可出现肉眼可见的黄疸。新生儿胆红素水平在出生后呈动态变化,因此评估新生儿高胆红素血症时需要考虑胎龄因素。此外,早产儿胃肠功能的发育尚不成熟,排便次数不多,肠道循环增多,这增加了高胆红素血症的发生率,延长黄疸的持续时间。

3. 支气管肺发育不良 支气管肺发育不良是指新生儿对氧的需求(吸氧浓度＞21%)持续超过 28 天的肺部疾病,它主要与新生儿肺部发育不成熟有关。新生儿多在 1 周岁以内因反复呼吸道感染,婴幼儿哮喘等疾病反复住院,还可能导致神经系统发育延迟等问题,给家庭和社会带来沉重的经济负担。

4. 新生儿低血糖 新生儿低血糖指血清葡萄糖水平低于 2.2 mmol/L(40 mg/dL),而不考虑出生体重、胎龄和出生后日龄。此外,LBWI 糖异生能力较差,并且体内糖原储备本就较少,葡萄糖利用率低,与 NBWI 相比,更易出现严重的低血糖症状。低血糖容易造成呼吸暂停、抽搐和不可逆的脑损伤等并发症。

二、康复评定

详见本章第三节早产儿的康复。

1. 临床评定

(1) 评估体格发育与头围的增长情况。

(2) 吸吮和吞咽评估。

①纤维内镜、食管 X 射线钡剂造影等检查,以评定吞咽障碍的部位及程度。

②口腔运动功能评估:新生儿口腔运动评估量表评估口腔运动和协调功能。

(3) 营养监测与评估。

(4) 影像学检查。

2. 功能评定 高危儿的功能评定包括神经行为检查、视觉评估、听觉评估等。

三、康复治疗

1. 院内康复

(1) 体温和湿化管理:低出生体重儿由于皮下脂肪较少,体表面积相对较大,身体无法有效地保持足够的热量,这使其容易受到低体温的影响。此外,维持一定的湿度对于低出生体重儿也非常重要。但过高的湿度可能导致呼吸困难和感染的风险增加,而过低的湿度则可能导致皮肤干燥和呼吸道问题(表 4-4-1)。

表 4-4-1　极低出生体重儿和超低出生体重儿在娩出后早期的适宜温度和湿度

项　目	体　重	日　龄				
		0 d	5 d	10 d	20 d	30 d
箱内温度	≤1000 g	35 ℃	35 ℃	34 ℃	33 ℃	32 ℃
	1001～1500 g	35 ℃	35 ℃	33 ℃	33 ℃	32 ℃
箱内湿度	≤1000 g	100%	90%	80%	70%	65%
	1001～1500 g	90%	80%	70%	65%	55%～65%

（2）皮肤管理：由于低出生体重儿多属于未成熟儿，其皮肤非常不成熟，极易受到外界因素的影响，引发严重的问题，如感染、体液丢失等。因此，对于低出生体重儿的皮肤护理需要特别小心和细致。在出生后，需要及时清除面部胎脂，以避免胎脂对皮肤产生刺激并引发感染。对于其他部位的胎脂，如果清除困难，可以等待日后处理。在监护过程中，各种监护电极的粘贴需要使用纸质胶布或低过敏性的棉胶布，以减少对皮肤的刺激。同时，要尽可能减少胶布与皮肤的接触面积，以减少对皮肤的压迫和损伤。在护理过程中，要尽量避免损伤性操作，如频繁采血和穿刺，以减少对皮肤造成的损伤和感染风险。

（3）呼吸系统异常及管理：低出生体重儿因胸廓柔软、肺发育不成熟、肺泡表面活性物质缺乏、肺扩张能力有限以及肺血管阻力高等因素，导致功能残气量低、肺顺应性差、通气/血流比值异常、气道阻力高，易发生肺透明膜病、呼吸暂停等并发症。

①肺泡表面活性物质的应用：肺泡表面活性物质的应用对低出生体重儿至关重要。28周以下的早产儿，应预防性给予肺泡表面活性物质。对于28～30周的早产儿，当其FiO_2（吸入氧浓度）＞40％而SO_2（血氧饱和度）不能维持在85％以上时，应早期给予肺泡表面活性物质，可以有效降低新生儿肺透明膜病等并发症的风险。

②氧分压和氧饱和度监测：呼吸系统管理的重要环节。维持经皮血氧饱和度在87％～92％（不超过95％），氧分压维持在6.7～9.3 kPa（50～70 mmHg），确保早产儿的呼吸系统正常运作，并及时发现潜在问题。

③非插管性呼吸支持：一种在临床中广泛应用的呼吸支持方式，它通过鼻塞持续气道正压通气的方式，为儿童提供稳定的呼吸支持。这种支持方式在早期应用时，可以有效地减少气管插管和机械通气的时间，从而降低并发症风险。

④呼吸暂停的应对处理：低出生体重婴儿常出现呼吸暂停。对呼吸暂停的非药物治疗主要采用物理刺激。例如，通过轻拍婴儿的背部或给予一定的刺激，可唤醒婴儿的呼吸中枢，缓解呼吸暂停的症状。如果呼吸暂停反复发作，应给予氨茶碱兴奋呼吸中枢，以帮助婴儿恢复正常的呼吸节奏。如果药物无效，可考虑持续气道正压或机械通气治疗。

（4）营养管理：大多数早产儿在出生后的24 h内可以进行肠道内营养，但其缺乏经口喂养所需的吸吮力和协调的吞咽功能，以及食管运动的同步功能，因此通常需要通过胃肠管饲法进行喂养。这种喂养方法是将一根细管插入婴儿的胃或肠道，以便将营养物质直接输送到婴儿的消化系统。该方法可以确保早产儿获得充足的营养，同时避免因吸吮和吞咽困难而导致的窒息和降低其他并发症的风险。

①肠道内营养：生命体征稳定的早产儿出生后第二天即可开始微量喂养，微量喂养时间一般为2～14天。这种喂养方式是通过给予少量的营养物质，逐渐增加喂养量。在微量喂养的过程中，可以采用间断喂养或连续输注的方法。母乳为首选，在没有足够的母乳或存在不适合母乳喂养的情况下，可选择早产儿配方乳。

②非营养性吸吮：非营养性吸吮是一种特殊的治疗方法，适用于不能经肠道喂养或喂养不耐受的婴儿，通过让婴儿吸吮一种无营养的安慰剂以模拟母乳喂养的过程。这种治疗方式旨在刺激婴儿口腔和胃肠道的发育，促进其消化和吸收功能的完善。非营养性吸吮不宜长期使用。此外，在使用非营养性吸吮时，应该注意观察婴儿的反应和症状，确保其安全和舒适。

③ELBW和VLBW婴儿的喂养：对于稳定的ELBW和VLBW婴儿，由于出生时体重过轻，需要特殊的营养支持。母乳或早产儿配方乳是首选。如果无法获得足够的母乳，可用早产儿配方乳替代。在未达到全肠内营养之前，早产儿配方乳的能量密度为293 kJ/100 mL（70 kcal/100 mL）；达到全肠内营养后，配方乳的能量密度可增加到335 kJ/100 mL（80 kcal/100 mL）；对于母乳喂养的婴儿，如果母乳不足或质量不佳，可以考虑添加母乳强化剂，以提升母乳的营养价值，满足婴儿的生长需求。通常当婴儿的矫正胎龄达到34周或体重达到1500 g时，可以开始部分给养，并逐渐增加经口喂养的奶量。在此过程中，如果经口喂养耐受良好，可以逐渐改为每3 h喂养一次。同时需要控制每天增加的奶量，避免过度喂养。

早产儿每日增加的奶量不应超过 20 mL/kg,以每天 10～15 g/kg 较为适宜。这有助于确保婴儿的胃肠道能逐渐适应新的食物,并避免因过度喂养导致的不良后果。

④肠道外营养:一种通过静脉途径提供营养物质的方法。一般不主张使用该方法,但如果婴儿存在消化道功能障碍或重症呼吸窘迫综合征、重症循环障碍或者危重败血症时,应给予全肠外营养。

(5)贫血管理:在达到全肠道营养后应尽早补充铁剂,可减轻贫血程度。

(6)环境:降低光线、减少噪声、保温。详见本章高危儿康复治疗第三节。

(7)体位:"鸟巢"式体位、袋鼠式体位。详见本章高危儿康复治疗第一节。

(8)经口喂养干预。

2. 出院后康复　出院后,加强随访和院外管理。综合运用多感官疗法、物理因子疗法、神经系统发育干预方案和家庭支持,促进功能康复。

流程图

低出生体重儿康复诊疗流程图

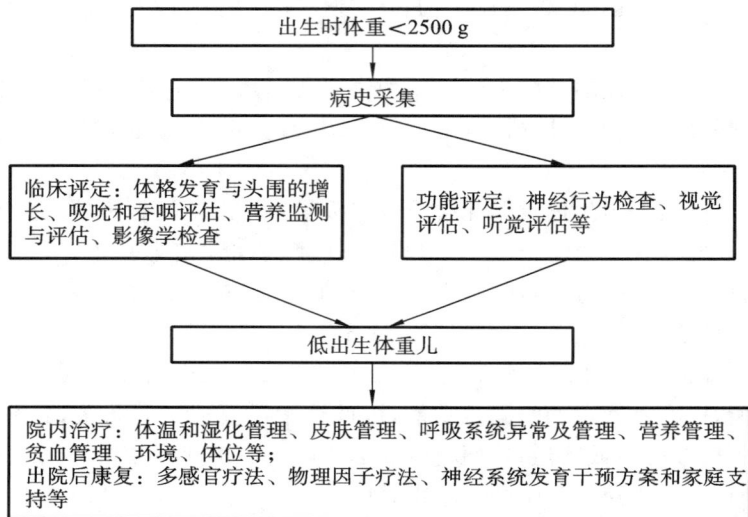

课后练习

一、单项选择题

1. 低出生体重儿指的是出生时体重低于(　　　)的新生儿。

A. 2300 g　　　　　　B. 3000 g　　　　　　C. 2500 g　　　　　　D. 4000 g

2. 低出生体重儿的物理因子干预首选(　　　)。

A. 针灸　　　　　　　B. 言语治疗　　　　　C. 水疗　　　　　　　D. 高频电疗法

3. 低出生体重儿的院内康复不包括(　　　)。

A. 体温　　　　　　　B. 湿度　　　　　　　C. 呼吸系统异常　　　D. 言语

二、多项选择题

1. 低出生体重儿可进一步分为哪几类?(　　　)

A. LBW　　　　　　　B. VLBW　　　　　　C. ELBW　　　　　　D. BW

2. 低出生体重儿的康复评定有哪些?(　　　)

A. 临床评定   B. 吸吮和吞咽评定   C. 营养监测与评估   D. 功能评定

三、案例分析题

患儿,女,30 min。第一胎第一产,胎龄 28+2 周,顺产,出生时脐绕颈 2 周,体重 1.25 kg。后收入儿科 NICU 住院,入院后患儿呼吸浅促,不规律,且频繁出现呼吸暂停。

检查见:哭声低微。早产儿貌。前囟 1.0 cm×2.0 cm,平软。双侧瞳孔等大等圆,直径约 2.5 mm,对光反射灵敏。头罩吸氧下,口唇有轻度发绀。双肺呼吸音减弱,无干湿啰音。四肢肌张力低下。

临床诊断:低出生体重儿。

根据上述患儿病例,制定详细的评估和及康复治疗方案。

扫码看答案

(赵　邓)

儿童神经系统疾病的康复

扫码看 PPT

▲ **能力目标**

1. 能按照 SOAP 思维模式开展工作。

2. 能按照《常用康复治疗技术操作规范(2012 年版)》为患儿实施康复评定及康复治疗。

3. 能准确地对患儿及家属进行健康教育,具备良好的沟通能力。

▲ **知识目标**

1. 掌握儿童脑瘫、癫痫、儿童脑出血、脊髓炎、脑积水和分娩性臂丛神经损伤的概念、病因、临床分型、康复评定和治疗方案。

2. 熟悉不同类型儿童脑瘫的治疗方法;熟悉癫痫、脊髓炎、脑积水、进行性肌营养不良和脊髓灰质炎的病因与发病机制。

3. 了解脑瘫、癫痫、儿童脑出血、脊髓炎、脑积水、分娩性臂丛神经损伤和脊髓灰质炎的治疗药物;了解进行性肌营养不良的病因、临床症状和预后。

▲ **素质目标**

1. 具备儿童康复治疗师必备的职业道德和职业素养。

2. 具有团队协作精神。

3. 具有自主学习和终身学习的态度。

课堂思政目标

1. 培养学生尊重患儿,善于医患沟通的能力。

2. 培养学生勇于探索的创新精神、善于解决问题的实践能力。

任务一　脑性瘫痪的康复

学 习 情 境

患儿,男,3 岁 4 个月,因不能独立步行入院。患儿为第二胎第二产,妊娠 38 周顺产,出生时体重 3.5 kg,产后无异常。患儿出生后运动、智力发育相比同龄儿童滞后。入院时不能独坐、独站,辅助下迈步呈剪刀步态,双膝屈曲,双足跟不能着地。体格检查:一般情况良好,双手精细运动稍差,双下肢肌张力高,关节活动度差,外展受限。辅助检查:头颅 MRI 示双侧脑室及第三脑室轻度增大,双侧额颞顶区脑外间隙增宽。基因检测示 GNA01 基因变异。脑电图未见异常。

临床诊断:痉挛性脑瘫。

任务:如何为患儿实施康复服务?

→ **任务实施**

一、知识储备

(一)脑瘫的概念

脑性瘫痪(cerebral palsy,CP)简称脑瘫,是由各种原因导致的非进行性脑损伤综合征。目前,我国对脑瘫的最新定义:脑瘫是一组持续存在的中枢性运动和姿势发育障碍的活动受限综合征,由发育中的胎儿或婴幼儿脑部非进行性损伤所致。脑瘫儿童的运动障碍常伴有感觉、知觉、认知、交流和行为障碍,以及癫痫和继发性肌肉、骨骼问题。

(二)脑瘫的流行病学

国外报道脑瘫的患病率为 1‰～5‰,我国 0～6 岁儿童脑瘫患病率为 2.30‰。从各国及地区调查结果上看,脑瘫患病有以下特点:男性多于女性;重症病例增多;不随意运动型病例减少;发达国家重症较多,不随意运动型病例明显少于发展中国家。据报道,每次妊娠的脑瘫流行率单胎为 0.2%,双胞胎为 1.5%,三胞胎为 8.0%,四胞胎为 43%。

(三)脑瘫的病因

脑瘫的直接病因是脑损伤和脑发育缺陷。脑损伤和脑发育缺陷的发生时间可划分为 3 个阶段,即出生前、出生时和出生后。

1. 出生前 胚胎期脑发育异常的原因主要包括母体因素和遗传因素。

(1)母体因素:高危因素包括孕妇感染、母婴血型不合、大量吸烟、酗酒、先兆流产、用药、接触毒物、受到辐射、外伤、风湿病、糖尿病、高血压、子宫或胎盘功能不良、营养障碍、初产大于 35 岁或小于 20 岁、妊娠中手术等。

妊娠 26～34 周时,胎儿的脑室旁白质最易受损,形成脑室周围白质软化症,导致痉挛型双瘫。妊娠 38～48 周时,胎儿脑基底核的新陈代谢需求特别高,此阶段基底核最易受损,导致肌张力不稳定或运动障碍。

(2)遗传因素:遗传因素对脑瘫的影响越来越重要。研究显示,有明显产前因素的脑瘫中,1/6 为遗传因素所致。

2. 出生时(围生期) 有早产、过期产、出生体重过轻、巨大儿、产程缺氧、难产或产程过长、臀位分娩、脐带绕颈、羊水浑浊、吸入胎便、产伤、胎盘早期剥离、前置胎盘、多胎、颅内出血、感染、急产等危险因素。

3. 出生后 可与出生前、出生时因素重叠,但创伤、感染、惊厥、颅内出血、脑积水、胆红素脑病、中毒等被认为是主要因素。

在我国引起脑瘫的三大高危因素为窒息、早产、黄疸(包括核黄疸和迁延性黄疸)。其中对于黄疸引起的脑瘫、因医疗条件的改善,患病儿童数量明显下降。

（四）脑瘫的临床分型及临床表现

根据《中国脑性瘫痪康复指南(2022)》，脑瘫临床分型和分级标准如下。

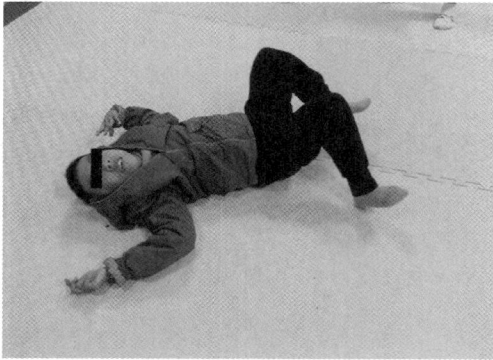

图 5-1-1　痉挛型四肢瘫

1. 痉挛型四肢瘫　以锥体系受损为主，包括皮质运动区损伤。特征是牵张反射亢进，表现为四肢肌张力增高，上肢背伸、内收、内旋，拇指内收，躯干前屈，下肢内收、内旋、交叉，膝关节屈曲、剪刀步态、尖足、足内外翻，拱背坐，腱反射亢进，踝阵挛、折刀征和锥体束征等阳性(图 5-1-1)。

2. 痉挛型双瘫　症状同痉挛型四肢瘫，主要表现为双下肢痉挛及功能障碍重于双上肢。

3. 痉挛型偏瘫　症状同痉挛型四肢瘫，表现为一侧肢体功能障碍。在脑瘫各类分型中，痉挛型偏瘫儿童临床症状较轻，大部分儿童可以独立行走，并且通常智力不受影响，能够完成学业。

4. 不随意运动型　以锥体外系受损为主，主要包括手足徐动、舞蹈-手足徐动、肌张力障碍。该型最明显特征是非对称性姿势，头部和四肢出现不随意运动，即进行某种动作时常夹杂多余动作，四肢、头部不停地晃动，难以自我控制。该型肌张力可高可低，可随年龄改变。腱反射正常，锥体外系征阳性，如紧张性迷路反射、非对称性紧张性颈反射。静止时肌张力低下，随意运动时增强，对刺激敏感，表情奇特，挤眉弄眼，颈部不稳定，构音与发音障碍，流涎，摄食困难，婴儿期多表现为肌张力低下。

5. 共济失调型　以小脑受损为主，以及锥体系、锥体外系损伤。主要特点为因运动感觉和平衡感觉障碍造成不协调运动。为获得平衡，两脚左右分离较远，步态蹒跚，方向性差；运动笨拙、不协调，可有意向性震颤及眼球震颤，平衡障碍、站立时重心在足跟部、基底宽、醉汉步态、身体僵硬；肌张力可偏低、运动速度慢、头部活动少、分离动作差；闭目难立征阳性、指鼻试验阳性、腱反射正常。

6. Worster-Drought 综合征　一种以先天性假性延髓(球上)轻瘫为特征的脑瘫，表现为嘴唇、舌头和软腭的选择性肌力降低，吞咽困难、发音困难、流涎和下颌抽搐。

7. 混合型(mixed type)　具有两型及以上的特点。

（五）脑瘫的临床分级

目前多采用粗大运动功能分级系统(GMFCS)。GMFCS 是一套根据脑瘫儿童运动功能受限随年龄变化的规律所设计的分级系统，完整的 GMFCS 将脑瘫儿童分为 5 个年龄组(0～2 岁、2～4 岁、4～6 岁、6～12 岁、12～18 岁)，每个年龄组根据儿童运动功能从高至低分为 5 个级别(Ⅰ级、Ⅱ级、Ⅲ级、Ⅳ级、Ⅴ级)。GMFCS 对 2 岁及以上脑瘫儿童运动功能障碍的程度判断结果更为准确。

（六）脑瘫的临床诊断

根据《中国脑性瘫痪康复指南(2022)》中脑瘫诊断标准，脑瘫诊断依据为四项必备条件和两项参考条件。

1. 必备条件　诊断脑瘫必须具备以下四项必备条件，缺一不可。

(1)中枢性运动障碍持续存在：表现为抬头、翻身、坐、爬、站和走等粗大运动功能和精细运动功能障碍，或显著发育落后。轻症可逐渐缓解，重症可逐渐加重，最后导致肌肉、关节的继发性损伤，产生关节挛缩和畸形。

(2)运动和姿势发育异常：在动态和静态下，以及在俯卧位、仰卧位、坐位和立位时出现运动和姿势异常，运动时出现运动模式的异常，轻重程度不等。应根据不同年龄段的姿势及发育特点判断。

(3)反射发育异常：主要表现为原始反射延迟消失或持续存在，立直反射(如保护性伸展反射)及平衡反应延迟出现或不出现,可有病理反射阳性。

（4）肌力及肌张力异常:大多数脑瘫儿童的肌力降低。痉挛型脑瘫肌张力增高;共济失调型脑瘫肌张力偏低;不随意运动型脑瘫肌张力在兴奋或运动时增高,安静时降低。评估时可通过检查腱反射、静止性肌张力、姿势性肌张力、运动性肌张力和关节活动度来判断。

2. 参考条件 以下两项参考条件有利于寻找病因及佐证,有利于诊断及制定康复策略。

（1）有引起脑瘫的病因学依据:包括出生前、出生时、出生后至 3 岁的各类病因导致的非进行性脑损伤。

（2）可有头颅影像学佐证:包括头颅 B 超、CT、MRI 等影像学检测结果异常。

二、康复评定

康复评定应按照儿童运动、感觉、言语和语言、智力等方面的发育规律进行全面评估。评估时需重视儿童发育的未成熟性和异常性,同时也要重视儿童现有能力和潜能。重视量化指标和客观依据,结合家庭和社会环境因素对儿童进行动态评估,以更好地满足康复训练的需要。

（一）身体功能与结构的评定

1. 肌张力的评估 肌张力的评估可以通过触诊、姿势变换观察、摆动运动和被动关节运动等方式来进行。常采用改良 Ashworth 量表评估法、改良 Tardieu 量表评估法等量表进行评估。

2. 肌力的评估 临床上一般用徒手肌力评分法对脑瘫儿童的肌力进行评估。测试者通过触摸肌腹、观察肌肉运动情况和关节活动度以及克服阻力的能力,确定肌力的大小。

3. 关节活动度的评估 关节活动度的评估适用于肌肉张力改变和挛缩等情况的判断。通常采用的评估方法包括头部侧向转动试验、臂弹回试验、围巾征检查、腘窝角检查、内收肌角检查、牵拉试验、足背屈角检查、跟耳试验等。临床上也常与量角器测量法结合使用。

4. 反射发育的评定 脑瘫儿童的反射发育评估包括原始反射、姿势反射、平衡反应和病理反射评估。临床常见检查包括手/足握持反射、放置反射、踏步反射、侧弯反射、觅食反射、拥抱反射、紧张性迷路反射、非对称性紧张性颈反射、对称性紧张性颈反射、阳性支持反射、立直反射、不同体位的平衡反应、巴宾斯基反射、踝阵挛等。

5. 步态分析 可以通过对步行的观察或者用仪器检查等来进行步态分析。儿童的步行方式在 2 岁时与成人基本相似,在 5 岁左右完全与成人相同。步态观察一般采用自然步态,观察包括从前面、侧面和后面观察,需注意步行节律、稳定性、流畅性、对称性、重心偏移、手臂摆动、关节姿态、儿童神态与表情、辅助装置(矫形器、助行器)的作用等。

6. 感知觉评估 包括感觉处理、视觉、听觉、触觉、平衡觉、本体感觉、左右分辨、空间位置与关系、视觉整合、图形背景辨别、深度分辨、形状分辨、地点定向、感觉统合发展能力等的评估。脑瘫的姿势、运动障碍有部分与感知觉障碍相关,进行感知觉评估很有必要。

7. 认知觉评估 包括记忆力、理解力、定向能力、分辨能力、注意力、判断力、排列能力、分类能力、概念形成、空间运用、问题解决能力、学习能力、醒觉层次等的评估。

8. 言语功能评估 包括语言发育迟缓和构音障碍的评定。脑瘫语言发育迟缓的评定应用 S-S 法,检查内容包括符号形式与指示内容关系、促进学习有关的基础性过程、交流态度三个方面。构音障碍评定应用中国康复研究中心构音障碍检查法,包括构音器官运动功能检查、构音检查两个方面。

9. 精神功能评定 包括对儿童智力和气质的评定。不同年龄阶段的儿童根据其年龄选择适当的韦氏量表。中国斯坦福-比奈智力量表适用于 2～18 岁儿童及青少年,瑞文标准推理测验适用于 6 岁以上儿童。

（二）活动和参与的评定

脑瘫的活动和参与评定主要从以下几个方面进行。

1. 粗大运动功能评定 粗大运动功能是指抬头、翻身、坐、爬、站、走、跑、跳等运动能力。可利用运动发育龄、粗大运动功能评定相关量表进行评估。

(1)运动发育龄:根据正常小儿的平均运动发育规律判断儿童目前的运动发育水平。评定时要分别对各种体位(包括仰卧位、俯卧位、坐位、四点支撑位、膝立位、单膝立位、扶持立位、独立位等)的发育水平进行评估和分析,计算出发育商。

(2)粗大运动功能评定相关量表:包括粗大运动功能分级系统(GMFCS)、粗大运动功能评定(GMFM)量表、Peabody 运动发育评定量表(PDMS-2)、Alberta 婴儿运动量表(AIMS)、丹佛发育筛查测验(DDST)、格塞尔发育量表(GDS)、新生儿 20 项行为神经测定(NBNA)等。

2. 精细运动功能评定 包括脑瘫儿童手功能分级系统、精细运动功能测试量表(FMFM)、Peabody 运动发育评定量表(PDMS)精细运动部分、Carroll 上肢功能评定(UEFT)、上肢技能质量评定量表(QUEST)、偏瘫儿童手功能评定、AHA 量表、House 上肢实用功能分级、参照粗大运动功能分级系统而制定的 Bimanual 精细运动分级方法、Mital Sakellaride 分级系统等。

3. 交流能力评定 主要涉及理解能力、表达能力的评定。有格塞尔发育量表(GDDS)、语言发育迟缓检查法(S-S 法)、构音障碍评估等。

4. 日常生活活动能力评定 脑瘫儿童日常生活活动能力评定要点包括进食动作、更衣动作、修饰动作、如厕动作、洗漱动作、体位转移、重心移动等方面的能力。评定量表可从能力低下儿童评定量表(PEDI)、儿童功能独立性评定量表(We-Wee)等中选用。

5. 主要生活领域评定 主要生活领域评定包括教育评定、经济生活评定,通常可选用的有文化知识测试、象征性游戏评定(SPT)、游戏测试评定(TOP)等。

6. 社会交往技能评定 社会交往技能包括适应行为、两人之间的关系、集体中的人际关系、规则的遵守等方面。常用的评定量表包括文兰适应能力量表、婴儿-初中生社会生活能力评定量表、儿童适应行为评定量表。

(三)环境评定

环境评定包括针对脑瘫儿童矫形器和辅助器具的评定,医院或康复机构、家庭环境评定以及社区人工环境评定,康复治疗人员、学校教师及同学、社区人员、家长及家庭成员等的态度评定。重点针对脑瘫儿童的功能水平,对其即将回归的环境进行实地考察、分析,以了解其在实际生活环境中活动完成情况、舒适程度及安全性,准确找出影响其活动的因素。向脑瘫儿童所在的家庭、社区(包括幼儿园、学校)及政府机构提供环境改造的适当建议和科学依据,最大限度地提高其功能水平和独立性。

三、康复治疗

(一)康复治疗原则

1. 早期干预 0~1 岁是大脑发育最迅速和代偿能力较强的时期,目前公认对脑损伤的治疗和干预越早越好。早期发现异常表现并进行干预是取得最佳康复效果的关键。

2. 综合性康复治疗及团队干预 综合性康复治疗包括运动疗法、作业治疗、物理因子疗法、中医疗法、矫形器及辅助器具应用、言语与语言疗法、药物治疗、手术治疗、医教结合疗法及家庭干预等。儿童康复团队成员应包括康复医师、儿科医师、外科医师、耳鼻喉医师、眼科医师、康复治疗师、康复护士、特殊教育教师、社会工作者、脑瘫儿童及家长等,由团队共同制订全面系统的康复训练计划,进行综合性康复治疗,以促进儿童的身心康复。

3. 以目标为导向的康复治疗 目标导向性训练(goal directed training,GDT)是指个体积极地实践所设定的目标和任务,直到目标或期望的功能性结果以一种整体的方式实现。目标导向性训练与任务导向性训练(task oriented training,TOT)相结合,可将脑瘫儿童获得的功能向现实环境转化,帮助其获得解决目标任务的能力,有效提高脑瘫儿童的粗大运动、精细运动和吞咽等功能。

4. 使儿童进行愉快和有动力的康复训练 应调动儿童的积极性,使其主动参与康复治疗。可采用丰富环境、多感官刺激、游戏、VR 技术等多种方式使脑瘫儿童愉快和有动力地主动参与康复训练。

5. 儿童和家长是决策者 让儿童和家长成为决策者,利于提高脑瘫儿童的主动性和积极性,利于提高家长的参与度和决策权,从而促进家长和医疗专业人员之间的合作。康复评定、制定目标、制定治疗方案都应尽可能地让脑瘫儿童和家长参与,要充分考虑脑瘫儿童自身的需求、家长和家庭的问题,支持家庭在决策中发挥积极作用。

6. 家庭干预 家庭干预是在康复治疗过程中以及康复治疗结束后,经专业人士的培训及指导,在家庭环境中进行的干预方法。

7. 特定任务与辅助技术相结合 特定任务与辅助技术相结合,治疗效果优于单一技术或方法。例如,脑瘫儿童在步行训练的过程中穿戴踝足矫形器,可以提高步幅、改善足背屈角。脑瘫儿童注射 A 型肉毒毒素后,结合系列石膏进行肌力训练,可改善关节活动度以及缓解痉挛。运动疗法结合肌肉贴扎技术,可改善脑瘫儿童的粗大运动功能和精细运动功能。

8. 以 ICF 为指导 ICF 基于"生物-心理-社会"模式,为健康与残疾的理解提供了新概念,为儿童康复奠定了理论基础,并为儿童的功能诊断、功能干预和功能评定提供了方法和工具。研究发现,ICF 框架下的康复干预可显著提高脑瘫儿童的生活质量。

9. 遵循循证医学的原则 选择最优预防和治疗措施,是实现对脑瘫儿童最佳帮助的必要和重要途径。对于脑瘫儿童的康复治疗,也提倡遵循循证医学的原则,防止盲目地强调某种方法的奇妙性、滥用药物,以及盲目地应用某些仪器设备或临床治疗方法。

（二）不同年龄段脑瘫儿童康复治疗的策略

1. 婴儿期策略 婴儿期是儿童生长发育最迅速的时期,也是包括运动功能在内的各类功能发展的初期阶段。一旦诊断为脑瘫或者脑瘫高危儿,应立即进行符合年龄要求的个体化干预,重点围绕运动功能发育障碍及身心发展特点开展。通过抑制原始反射残存、促进立直反射(矫正反射)及平衡反应的建立等方法,进行感觉-运动的正确引导,建立初级运动功能。同时应给予家长及照护者支持、教育及指导,开展专业与家庭干预相结合的综合康复。

2. 幼儿期策略 此期脑瘫诊断已经明确,异常发育的趋势日益明显。此期也是儿童形成自我运动模式的关键时期。此期应根据幼儿的脑瘫类型、粗大运动功能分级系统分级特点、伴随症状,选择有针对性的、促进身心全面发展的康复策略。通过有趣、有吸引力的训练方法,引导儿童自发地进行有规律的练习。

3. 学龄前期策略 此期脑瘫儿童具备一定程度的主动运动能力,活动范围和种类扩大,开始主动控制自身的运动和姿势以适应环境。主动学习能力增强,对技巧性和操作性的运动具备一定的学习能力。因此应用生物力学原理,以非固定性支撑或辅助的方法促进良好的运动模式与功能十分必要。此期康复治疗的重要目标是为入学做准备,应在目标导向下开展包括运动训练、作业治疗、言语与语言治疗、物理因子疗法、辅助技术应用、肌张力管理、挛缩的预防及处理、髋部监测、认知训练、体育干预、家长及家庭干预、娱乐及医教结合等综合康复措施。

4. 学龄期策略 此期的主要目标是使儿童适应学校的环境,培养独立性,建立处理问题及满足需求的能力。此期已经从以初级运动学习为重点转向认知与文化的学习。应以脑瘫儿童为中心,采用团队合作方式制定目标并干预。康复治疗的重点应放在学会如何使用辅助器具,如何增强自理能力和学校学习能力等方面。促进家庭康复训练,儿童和家庭自行决定干预措施,实施足够高剂量的训练并兼顾学习与康复。应采取多种措施,防止关节挛缩、畸形、脊柱侧凸、慢性疼痛等继发性损伤。

5. 青春期策略 此期的康复重点是使儿童适应和改善个体及环境因素,促进和巩固其对现实生活、学习、职业活动的参与能力,为走向社会和独立做准备。肌肉、骨骼的继发性损伤多于青春期表现,应根据具体情况采用辅助器具或手术治疗。根据脑瘫类型和病情严重程度及有无并发症,提高儿童 ADL 能力以及职业能力,逐渐扩大儿童的社会交往范围,将已获得的功能泛化至日常生活及适当的工作中。

（三）康复目标和治疗计划

1. 康复目标 康复目标分为近期目标与远期目标。

（1）近期目标:经过短期治疗后,儿童能达到某一治疗效果的目标,时间一般设定为 4～8 周。以运动发育为例,如经过 4 周头颈部控制训练后,儿童可实现竖颈功能;经过 6 周翻身训练,可完成翻身运动等。在治疗的过程中,注意观察儿童对治疗的反应,进行中期评定。近期目标也要根据逐次评定的结果重新调整,每一次的近期目标是为下一步的治疗做准备。

（2）远期目标:通过较长时间的一个或多个近期目标的训练后,儿童可能达到的较好的功能水平,时间一般设定为 3～6 个月或更长时间。康复治疗师根据儿童初期评定确定的身体功能与结构、活动与参与能力的主要障碍,同时结合儿童个人、家长、生活环境和教育环境等因素,选择儿童日常生活中最需要的、尽可能主动的、具有功能性和参与性的内容作为目标。如"可单手扶扶手上下台阶 10 级"相较于"下肢肌力达 5 级"更具有功能性意义。

2. 治疗计划 治疗计划包括总体治疗计划和各康复治疗师的具体治疗计划。

（1）总体治疗计划:根据儿童的病史、体格检查及初期评定结果,针对其身体功能和结构障碍、活动和参与障碍制订的计划。计划中应明确儿童的整体情况,所达到的发育水平,存在的功能和能力障碍;明确写出该儿童的康复治疗和护理内容。康复医师将总体治疗计划下达给康复治疗师,后者根据儿童的总体情况制订具体治疗计划。

（2）具体治疗计划:各康复治疗师针对儿童相应的功能障碍,结合儿童个人因素、家庭环境和教育环境等因素,制订具体的康复治疗计划。具体治疗计划中应明确针对儿童哪项功能障碍,进行何种康复训练项目,以及该项目的强度、次数、治疗时间等。

（四）康复治疗方法

脑瘫康复治疗方案应由康复治疗团队共同制定。

1. 物理治疗 物理治疗包括运动疗法和物理因子疗法。

（1）运动疗法:儿童运动疗法的主要目的是应用运动训练来解决儿童头控、翻身、坐、站、走、跑、跳等方面的问题,改善功能,抑制异常姿势反射,诱导正常运动发育。神经发育学疗法（NDT）及神经易化技术在儿童脑瘫康复治疗中被广泛采用,包括 Bobath 技术、Vojta 技术、Rood 技术、PNF 技术、Temple Fay 技术、Domain 技术、Phelps 技术和引导式教育（Petö 疗法）。近年来,因强制性运动疗法、减重步态训练、平衡功能训练、借助辅助器具的训练、核心稳定性训练、悬吊训练、运动控制理论及任务导向性训练等先进康复技术被引入脑瘫康复领域,康复效果更加显著。

运动疗法的基本原则如下:遵循儿童运动发育的规律来促进运动发育,以主动运动及诱发运动为主;在抑制异常运动模式的同时,诱导出正常运动模式;使儿童获得保持正常姿势的能力;促进左右对称的姿势和运动;诱发和强化所期望的运动模式,逐渐实现运动的协调性;康复训练前缓解肌张力;增强肌力;注重肌肉-骨骼系统的整体管理。

运动疗法的主要要点包括头部的控制训练（图 5-1-2）、支撑抬起训练（图 5-1-3）、翻身训练（图 5-1-4、图 5-1-5）、坐位训练、四点支撑和四爬移动训练（图 5-1-6）、膝立位和立位训练、步行训练、步态训练和实用性训练等。运动疗法不仅要依据直观观察到的障碍纠正异常姿势和异常运动模式,更要重视功能的建立;不仅要解决局部问题,更要提高整体运动功能;适当进行被动运动训练,但主要采用诱导运动、主动运动以及运动感知与运动认知等训练方法;训练中应高度重视针对性、个性化、多系统、多角度的原则;训练中一定要联合运用多种技术与方法。同时,康复训练要避免过度治疗。

（2）物理因子疗法:应用电、光、声、磁和热等物理因素来治疗疾病的方法。如功能性刺激,可以防止瘫痪肌肉萎缩,促进瘫痪肌肉功能的恢复;运用肌电生物反馈疗法,脑瘫儿童可根据反馈信息对骨骼肌进行放松训练或对瘫痪肌群进行运动功能训练;水疗法利用水的浮力、水波的冲击、水温的刺激、机械刺激、

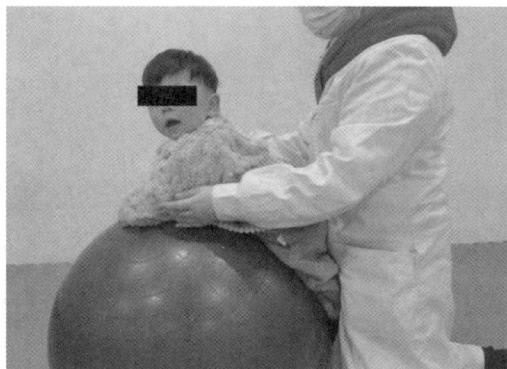

图 5-1-2　Bobath 球上头颈控制训练

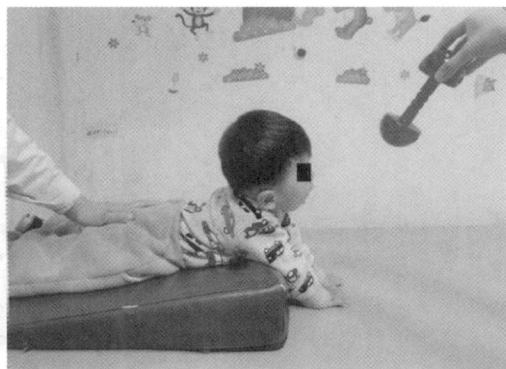

图 5-1-3　手支撑头抬起训练

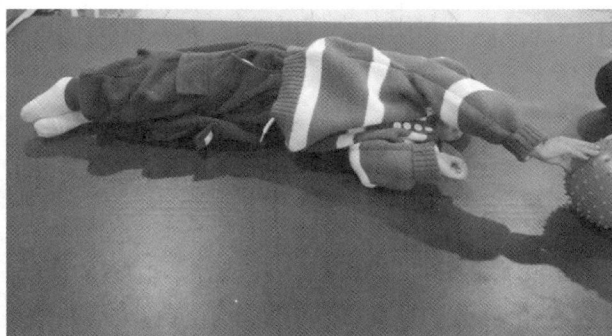

(a)

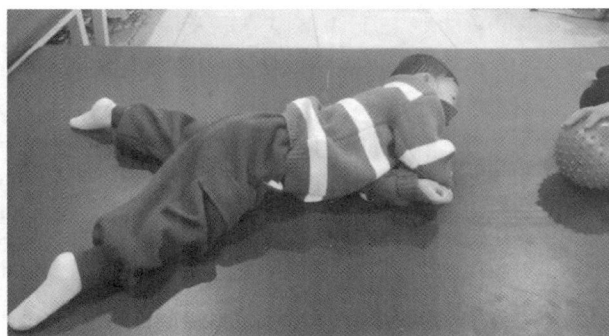

(b)

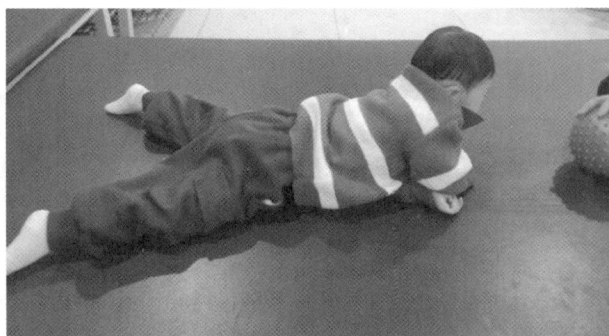

(c)

图 5-1-4　上肢辅助翻身

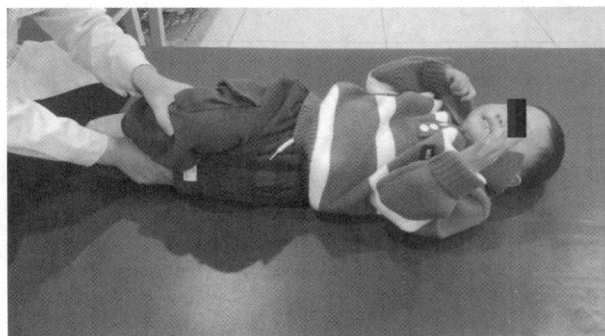

图 5-1-5　下肢辅助翻身

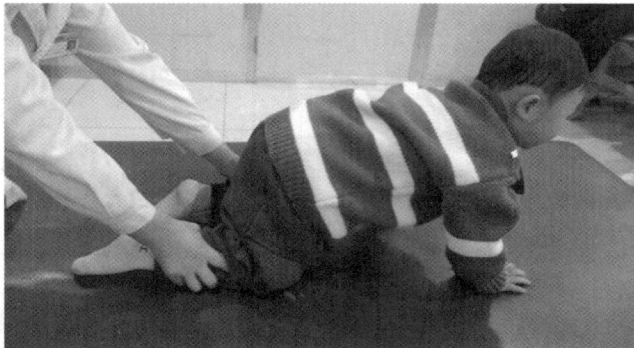

图 5-1-6　四爬移动训练

化学刺激等,可以使儿童肌肉松弛,缓解痉挛,改善关节活动,从而使儿童能够在水中较容易地进行自我控制,在抗重力状态下调整姿势以及完成各种正常运动;石蜡疗法是利用温热作用机制,促进肢体的血液循环,松解粘连,使挛缩的肌腱和韧带软化并松解,从而扩大关节活动度,降低肌张力。

2. 作业治疗　脑瘫儿童的作业治疗内容包括以下几个方面。

(1)姿势控制:训练儿童获得良好的坐位平衡与保持良好坐位姿势的能力,或在训练时,给脑瘫儿童提供适宜的座椅和桌子(图 5-1-7)。当进行单侧手活动时,应将另一只手摆放于恰当的位置上,以帮助脑瘫儿童维持正常的姿势与肌张力。

(2)促进上肢功能发育:上肢功能包括上肢粗大运动功能和手的精细运动功能、手眼协调能力。通过应用各种玩具,以游戏的形式促进手臂与肩胛带的分离动作,增加肩胛带的自主控制,提高坐位平衡能力,诱发手到口的动作,训练肘关节伸直、双手中线活动,以及提高手的抓握能力和手眼协调能力(图 5-1-8)。

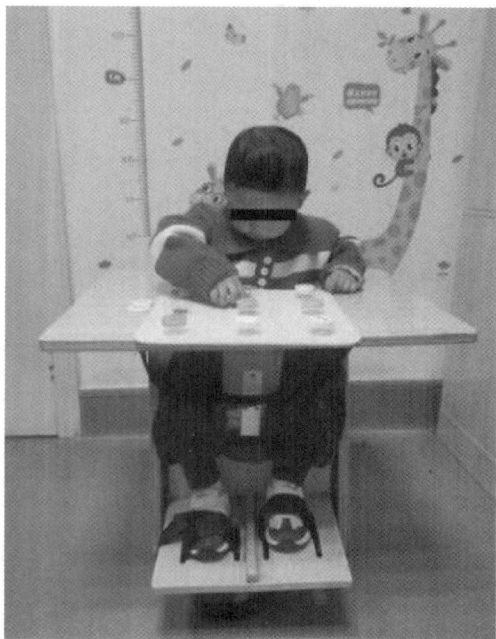

图 5-1-7　坐姿矫正椅

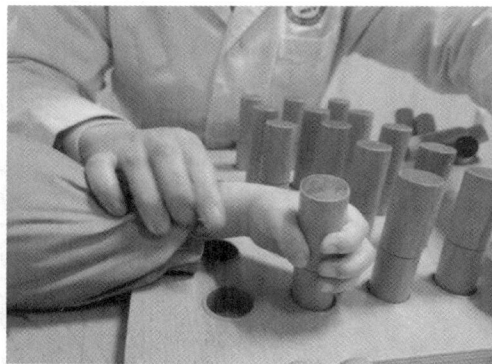

图 5-1-8　手抓握训练——抓放木丁

(3)提升日常生活活动能力:促进运动发育、上肢功能及感知觉与认知功能的训练,并与日常生活活动训练相结合。进食、更衣、如厕、洗漱、交流等日常生活活动训练,是为了让儿童尽可能地生活自理,这是作业治疗的主要目标。如训练吃饭,需要控制头的高低、手眼协调、手的精细运动、咀嚼、吞咽等相应部位的整体配合。

(4) 促进认知功能的发育:促进浅感觉和深感觉的发育,改善儿童对身体部位和形象的认识,提高感知觉及认知能力。

(5) 促进情绪稳定和社会适应性:身体功能障碍越严重,行动越受限,经验越不足,社会适应性越差。应从婴幼儿时期起,调整其社会环境,通过游戏、集体活动来促进脑瘫儿童的社会适应性和情绪稳定。

(6) 环境改造:根据 ICF 的观点,环境因素对身体功能、身体结构、活动和参与三个方面均有影响。明确环境障碍所在,然后针对环境障碍提出解决方案,再改造或重建无障碍环境来实现功能障碍者的全面康复,如对盥洗设施、如厕设施、洗浴设施、坐位保持装置、轮椅等进行改造。

3. 言语与语言治疗 脑瘫儿童常见言语与语言障碍的种类有共鸣异常、构音障碍、语言发育迟缓、发声障碍等。首先可通过评估,明确言语与语言障碍的类型,再确定康复治疗目标和实施计划。脑瘫的言语与语言治疗内容和方法包括以下几个方面。

(1) 日常生活交流能力训练:交流的方式不只限于言语,还有手势、表情等,应将其作为日常生活交流的手段。应尽可能帮助儿童参与家庭和社会活动,鼓励患病儿童和其他儿童一起玩耍,增强其社会交往能力。

(2) 吞咽障碍训练:包括吞咽器官运动训练、感觉促进综合训练、直接摄食训练、对吞咽障碍儿童及其家长的健康教育及指导等。

(3) 抑制异常姿势和反射训练:脑瘫儿童的身体姿势、肌张力、肌力和运动协调的异常都直接影响其言语的质量。言语与语言治疗应首先抑制与构音密切相关的异常姿势和反射,训练时要求儿童坐稳,保持头正中位,眼睛与训练者眼睛处于同一水平高度。

(4) 构音器官运动训练:不同类型脑瘫儿童的训练重点不同,应根据具体情况具体分析。如痉挛型脑瘫儿童主要是缓解口唇肌群的肌张力;不随意运动型脑瘫儿童着重训练口腔和舌运动的能力;共济失调型脑瘫儿童主要训练口腔周围肌肉的协调性等。

(5) 构音训练:构音障碍的脑瘫儿童表现为肌张力增高、减退或协调不良,导致语音形成障碍。康复治疗师可先从头、颈、肩等粗大运动开始训练,逐渐向下颚、口唇、舌等精细运动过渡,目的是降低言语肌的紧张度。早期进行有效的口腔肌肉按摩和口、面肌肉功能训练,可改善口、唇、舌、下颚肌肉的紧张度,提升吸吮、吞咽、咀嚼等动作的协调性,并可减少流涎、口唇控制不良、构音不清等状况。脑瘫儿童的构音障碍个体差异很大,按照先元音后辅音,再单词、句子、短文的顺序进行训练。

(6) 语言发育迟缓的训练:根据每个儿童语言发育迟缓检查、评定结果来制定训练目标及方法。训练方法包括未学会言语符号儿童的训练、手势符号的训练、扩大词汇量训练、词句训练、语法训练、表达训练、文字训练、交流训练等。

4. 引导式教育 引导式教育是通过集体或小组的形式,由"引导员"不断地给予科学的诱导技巧、意识供给或口令,让儿童主动地进行训练,并将其与科学的被动训练相结合,以提高康复效果。同时,该方法将运动、语言、理解力、智力开发、社会交往能力和行为矫正等多个方面有机地结合在一起,为儿童进行全面的康复训练。

5. 辅助器具的应用 辅助器具的分类方法很多,常用的辅助器具依据功能可分为进食、洗漱、穿衣、如厕、修饰、转移、交流等方面的辅助器具,根据治疗内容可分为保持坐位姿势辅助器具、保持立位姿势辅助器具、移动用辅助器具等。矫形器是应用较为广泛的辅助器具之一,作用于人体四肢和躯干等部位,根据生物力学原理以预防、治疗和补偿儿童的功能障碍。常用于脑瘫儿童的下肢矫形器包括足矫形器(FO)、踝-足矫形器(AFO)、膝-踝-足矫形器(KAFO)、髋内收外展控制矫形器、下肢旋转矫形器、膝矫形器(KO)。

在物理治疗和作业治疗中常配合使用这些辅助器具及其他辅助装置,以达到限制关节异常活动、提高稳定性、协助控制肌痉挛、保持肌肉长度、预防畸形、辅助改善运动功能等目的。对于儿童肌痉挛或肌无力引起的功能丧失或肢体畸形,可以应用矫形器治疗。对于伴严重残疾,影响下肢行走的儿童,可用拐杖辅助行走,不能行走的儿童可用轮椅代步。

6. 传统康复治疗 中医认为脑瘫属于"五迟""五软""五硬"范畴,属于儿科的难治之症。中医治疗小儿脑瘫的方法很多,以针灸和推拿治疗较为常用。针灸治疗通过刺激经络、腧穴与头部反射区,调整阴阳平衡,扶正祛邪,疏通经络,活血化瘀及改善微循环。推拿治疗有疏通经络、行气活血、理筋整复、缓解痉挛、健脾和胃、活血生肌、补益肝肾、强筋壮骨等作用。中医药在缓解肌张力,预防挛缩,有效控制流涎,提高咀嚼、吞咽、言语、交流能力和提升智力水平,以及其他促进康复训练效果的方面取得了显著成效,成为我国小儿脑瘫康复的特色疗法。

7. 康复护理 康复护理是脑瘫综合中不可缺少的干预措施。近年来,随着儿童康复理念的发展,脑瘫的康复护理越来越受到重视。康复护理是在一般治疗护理的基础上,采用与日常生活活动有关的物理治疗、运动疗法、作业治疗等,提高儿童的生活自理能力。如在病房或家庭环境中训练儿童利用自助器具进食、穿衣、梳洗、排便,以及进行关节的主动、被动活动等,许多内容超出了一般治疗护理的范畴。

8. 心理治疗 脑瘫儿童除了存在中枢性运动障碍和异常姿势之外,与正常儿童相比,他们更容易出现心理障碍,如情绪障碍、抑郁、焦虑、孤僻、自卑、脾气暴躁、依赖性行为、胆小害羞、睡眠障碍、认知损害等。因此,掌握脑瘫儿童的心理特点,对其进行心理治疗是合理且必要的。心理治疗内容包括心理咨询、认知行为治疗、运动疗法及社会支持等多个方面。

9. 药物治疗 目前暂无治疗脑瘫的特效药。药物治疗主要针对脑瘫儿童的并发损害。缓解痉挛的药物有神经肌肉阻滞剂(A型肉毒毒素)、化学去神经支配药物(苯酚、乙醇)、口服药物(苯二氮䓬类、丹曲林、巴氯芬、替扎尼定等)以及鞘内注射巴氯芬等。管理肌张力障碍的药物有A型肉毒毒素、盐酸苯海索、加巴喷丁等。改善低骨密度和骨质疏松的药物有维生素D、钙补充剂和双膦酸盐。神经营养药物有鼠神经生长因子等。

10. 手术治疗 6岁以内痉挛型脑瘫儿童的畸形多为动力性畸形,首选非手术治疗。随着年龄的增长,肌肉、骨骼逐渐发生病理变化,包括肌腱挛缩、长骨扭转、关节半脱位或脱位等,导致粗大运动功能减退和生活质量下降,需骨科手术干预。手术方式包括肌腱延长矫正挛缩、肌腱转位平衡肌力;旋转截骨术治疗长骨扭转畸形以及稳定髋关节;选择性脊神经后根切断术能降低痉挛型脑瘫儿童下肢肌张力,改善运动功能和生活质量,术后强调密集和持续的康复训练。提倡外科医生与康复医生、康复治疗师及相关人员合作,做好手术适应证的选择、手术与康复训练的结合、术后以及矫形器的应用等工作。

11. 其他 临床上还有其他方法,如音乐疗法、动物辅助疗法、多感官刺激疗法等,有一定疗效,或与其他方法结合,以提高儿童主动参与康复治疗的积极性。

四、健康教育

(一)脑瘫的预防

脑瘫的预防,应严格遵循三级预防原则。

一级预防:又称初级预防,是脑瘫预防的重点,即通过各种干预措施预防脑瘫的出现。通过科学的妊娠期保健、均衡营养、定期产检、科学分娩、新生儿监护、定期儿童保健以及科普知识的普及等工作,防止脑瘫的发生。

二级预防:又称次级预防,是对已出现脑损伤或脑发育缺陷的儿童,采取各种干预措施减缓残疾程度,预防和治疗并发症、继发症,积极进行综合康复治疗,使脑瘫儿童得以身心全面发育。

三级预防:对已经发生残疾的脑瘫儿童,通过各种措施预防残障的发生,尽可能保存现有的功能,通过各种积极有效的康复治疗方法和途径,积极预防畸形、挛缩的发生。辅助器具的使用、社会环境的改造等是防止残障的重要因素。

（二）重视家庭康复

脑瘫的康复是一个长期的过程,要注重家长参与和家庭康复,许多训练需要在家庭环境中完成。在康复治疗过程中,应对脑瘫儿童的家长进行家庭康复教育,指导家庭训练方法,并进行居家环境改造,使儿童在日常生活中得到正确的康复训练,从而提高儿童的独立能力。比如日常生活中的吃饭、穿脱衣物、上厕所、洗漱、睡觉等都是脑瘫儿童的训练机会和项目。

五、功能结局

脑瘫的结局与儿童脑损伤的程度及是否有并发症、开始康复治疗的时间有关。如果患儿脑损伤的程度比较严重,同时又有并发症的损害,则其康复的预后较差。婴儿大脑发育还未成熟,可塑性强,更容易塑造、诱发应有的反射,促进残存的组织发挥代偿作用,从而促使运动功能正常化。因此,越早发现,治疗越及时,康复的预后越好。随着国家各项相关政策的出台,全国各地脑瘫儿童康复机构的不断建立和完善及诊疗技术的不断成熟,脑瘫儿童的早发现、早诊断、早治疗已不再是纸上谈兵,大部分脑瘫患儿经过系统的康复治疗后,其功能结局相对较好。

→ 流程图

脑瘫康复诊疗流程图

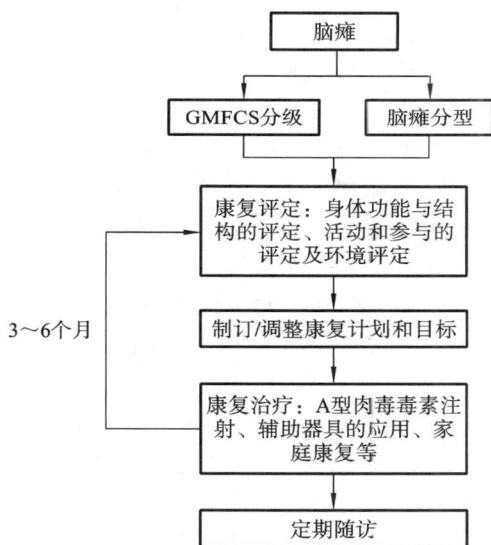

→ 课后练习

一、单项选择题

1. 下列不是脑瘫发生的危险因素的是（　　）。

A. 妊娠 34～36 周　　　B. 胎儿畸形　　　　　C. 胎盘早剥　　　　　D. 胎儿窒息

2. 脑瘫的病因按脑损伤和脑发育缺陷的时间分为三个阶段,以下属于出生前因素的是（　　）。

A. 吸入性肺炎　　　　　　　　　　　B. 出生体重＜2000 g

C. 窒息　　　　　　　　　　　　　　D. 染色体异常

3. 痉挛型脑瘫是临床上最常见的类型,其病变部位主要在（　　）。

A. 基底核部位　　　B. 锥体系　　　　　C. 锥体外系　　　　　D. 小脑

4. 脑瘫的主要表现为（　　）。

A. 中枢性运动障碍和姿势异常　　　　　　　B. 惊厥
C. 言语与语言障碍　　　　　　　　　　　　D. 智力低下

5. 下列属于精细运动功能评定的量表是（　　）。
A. GMFM　　　　　　B. AIMS　　　　　　C. GMFCS　　　　　　D. FMFM

6. 下列不属于脑瘫诊断的必备条件的是（　　）。
A. MRI 提示脑白质发育不良　　　　　　　　B. 中枢性运动障碍持续存在
C. 反射发育异常　　　　　　　　　　　　　D. 肌力及肌张力异常

7. 拥抱反射属于（　　）。
A. 原始反射　　　　　　B. 立直反射　　　　　　C. 平衡反射　　　　　　D. 以上均是

8. 不随意运动型脑瘫的临床表现不包括（　　）。
A. 静止时肌张力低下,随意运动时肌张力增强　　B. 运动过度
C. 剪刀步态　　　　　　　　　　　　　　　D. 舞蹈样动作

9. GMFCS 中,6 岁以上儿童使用移动器具行走,在室外和社区内的行走受限属于（　　）。
A. Ⅰ级　　　　　　B. Ⅱ级　　　　　　C. Ⅲ级　　　　　　D. Ⅳ级

10. 作业治疗一般不包括（　　）。
A. 构音训练　　　　　　　　　　　　　　　B. 上肢功能训练
C. 姿势控制　　　　　　　　　　　　　　　D. 日常生活活动能力训练

二、判断题

（　　）1. 脑瘫在经过康复治疗后可完全治愈。
（　　）2. 小儿脑瘫的康复治疗原则是早发现、早诊断、早治疗。
（　　）3. 小儿脑瘫按运动障碍类型分为痉挛型偏瘫、共济失调型、不随意运动型三型。
（　　）4. 诊断脑瘫的四要素包括运动发育落后和异常、反射异常、姿势异常及肌张力异常。
（　　）5. 脑瘫的神经发育疗法包括 Vojta 疗法、Bobath 疗法、Domain 疗法、Temple Fay 疗法。
（　　）6. 痉挛型脑瘫儿童的特殊表现为拥抱反射。
（　　）7. 共济失调型脑瘫儿童的表现包括非对称性姿势。
（　　）8. 脑瘫儿童功能评定中,关节活动度评定、日常生活活动能力评定、智力评定、言语功能评定不重要。
（　　）9. 运动疗法提倡主动运动和诱发运动。
（　　）10. Alberta 婴儿运动量表主要应用于脑瘫儿童的粗大运动功能评估。

三、案例分析题

患儿,女,2 岁 7 个月。因“左侧上下肢运动明显落后于右侧”入院就诊。患儿系第一胎第一产,母妊娠期因流血诊断为先兆流产,妊娠 34 周产,出生体重 2500 g。新生儿期易哭闹,5 个月能翻身,7 个月能坐,1 岁时发现左侧上下肢运动不灵活在当地诊断为脑瘫,未经治疗,现患儿左侧上下肢运动明显落后于右侧,呈拖曳步态来就诊,以脑瘫收治。

临床诊断:脑瘫,痉挛型偏瘫。

请问如何为患儿实施康复治疗?

扫码看答案

（张冬青）

任务二　癫痫的康复

　　患儿,男,5岁10个月,以"抽搐2次"为主诉入院。6个月前在午睡时发生抽搐,后经MRI检查示颅内无异常。24 h录像脑电图示左中颞区尖慢波频繁发放。未服抗癫痫药。2天前午睡时再次发生抽搐,24 h录像脑电图示左中颞区尖慢波多次单发。

　　任务:

　　1. 该患儿是否可诊断为癫痫?

　　2. 请制定康复方案。

→ 任务实施

一、知识储备

(一)癫痫的概念

癫痫(epilepsy)是由一组脑部神经元异常的超同步化放电引起的突发性、暂时性、发作性脑功能障碍综合征。癫痫是神经系统常见疾病之一。一次神经元的突然异常放电所致的脑部神经功能障碍的过程称为癫痫发作。癫痫发作具有自然缓解的特点。

(二)癫痫的流行病学

流行病学资料显示,我国国内癫痫的总体患病率为7.0‰,年发病率为2.88‰,1年内有发作的活动性癫痫患病率为4.6‰,同时每年新增加癫痫患者约40万人。

(三)癫痫的病因

癫痫的病因主要分为先天因素和非先天因素两大类。

1. 先天因素　中枢神经系统的先天性异常、染色体病及其他一些先天因素(如脑叶萎缩)等。

2. 非先天因素

(1)脑部获得性疾病:如颅脑外伤、脑肿瘤、脑血管疾病、各种颅内感染等。

(2)中毒性疾病:如酒精中毒、药物中毒、金属中毒、有机磷农药中毒等。

(3)其他因素:如疲劳、情绪激动、惊吓等。

(四)癫痫的分类及临床特征

1. 根据病因分类　按病因将癫痫分为原发性癫痫、继发性癫痫、隐源性癫痫三类。迄今为止原发性癫痫和隐源性癫痫的病因尚不十分清楚。一般认为,原发性癫痫可能与遗传有关;继发性癫痫可由任何局灶性或弥漫性脑部疾病,以及某些全身性疾病或系统性疾病引起;随着基因和分子医学的广泛应用和快速发展,隐源性癫痫日益减少。

2. 根据发作类型分类　按发作类型将癫痫分为全面性发作、部分性发作、不能分类的发作三大类。

(1)全面性发作:最突出的特点是儿童发作时有意识丧失,发作为双侧性,发作后不能回忆发作的过程,脑电图异常为双侧性。

（2）部分性发作：又称局灶性发作，包括单纯部分性发作、复杂部分性发作、部分继发全面性发作三类。一般均不伴有意识丧失，但有时因发作迅速而泛化为全面性发作，可很快出现意识丧失。

（3）不能分类的发作：包括迄今不能分类的各种癫痫发作，如节律性眼动、咀嚼及游泳样运动等。

（五）癫痫的诊断

临床上一般通过问诊、体格检查、常规脑部影像学检查及脑电图(EEG)的方法进行诊断，脑电图检查被认为是迄今为止最重要的检查方法。癫痫是发作性疾病，常规 EEG 对癫痫样波的阳性检出率低，因此对症状不典型、常规 EEG 检查不出来者，临床常用 12 h 或 24 h 录像脑电图检查。CT、MRI 并不能直接诊断癫痫，但可帮助明确病因。EEG 是评估大脑功能状态的重要检测技术。但需注意正常 EEG 结果不能完全排除脑功能异常，如慢性、轻度或局灶性较小的脑部病变（如部分皮层损伤或深部小病灶），可能因 EEG 空间分辨率限制而未能检测到异常电活动。约 10% 的健康成人也会出现非特异性异常 EEG 表现，这类异常可能并不伴临床症状或器质性病变。视频脑电图(video-EEG)可以同步记录癫痫发作时的表现和 EEG 的变化，是癫痫手术的重要依据，也是癫痫诊断的金标准。

二、康复评定

癫痫儿童常合并智力减退、认知障碍和情感心理异常，所以在癫痫儿童的康复评定中，主要从认知、心理、日常生活活动能力等方面进行评估。

（一）临床评定

病情评估 包括儿童的癫痫发作频率、持续时间、严重程度等方面的评估。通过病史询问、神经系统检查和 EEG 等手段，对儿童的病情进行全面评估。

（二）功能评定

1. 认知功能的评估 认知功能评估包括对儿童的记忆力、注意力以及执行功能的评定。其主要结合各种量表来进行评价，比如韦氏记忆量表、临床记忆量表等。

2. 日常生活质量评估 主要评估儿童的日常生活活动能力、认知能力和社交能力等方面。通过对儿童的家庭和社会环境进行观察和调查，了解儿童在这些方面的表现和障碍情况。

癫痫儿童生活质量量表(QOLIE)是常用量表，其中汉化 16 个条目版的癫痫儿童健康相关生活质量特异性量表(QOLCE-16)具有良好的信度和效度，可作为 4~18 岁癫痫儿童健康相关生活质量评估的简易工具。

3. 心理评估 癫痫儿童常常会受到心理因素的影响，如焦虑、抑郁等。因此，在康复评定中也需要对癫痫儿童的心理状况进行评估，并采取相应的心理干预措施。常用的量表有汉密尔顿抑郁量表(HAMD)、焦虑自评量表(SAS)、抑郁自评量表(SDS)。

癫痫儿童的康复评定是一个综合性过程，需要综合考虑儿童的生理、心理和社会因素。只有通过科学的评估和个性化的康复计划，才能帮助癫痫儿童尽快恢复健康。

三、康复治疗

康复治疗在癫痫发作平稳后进行。癫痫的康复治疗涉及多个方面，除了对症治疗以外，还应该尽早结合儿童个体进行综合性的康复训练，提高儿童的生活质量，促进儿童早日回归社会。癫痫治疗的目标是完全控制癫痫发作，在提高儿童生活质量的同时避免药物不良反应。

1. 癫痫大发作急救 癫痫发作时，儿童会出现意识丧失、全身抽搐等症状，给儿童带来很大的危害。因此，在癫痫发作时及时采取急救措施非常重要。以下是一些常见的癫痫大发作时的急救方法。

（1）保护头部：将软垫或枕头放在儿童的头下，避免头部受伤。

（2）侧身位：把儿童翻到一侧，保持呼吸道通畅，避免呕吐物阻塞呼吸道。

（3）松开衣领和腰带：松开儿童的衣领和腰带，确保呼吸顺畅。

（4）不要强行控制儿童：癫痫发作时，儿童的身体肌肉会突然收缩，强行控制儿童可能会致其受伤。

（5）不要灌水或灌药：不要试图灌水或灌药来控制儿童的癫痫发作，这可能会引起窒息或其他严重的并发症。

（6）观察时间：记录癫痫发作开始和结束的时间，并观察发作的持续时间和症状。

如果癫痫发作时间超过 5 min 或者连续发作多次，应将儿童送往医院进行治疗。康复治疗师应积极引导家人接受相关的急救培训，以便在紧急情况下能够快速采取正确的急救措施。

2. 药物治疗 规范的药物治疗是治疗癫痫最重要、最基本的方法。治疗癫痫药物的种类繁多，根据不同的病情和儿童个体差异，医生会选择不同的药物。

（1）临床上常用抗癫痫药物：包括苯巴比妥、卡马西平、丙戊酸钠、氯硝西泮等。这些药物的作用机制不同，但都通过调节神经元的兴奋性来降低癫痫发作的频率和强度。

（2）抗癫痫药物治疗原则：①确诊后尽早治疗，一般癫痫发作 2 次即应开始用药；②合理选择抗癫痫药物：应根据癫痫发作类型或癫痫综合征的特点选用药物；③优先采用单药治疗，合理联合多药，只有单药治疗确实无效时，再考虑合理的联合治疗；④必要时进行治疗药物监测，根据药代动力学参数和临床效应适时调整剂量；⑤简化服药方法，根据药物半衰期给药，分配好服药间隔；⑥规律服药，减停药物需要慎重，合理换药或停药，避免自行调药、停药以及滥用药物。

3. 常规康复训练治疗 在发作控制平稳后，按照评估的结果制订康复训练计划。康复训练场所应宽敞安静、光线柔和，按照年龄和功能状况将基本相同者分成小组进行康复训练。态度亲切和蔼，并鼓励儿童。训练量的安排要适宜，避免强制完成训练计划。如果癫痫发作，应立即停止康复训练，根据发作类型酌情处理。

常规康复训练治疗包括运动疗法、认知功能训练、心理康复、家庭康复、职业康复等。

（1）运动疗法：以有氧运动为主，避免参与剧烈和粗大运动量的体育项目，避免引起儿童在训练时的剧烈情绪波动。在训练时，若遇癫痫发作，立即停止康复训练，并酌情处理。

（2）认知功能训练：主要包括记忆障碍康复、注意障碍康复以及认知功能提升。认知功能康复的训练主要侧重于目的性、实用性和趣味性，采用训练法和补偿法相结合的方式。

（3）心理康复：癫痫儿童的心理康复是一个长期且复杂的过程，需要家庭、学校和社会的共同关注。心理康复方法包括建立稳定的生活环境，提供支持和理解，注重教育和培训，鼓励参与社交活动，提供心理咨询，提供有效的策略和技巧。

（4）家庭康复：癫痫儿童的家庭康复非常重要。癫痫的护理分为日常护理和发作时护理，日常护理又可以分为治疗护理、心理护理、生活护理、发作护理四部分。在平时，家长应该了解儿童的病情，掌握癫痫发作的特征，如发作的诱因、场所、时间和持续时间等。康复治疗师要教会儿童家长癫痫发作时的急救方法及用药原则。同时，家长还应该学会如何有效应对癫痫的发作，以及如何与儿童进行有效沟通。在非发作期，家长应该给予儿童适宜的康复训练，如适当运动、合理饮食等。同时，家长还应该关注儿童的情绪变化，及时给予心理支持和鼓励。

（5）职业康复：对儿童进行病情诊断性评估，发掘儿童的长处，积极鼓励儿童在康复治疗的同时培养兴趣爱好。针对儿童实际情况，为其职业做出规划指导。

四、健康教育

癫痫的预防措施包括针对遗传病进行防治，选择健康的婚配对象，预防新生儿窒息和中枢神经系统感染，防止儿童高热惊厥等。

癫痫儿童的家长谨遵医嘱用药，保证儿童的休息和活动，注意儿童的情绪问题和心理问题，饮食上要注意营养，以清淡的食物为主，避免过饥过饱、暴饮暴食。

五、功能结局

癫痫儿童大多预后较好，近年来的研究结果显示，67%～75%的儿童可以完全控制癫痫发作，其中约半数儿童在经过一段时间治疗后可以停药。

→ **流程图**

癫痫儿童康复诊疗流程图

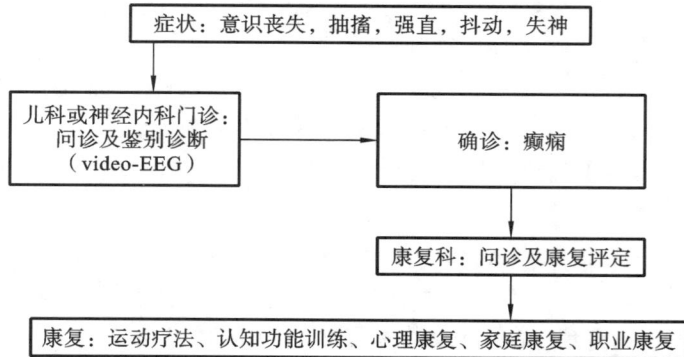

```
            ┌─────────────────────────────────────┐
            │ 症状：意识丧失，抽搐，强直，抖动，失神 │
            └─────────────────────────────────────┘
                          │
                          ▼
      ┌──────────────────────┐        ┌──────────────────┐
      │ 儿科或神经内科门诊：   │───────▶│                  │
      │ 问诊及鉴别诊断         │        │   确诊：癫痫      │
      │ （video-EEG）         │        │                  │
      └──────────────────────┘        └──────────────────┘
                                                │
                                                ▼
                                   ┌──────────────────────┐
                                   │ 康复科：问诊及康复评定 │
                                   └──────────────────────┘
                                                │
                                                ▼
      ┌──────────────────────────────────────────────────────┐
      │ 康复：运动疗法、认知功能训练、心理康复、家庭康复、职业康复 │
      └──────────────────────────────────────────────────────┘
```

→ **课后练习**

一、单项选择题

癫痫常见的表现为（   ）。

A. 肢体抽搐和意识丧失　　　　　B. 呼吸困难

C. 心悸　　　　　　　　　　　　D. 跛行

二、多项选择题

癫痫包括哪几类？（   ）

A. 特发性癫痫　　B. 症状性癫痫　　C. 隐源性癫痫　　D. 轻型癫痫　　E. 重型癫痫

三、案例分析

患儿，男，4岁，诊断为小儿癫痫，以一过性全身抽动为主要表现。患儿3个月前开始在清醒或睡眠状态下，突然出现一过性全身或局部抽动，无面色青紫、四肢强直、口角流涎，抽动结束立即恢复正常，无其他伴随表现，每天发作几十次。患儿为第一胎，医院顺产，家属述其出生后3天曾因呛奶出现短暂窒息，经医院抢救后好转。无颅内感染史，无头颅外伤史，家族中无类似病史。曾于外院做头颅CT，未见异常。医务人员对其进行12 h监测，清醒期发作16次，睡眠期发作23次。各导突然出现棘慢，多棘慢复合波，随后出现各导低电压活动，持续2～4 s后脑电活动恢复至发作前状态。同步临床表现为患儿突然出现一侧肢体或全身一过性抽动。根据以上患儿的病史及视频脑电图分析，医院癫痫治疗中心专家诊断该患儿患有癫痫，为全身性发作-肌阵挛发作类型。

患儿发作时如何急救？如何制定康复治疗方案？

扫码看答案

（申　珂）

任务三　儿童脑血管病的康复

学习情境

患儿,男,5岁。主要表现为步态不稳、肢体活动障碍、腹痛、呕吐及言语不利。MRI示双侧椎动脉＋基底动脉闭塞,ASL检查呈高灌注。诊断为儿童脑梗死。

任务:如何为患儿实施康复服务?

任务实施

一、知识储备

(一)儿童脑血管病的概念

脑血管病是指因血管破裂出血或血栓形成,引起出血性或缺血性损伤的一组疾病,又称脑血管意外(俗称脑卒中)。此类疾病由于脑血管突然闭塞或破裂,导致神经组织缺血,进而表现为突发性神经系统功能障碍,症状多样,包括急性偏瘫、失语、惊厥、意识障碍及颅内压增高等。

儿童脑血管病分为缺血性和出血性两大类。缺血性脑血管病包括脑血管内血栓形成和脑栓塞,其中以血栓形成较为常见。出血性脑血管病可发生于脑实质、蛛网膜下腔、硬膜下和硬膜外。流行病学显示,儿童缺血性脑血管病和出血性脑血管病的发病率基本相等。

(二)儿童脑血管病的病因

儿童脑血管病的病因多样,常见于感染性和免疫性血管炎、心脏病、血液病、代谢性和特发性脑血管病等。

(三)儿童脑血管病的临床特征

儿童脑血管病的临床表现与类型和年龄有关。缺血性脑血管病儿童在婴儿期主要表现为嗜睡、呼吸暂停或肌张力减退等;幼儿期主要表现为一般情况的恶化、哭闹增加、嗜睡、烦躁不安、喂养困难、呕吐、四肢发冷、败血症样症状等;年长儿童主要表现出偏瘫、感觉障碍(如偏身麻木)和视觉障碍(如偏盲)等。儿童出血性脑血管病在婴幼儿期表现为烦躁和囟门隆起等颅内高压症状;年长儿童主要出现急性发作的头痛、颈部疼痛、假性脑膜炎或畏光等症状,两者均常见于癫痫发作。

(四)影像学检查

影像学检查在脑血管病的诊断中具有重要意义。

1. 头颅 CT　头颅 CT 是急性偏瘫儿童的首选检查方法。在缺血性脑血管病和出血性脑血管病两类病变中,CT 的影像学表现不同(图 5-3-1、图 5-3-2)。脑血管病时头颅 CT 呈局灶性低密度影,应用造影剂后病灶可被强化,病变常常累及灰质和白质,并按血管走行分布,呈楔形改变。多灶性病变提示脑栓塞或血管炎。需要注意的是,缺血性病变在发病 24 h 内,CT 上可能无改变,因此对疑似病例应在 24 h 后复查,或行磁共振成像(MRI)检查。此外,脑干和小脑病变在 CT 上的显示可能不理想,可首选 MRI。头颅 CT 也是确诊颅内出血的首要方法,蛛网膜下腔或硬膜下血急性期在 CT 上表现为脑池、脑沟及蛛网膜下腔或硬膜下的高密度影。

2. 头颅 MRI　脑血管病时病灶呈 T1 低信号、T2 高信号,在发病 2 h 内即可显示缺血性病变(图 5-3-3)。不同阶段的脑出血在 MRI 上的表现各有差异。超急性期脑出血在 T1 上呈现低信号,而在 T2 上呈现高信号。急性期时,T1 显示高信号,T2 则显示低信号。亚急性期,T1 可见高信号厚环围绕低信号区的特征性征象,T2 信号表现混杂(图 5-3-4)。慢性期,几乎所有 MRI 序列均呈现出低信号环包围高信号区的影像。残腔期在 1 年内的各序列中,均显示为不规则低信号环环绕高信号区。

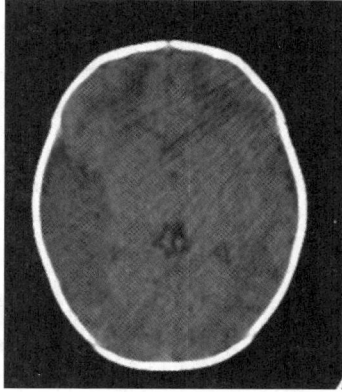

图 5-3-1　右侧枕部缺血性
脑血管病 CT 影像

右侧枕部见低密度影

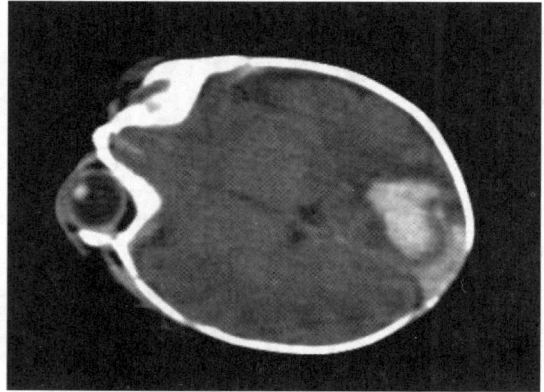

图 5-3-2　左侧枕部出血性脑血管病 CT 影像

左侧枕部见高密度影

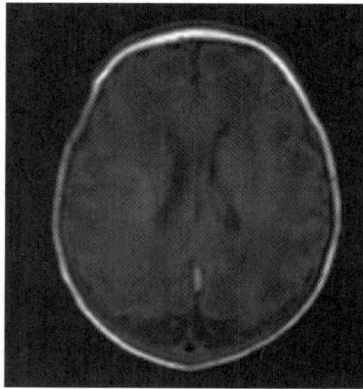

(a)右侧顶叶T1WI低信号改变

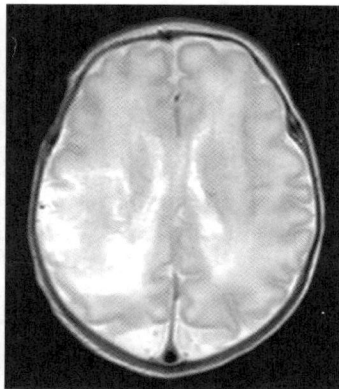

(b)T2WI高信号改变

图 5-3-3　右侧顶叶部缺血性脑血管病 MRI 影像

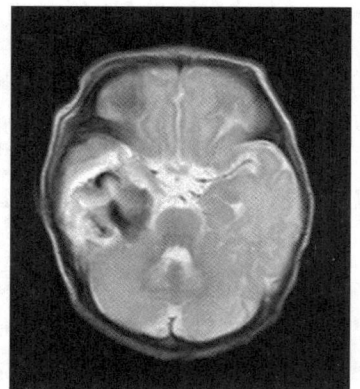

图 5-3-4　右侧颞部出血性脑血管病
MRI 影像(亚急性期)

右侧颞部可见团状混杂信号灶,
T2WI 呈混杂高低信号。

3. 磁共振血管成像(MRA)　一种无创性血管显像技术,无须注射造影剂,可用于脑血管闭塞、狭窄、畸形的诊断。目前,MRA 作为一线检查手段,在儿科临床应用上具有重要价值,但有时会过高评估梗死灶。

4. 数字减影血管造影(DSA)　可以直观显示病变血管的影像学证据,是目前最准确的方法,但属于有创性检查,并且需要全麻和注射造影剂,存在一定的风险。与成人相比,儿童血管造影技术难度较大。

5. 颅脑超声检查　仅适用于前囟未闭的婴幼儿,对颅内出血诊断阳性率较高,优点是无创、安全且可动态随访。

(五)儿童脑血管病的诊断

根据临床特征,结合影像学检查,即可对儿童脑血管病进行诊断。

二、康复评定

脑血管病的康复评定包括身体结构和功能的评定(如基础性评定、临床评定、脑功能评定)、活动能力的评定、参与能力的评定。

（一）身体结构和功能的评定

1. 基础性评定 包括生命体征、意识、体格检查、反射、姿势反射、关节功能、肌肉功能、复发危险因素、并发症等。对于有意识障碍或昏迷的儿童用格拉斯哥昏迷评分进行评估。

2. 临床评定 包括 CT 评分、神经功能缺损评分等。

（1）Alberta 卒中项目早期 CT 评分（ASPECT）：ASPECT 是急性脑血管病的标准 CT 分级系统。根据头颅 CT 分为 14 个区域，每个区域 1 分，共 14 分，早期缺血改变每累及一个区域减 1 分。ASPECT 评分是 14 个区域的总分，得分越高，预后越好。评分＞7 提示儿童 3 个月后独立生活的可能性大，而评分≤7 提示儿童预后不良。

（2）改良 Rankin 量表（mRS）：用于衡量脑血管病后神经功能恢复的结果。具体见表 5-3-1。

表 5-3-1　改良 Rankin 量表（MRS）

儿 童 状 况	评 分 标 准
安全无症状	0
虽有症状，但无明显功能障碍，能完成所有日常生活和工作	1
轻度障碍，不能完成病前能从事的活动，但不需要帮助，能够照顾个人的日常事务	2
中度障碍，需要一些帮助，但能独立行走	3
重度障碍，不能独立行走，日常生活需要他人帮助	4
严重障碍卧床不起，大小便失禁，需持续护理和照顾	5

3. 脑功能评定 包括运动控制、感觉功能、平衡与办调障碍、步态与步行能力、构音障碍、吞咽功能、排泄障碍、认知、语言及心理的评定。

（二）活动能力的评定

活动能力的评定包括自理方面、运动方面、家务劳动方面、交流方面、社会认知方面等的评定。

（三）参与能力的评定

参与能力的评定包括生活能力评定、生活质量评定、生活环境评定、社会支持评定等。

三、康复治疗

（一）原发病的治疗

1. 病因治疗 找到原发病因者，进行病因治疗。

2. 支持对症治疗 增加脑供血，保护脑细胞，减轻脑水肿，控制血压、癫痫等。

3. 抗血小板治疗 主要应用于缺血性脑血管病，常用药物为阿司匹林。

4. 抗凝治疗 目的是限制已经存在的凝血块扩大，同时阻止更多的血栓形成。对于无明确病因的动脉缺血性脑血管病儿童，推荐抗凝治疗 5～7 天；而对于有出血、出血高风险的儿童以及患出血性疾病、血小板减少症、难以控制的高血压、进行性肾脏和（或）肝脏疾病者，应避免抗凝治疗。鉴于抗凝治疗有出血的危险，因此用药期间必须监测凝血功能。

5. 溶栓治疗 儿童缺血性脑血管病的确诊时间往往超过 24 h，溶栓治疗时间无明确界定，且因其可引起出血，故未得到推广应用。加强基础疾病的治疗可以防止心律失常、糖尿病、血液病、凝血障碍、脑血管炎等的再次发作。

6. 手术矫治 手术矫治可防止颅内血管畸形、烟雾病的复发。

（二）康复训练

缺血性脑血管病一旦病情稳定则需进行康复治疗，通常在生命体征稳定 48 h 后，且在原发神经病学疾病无加重或有改善的情况下逐步进行。

1. 早期康复 儿童早期一般表现为迟缓性麻痹，肌肉无随意收缩，无联合反应，机体基本处于全面松弛状态。早期康复可以防止肿胀、肌肉萎缩、关节活动受限等合并症，通常采用综合的神经发育学疗法及本体感神经肌肉易化法,维持关节活动度,促进儿童粗大运动的恢复。具体方法包括正确的体位摆放、翻身练习、床上自我辅助练习、关节活动度训练、物理因子疗法、作业治疗、传统治疗、高压氧疗、心理支持和行为治疗等。

2. 中期康复 此期儿童可明显表现出上肢的屈肌协同运动和下肢的伸肌协同运动,并逐渐可做到某些肌肉关节的独立运动。可综合采用神经发育学疗法及神经易化技术,抑制协同运动模式,促进随意、独立的运动恢复,提高姿势控制能力,增强各关节的协调性,逐渐恢复儿童的运动能力。具体方法包括:①抑制痉挛的训练;②位置的摆放训练;③关节运动训练;④坐、站、转移训练;⑤站立平衡训练;⑥步行训练;⑦床边 ADL 能力训练等。

3. 后期康复 强化日常生活活动能力训练,提高各种 ADL 能力,在保证运动质量的基础上,最大限度地提高生活质量。具体方法包括:①手指的精细运动加强训练;②侧走训练;③改善步态训练;④促进患侧下肢支撑能力训练;⑤家庭 ADL 能力指导;⑥居室改造。

(三)手术治疗

极少数儿童因为先天发育畸形或长期反复关节脱位等原因,需要进一步手术治疗以改善病情。

四、健康教育

(1)早期康复应注意儿童的体位干预、定时翻身等,以防发生压疮等合并症。

(2)家长需要了解儿童日常生活活动能力程度,回家后继续训练儿童穿衣、转移等动作。

(3)家长需要学习膀胱、直肠管理及皮肤护理知识,详细了解儿童运动能力,学会辅助儿童进行家庭康复训练的方法。

五、功能结局

儿童缺血性脑血管病预后较好,约 50% 的儿童仍存在不同程度的运动功能障碍和心理问题,整体认知能力也偏低。康复治疗有效针对儿童的功能问题进行相应的处理,可以有效地防止、减少致残率发生,提高儿童的生活质量。

▶ 流程图

脑血管病康复诊疗流程图

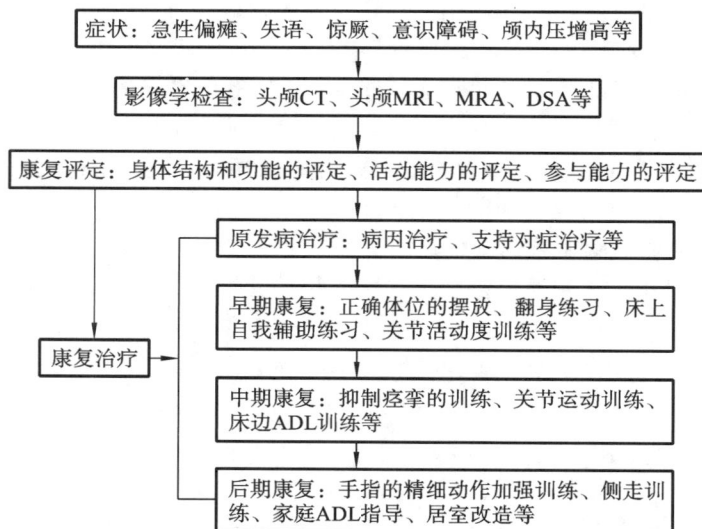

→ 课后练习

一、单项选择题

1. 脑栓塞常发生于(　　)。

A. 椎动脉　　　　　B. 大脑前动脉　　　C. 大脑中动脉　　　D. 基底动脉　　　E. 大脑后动脉

2. 能对抗重力的前提下肌力至少达到哪个级别?(　　)

A. 3 级　　　　　　B. 4 级　　　　　　C. 5 级　　　　　　D. 2 级　　　　　E. 1 级

3. 烟雾病的病理学特征表现为(　　)。

A. 颈内动脉末端慢性进行性狭窄

B. 脑基底部出现由大量侧支循环形成的异常血管网

C. 后期双侧颈内动脉闭塞,烟雾状血管消失

D. 颈外动脉系统和椎基底动脉系统向颅内形成大量代偿

E. 以上均非

二、多项选择题

1. 小脑梗死后的临床表现是(　　)。

A. 眩晕　　　　　　B. 眼球震颤　　　　C. 共济失调

D. 站立不稳和肌张力降低　　　　　　E. 恶心、呕吐

2. 脑栓塞发生出血性梗死的原因是什么?(　　)

A. 栓塞的血管再通后,栓子向远端前移,但栓塞部位的血管已发生缺血性坏死,血流恢复后在血压的作用下发生出血

B. 骤然发生的脑栓塞易伴发脑血管痉挛,其亦可导致血管的损伤,并且较重,从而发生渗血

C. 脑动脉发育异常,造成脑局部供血障碍

D. 脱落的组织栓子随血流运行至脑血管远端处,阻塞血管腔而发生坏死

E. 以上均非

三、案例分析题

患儿,男,10 岁。呕吐、意识障碍、右侧肢体偏瘫 5 天。MRI 示右侧颞部可见团状混杂信号灶,T1WI 呈混杂等高信号,T2WI 呈混杂高低信号;右侧颞、顶、枕部蛛网膜下腔可见短 T1、短 T2 信号。提示:右侧颞部出血、右侧顶、枕部蛛网膜下腔出血。

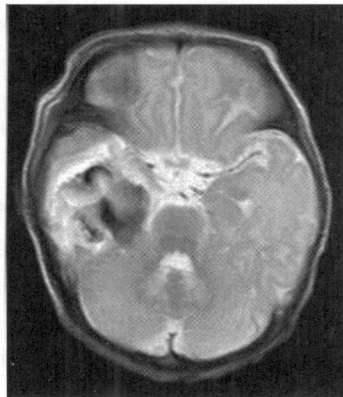

临床诊断:儿童右侧颞部出血;右侧颞、顶、枕部蛛网膜下腔出血。

根据上述患儿病例,制定详细的评估和及康复治疗方案。

扫码看答案

(汪海英　兰　丹)

任务四 脊髓炎的康复

　　患儿,女,9岁。双下肢疼痛麻木无力4天就诊。近期出现小便障碍、胸腹部束带感等症状。颈、胸 MRI 示颈、胸髓内长节段异常信号,胸髓增强显示 $C_7 \sim C_9$ 椎体水平脊髓内异常信号,颈髓增强示 C_3、C_5、$C_7 \sim T_3$ 水平脊髓内阶段性异常信号。诊断为急性脊髓炎。

　　任务:如何为患儿实施康复服务?

任务实施

一、知识储备

(一)脊髓炎的概念

　　脊髓炎是由各种原因导致的脊髓灰质或白质发生自身免疫性炎性病变的一组疾病。根据起病情况,脊髓炎可分为急性脊髓炎(1周内病情达高峰)、亚急性脊髓炎(2～6周病情达高峰)和慢性脊髓炎(超过6周病情达高峰)。儿童临床上最常见的是急性横贯性脊髓炎,病变常累及脊髓的数个节段,并以胸髓(尤其是 $T_3 \sim T_5$ 节段)最易受侵,主要表现为病损平面以下肢体瘫痪、传导束性感觉障碍和大小便功能障碍。

(二)脊髓炎的病因

　　脊髓炎的病因和发病机制目前尚不清楚,目前认为主要是由各种生物源性感染如病毒、细菌、螺旋体、真菌、寄生虫等引起,或感染后、预防接种后诱发脊髓炎性病变。多数急性脊髓炎儿童在病前1～4周有上呼吸道感染、胃肠道感染及疫苗接种史等。因此,目前多认为急性脊髓炎是由非特异性感染或预防接种后诱发的自身免疫性疾病。

(三)儿童急性横贯性脊髓炎的临床表现

　　本病多发于冬末春初或秋末冬初,可发生于任何年龄,儿童发病高峰为3岁以下及5～17岁。首发症状多为肢体麻木或疼痛,多在1～2天症状进展至高峰。

　　1. 运动障碍　几乎与感觉障碍同时出现,主要为上运动神经元瘫痪,肢体运动障碍大多对称,可累及一侧或双侧,病情程度不一。早期为脊髓休克期,表现为病变水平以下肢体无力、肌张力减退、腱反射消失,病理反射阴性,呈迟缓性瘫痪样表现。持续时间由病情严重程度决定,一般为1～2周,病情严重或有感染、压疮等并发症,脊髓休克期可超过2个月。脊髓休克期过后,瘫痪肢体逐步出现部分肌力恢复、肌张力增高、腱反射活跃或亢进,病理反射阳性,呈痉挛性瘫痪。肌力恢复从肢体远端开始,1～3周可有半数以上儿童恢复行走能力。病变部位以胸段($T_3 \sim T_5$)居多,表现为截瘫。若病变位于颈段,则表现为四肢瘫,并伴呼吸肌麻痹。

　　2. 感觉障碍　为传导束型感觉障碍,脊髓损伤平面以下躯干和肢体的所有感觉均有障碍,严重者所有感觉完全消失。由于儿童不配合检查或无法准确描述,更难以查出感觉障碍平面。部分儿童在感觉缺失平面上缘1～2个节段可出现感觉过敏带,平面以下所有深、浅感觉均消失。儿童急性脊髓炎感觉障碍恢复早于运动障碍,多数1～2周恢复,少数3～4周恢复正常,这与成人感觉障碍恢复速度较运动障碍恢复速度慢不同。

3. 自主神经功能障碍 大多数儿童的括约肌功能障碍出现较运动障碍晚,恢复也较慢。脊髓休克期儿童因无膀胱充盈感的刺激,表现为自主排尿困难,当尿液超过膀胱容积时出现充盈性尿失禁。脊髓休克期过后,因骶髓排尿中枢过度活跃引起排尿反射亢进,少量尿液即可刺激膀胱逼尿肌收缩引起尿失禁,表现为反射性尿失禁。脊髓休克期由于肛门括约肌松弛,可出现大便失禁,随着脊髓功能恢复,大便功能可逐渐恢复正常。同时可伴受累平面以下体温调节障碍(出现少汗或无汗等)。当 $C_8 \sim T_1$ 脊髓段受累时可引起交感神经损害,出现 Horner 综合征。

(四)儿童急性脊髓炎的诊断与鉴别诊断

根据急性起病,病前有感冒或预防接种史及迅速出现的脊髓横贯性损害的临床表现,结合脑脊液检查和 MRI 检查,并排除具有儿科特点的其他疾病引起的脊髓损伤,即可诊断。主要与脊髓肿瘤、先天性脊柱畸形等鉴别,可根据病史和脊髓 CT 或 MRI 等辅助诊断。

二、康复评定

(一)临床评定

1. 脊髓受损水平的确定 脊髓炎为脊髓损伤的常见类型,可选用脊髓损伤的评定工具进行评定,确定损伤平面。常用美国脊髓损伤学会(ASIA)制定的损伤量表对脊髓神经受损水平进行确定。

2. 脊髓炎神经病损程度的评定 根据 ASIA 的损伤分级进行评定。

3. 脊髓休克的评定 球海绵体反射再出现是判断脊髓休克期结束的指征之一,但是需要注意极少数正常人不出现该反射,脊髓圆锥损伤时也不出现该反射。具体检查方法:用戴手套的食指插入肛门,另一手刺激龟头(女性刺激阴蒂),阳性表现为肛门括约肌收缩。脊髓休克结束的另一指征是损伤水平以下出现任何感觉或肌张力增高和痉挛。

(二)运动功能的评定

1. 肌张力评定 痉挛程度普遍采用改良 Ashworth 量表进行评定。

2. 肌力评定 肌力评定多采用徒手肌力评分法进行评定。

3. 关节活动度评定 定期记录瘫痪肢体各关节的主动和被动活动度,对预防和判断关节挛缩、防止关节畸形进一步加重有重要意义。具体测量关节活动度主要使用通用量角器,先测量关节主动活动范围,后测量关节被动活动范围,重点评定髋、膝、踝关节的活动度。

4. 平衡与协调能力评定 根据脊髓炎儿童平衡协调运动障碍表现,分别有针对性地进行平衡、协调功能的评定。儿童平衡功能评定可采用 Carr-Shepherd 运动功能评定(MAS)。

(三)感觉功能的评定

临床上多采用 ASIA 的感觉指数评分来评定脊髓炎儿童的感觉功能,该系统选择 $C_2 \sim S_5$ 共 28 个节段的关键感觉点,分别进行针刺觉和轻触觉评分。每种感觉在一侧的最高分为 56 分,左右两侧的总分为 112 分,两种感觉的总得分最高达 224 分。分数越高,表示儿童的感觉功能越接近正常。另外可选择性进行位置觉、深压觉的检查。

(四)日常生活活动能力评定

脊髓炎儿童可出现截瘫或四肢瘫,对日常生活活动能力产生了严重影响。因此,对儿童的日常生活活动能力进行评定能够了解儿童生活自理能力和评估其需要帮助的程度。截瘫儿童多采用改良 BI 进行评定,四肢瘫儿童可采用四肢瘫功能指数(QIF)评定表来进行评定。儿童独立生活能力的评定可采用功能独立性评定量表(FIM)。

(五)心理功能评定

脊髓炎后,儿童因脊髓损伤平面以下感知觉的部分或全部丧失而对躯体的感受与控制产生困难,进而在感知觉、情感和性格等方面发生变化，产生一系列心理问题。情感方面主要表现为自卑感、孤独感以及过度敏感。性格方面常出现倔强和自我克制等。因此，脊髓炎儿童的心理功能评定非常重要。

临床上可采用专业的心理测量量表对儿童可能出现的各种心理障碍进行测试，例如人格障碍、情感障碍、社交障碍等，并根据测试结果制订心理康复计划。常用的心理测量量表有艾森克人格问卷、Zung 抑郁自评量表、Zung 焦虑自评量表和社会支持评定量表等。

三、康复治疗

脊髓炎的康复治疗旨在促进肢体功能的康复。对于生命体征稳定的儿童，应早期积极进行康复介入，这对脊髓神经功能的恢复具有重要作用，能较好改善预后。对于完全性脊髓损伤儿童，脊髓受损水平确定后其康复目标基本确定（详见二维码）。对于不完全性脊髓损伤儿童来说，则需要根据残存肌力功能情况来修订上述康复目标。当肌力开始部分恢复时，应诱导儿童进行肢体主动运动，促进肌力训练；肌张力增高时需维持肢体的关节活动度以预防肢体关节挛缩。

脊髓炎后康复
基本目标

（一）急性期治疗

1. 药物治疗　急性期可采用大剂量甲基强的松龙进行短程冲击疗法。具体方法：每天每千克体重静脉注射甲基强的松龙 30 mg，连续使用 5～7 天；停止静脉输注后，继续给予口服皮质类固醇维持并渐减量至停用。应用 B 族维生素促进神经恢复，根据呼吸道及泌尿系统感染情况，选择使用抗生素。

2. 康复治疗　急性期主要以床旁训练为主，利用康复手段预防失用综合征的发生，如骨质疏松、肌肉萎缩、关节挛缩等，为后续康复创造条件。

（1）保持良好体位：儿童卧床时应注意保持肢体良好的功能位，防止关节挛缩和肌肉萎缩，同时可输入最佳的触压觉和本体感觉。儿童可采取仰卧位和侧卧位，每 2 h 变换一次体位以预防压疮。仰卧位时在儿童头下放置薄枕固定头部，肩胛、上肢、膝关节、踝关节下垫软枕，用毛巾卷保持腕关节的伸展位；下肢髋、膝部置于外展伸直位；踝部置于中立位以防足下垂。侧卧位时患侧上方肘关节维持伸展位，下肢略前屈，背靠长枕头以维持头部和脊柱在一条直线上。

（2）关节被动运动：儿童生命体征平稳后即可进行瘫痪肢体各关节的被动运动训练，可有效预防关节挛缩、维持正常关节活动、改善肢体血液循环和预防下肢水肿。训练时应注意在允许的生理范围与无痛范围内进行缓慢活动，力量在儿童可接受范围内由小到大，避免过度牵拉关节导致肌肉和韧带拉伤、关节脱位和半脱位、骨折等发生。

（3）坐起训练：长期卧床的颈髓损伤儿童坐位训练需要缓慢进行。先从摇高床头 30°开始，每次训练15～30 min，逐步摇高床头直至 90°。待儿童能维持长坐位 2 h 无头晕、恶心等症状后，再过渡到端坐位。逐渐增加坐位训练时间，同时可进行深呼吸训练和上肢上举运动，以促进腹部、下肢静脉回流，改善血液循环。

（4）站立训练：起立和站立训练时应保持脊柱的稳定性，可佩戴腰围辅助训练。临床上最常使用的方法是直立床训练。

（5）呼吸及排痰训练：对于颈髓损伤造成呼吸肌麻痹的儿童，应注意训练其腹式呼吸，以促进呼吸功能恢复；同时训练儿童咳嗽、咳痰能力，并进行体位性排痰训练，预防呼吸系统并发症。

（6）排尿训练：早期留置尿管，脊髓休克期后根据儿童情况开展尿管夹管训练，逐步过渡到间歇清洁导尿。制订个体化的饮水计划，保持规律排尿；采取腹部按摩等膀胱训练法促进尿液排出，减少残余尿量，降低结石及泌尿系统感染发生率，提高儿童生存质量。

（7）物理因子疗法：可选用神经肌肉电刺激、直流电、超短波等方法减轻儿童损伤平面的炎症反应，促进脊髓神经功能恢复，改善肌肉松弛性瘫痪状态。

（二）恢复期康复治疗

恢复期训练应根据儿童脊髓受损水平的评定结果来制订康复训练计划。不同脊髓节段受损，其康复训练的侧重点有所不同。

1. 肌力训练 根据儿童脊髓受损的临床表现,确定相应肌肉训练的侧重点。例如,C_5 横贯性脊髓炎儿童的肌力训练重点为增强肱二头肌(屈肘肌)的肌力;C_6 横贯性脊髓炎儿童的肌力训练重点为增强肱二头肌(屈肘肌)和桡侧腕伸肌的肌力;C_7 横贯性脊髓炎儿童的训练重点是增强上肢残存肌力;$C_8 \sim T_2$ 横贯性脊髓炎儿童的训练重点为提升上肢肌肉的强度和耐力;L_3 以下横贯性脊髓炎儿童的训练重点为增强双下肢残存肌力。

瘫痪部位残存肌力的强化顺序:首先可依靠主动辅助运动来增强较弱的残存肌力,之后逐渐过渡到以主动运动为主的运动疗法,最后再进行抗阻运动。具体而言,肌力 3 级以上的肌肉可以采取抗阻力训练、等速运动;肌力 3 级的肌肉以主动运动为主;肌力 2 级时采用减重下的主动运动;肌力 1 级和 0 级时主要依靠功能性电刺激进行训练。

2. 垫上训练

(1)翻身训练:利用脊髓损伤平面以上的肢体带动损伤平面以下的肢体完成翻身动作,适用于早期未完全掌握翻身技巧的儿童。

(2)肌肉牵伸训练:对肌肉和韧带进行牵伸延长训练,可治疗肌肉痉挛、关节挛缩、痉挛性疼痛等症状。重点牵伸下肢内收肌、腘绳肌、小腿三头肌和跟腱,每次牵伸持续 $10 \sim 15$ s,重复 $3 \sim 5$ 次。牵伸内收肌可预防后期站立行走时可能出现的剪刀步态,也有利于会阴部的清洁;牵伸腘绳肌能够让儿童更稳定地实现长坐位;牵伸小腿三头肌和跟腱可预防跟腱挛缩、尖足和足内翻,为后期站立、步行训练提供良好的基础条件。牵伸时应注意使用低强度、长时间的牵伸方式,让儿童感觉较舒服且易接受,以达到最佳牵伸效果。

(3)垫上移动训练:主要进行躯干和四肢的灵活性、力量和功能训练,包括垫上翻身、坐起训练、手膝位移动训练、爬行等。

3. 坐位训练 坐位训练前,儿童需具备一定的躯干控制能力或肌力,双下肢髋、膝关节的活动度也应达到一定范围。可在垫上或床上进行长坐位和端坐位训练,增强儿童抗重力能力和姿势稳定性。此外,坐位训练还包括坐位平衡训练。训练时注意循序渐进,逐步从静态平衡过渡到动态平衡、从睁眼状态过渡到闭眼状态下的平衡训练。

4. 转移训练 转移训练是脊髓炎儿童必须需要掌握的技能,分为辅助转移和独立转移两种形式。具体训练内容包括床上翻身、坐起、床椅转移、轮椅和地面转移、轮椅-站立训练等。转移训练中应适当减少帮助,让儿童尽早独立完成主动转移,发挥其残存功能的最大作用。

5. 轮椅训练 坐位训练完成后(独坐 15 min 以上),即可开始进行轮椅训练。轮椅训练包括向前、向后驱动轮椅,左右转弯训练,上下斜坡训练,跨越障碍物训练,安全跌倒和重新坐起训练。注意每隔 30 min 进行一次臀部减压训练,避免坐骨结节发生压疮。

6. 步行训练 步行训练可分平行杆内步行训练和拐杖步行训练,亦可在减重步行训练装置的应用下进行训练。先在平行杆内练习站立和行走,包括四点步、三点步和两点步,再逐渐过渡到平衡训练和持双拐行走训练。

7. 物理因子疗法 神经损伤后,损伤端长时间缺乏刺激会逐渐萎缩凋亡,可重复应用经颅磁刺激损伤后的运动皮层,增强神经修复;应用神经肌肉电刺激预防肌肉萎缩。功能性电刺激可通过适当剂量的电刺激使肌肉或肢体重现功能性活动。例如,可通过刺激腰背骶棘肌使腰背肌收缩,以维持人体站立姿势;水疗利用温水的浮力、阻力、静水压力等结合运动疗法来设计训练方案,可在一定程度上提高儿童肌力、关节活动灵活性和促进心血管功能。

8. 家庭康复 在运动功能逐渐恢复的同时,可进行进食、移动、修饰、穿衣、步行及大小便控制等日常生活活动能力训练。这些训练应与手功能作业训练结合进行,包括手功能重建后技巧性功能活动在日常生活中的应用及对环境改变的适应。

9. 辅助器具和矫形器应用

(1)辅助器具:需要根据儿童的年龄、身体状况及生活环境、家庭经济条件等整体情况做出合适的选择。尽早训练儿童使用各种辅助器具,例如轮椅、助行架、腋杖、手杖等,可协助儿童独立完成日常转移、进食、清洁等活动。

(2)矫形器:应用矫形器可以抑制脊髓炎儿童的异常肌张力,防止关节挛缩畸形。根据儿童脊髓炎神经病变水平和残存功能,在综合评定的基础上选择应用踝足矫形器、膝踝足矫形器、髋膝踝足矫形器进行站立和步行训练。四肢瘫儿童可应用坐姿矫正系统维持正确坐姿和抑制异常姿势。除站立步行外,夜间应用髋外展矫形器和踝足矫形器,以更好预防髋内收和尖足畸形。

(3)康复机器人:目前,人机结合的外骨骼式下肢机器人可辅助儿童进行步行训练。

10. 传统康复技术　脊髓炎在中医可归于"痿证"范畴,认为其病因是督脉受损。针灸是传统康复中重要的治疗手段之一,在脊髓炎的治疗中发挥着重要作用。针灸可使植物神经功能障碍消失或明显减轻,也可促进瘫痪肢体肌力及感觉的恢复。有研究表明,脊髓腔电针治疗不仅能促进脊髓的神经电传导,而且还可消除脊髓水肿、改善血液循环、促进神经再生,短期内恢复瘫痪肢体肌力,并且对早期恢复膀胱、直肠功能有着重要意义。

11. 心理治疗　心理问题是儿童和青少年脊髓炎后的主要问题之一。因为肢体瘫痪,加上青春期的情绪波动,青少年会有较高的自杀风险。因此,需要根据不同发育阶段,对儿童进行持续的心理教育和咨询。同时,家庭对该类儿童和青少年具有重要影响,因此,儿童父母和其他重要成员也需要接受心理咨询和治疗。

(三)合并症的处理

1. 呼吸功能受限　颈髓炎儿童常因呼吸运动受限出现肺不张。针对这一情况,可指导儿童进行呼吸功能训练,包括缩唇呼吸训练、深呼吸训练、吹气球训练或借助呼吸训练器等方法锻炼肺功能。此外,长期卧床儿童常因咳嗽反射减弱或消失,导致呼吸道分泌物排出受限引起肺部感染,因此需要及时清除呼吸道分泌物,并进行咳痰训练。康复治疗师可将双手置于儿童肋下部,在其咳嗽时用手掌快速施加适当压力,帮助儿童将痰液咳出。

2. 泌尿系统感染　为减少儿童尿潴留、泌尿系统感染等问题,需指导儿童掌握膀胱功能训练方法,包括括约肌控制训练、排尿反射训练。另外,其间还可根据儿童个体情况选择进行间歇性导尿,制订并实施相应的饮水计划;根据儿童膀胱残余尿量和液体入量,确定每天导尿的时间和次数。

3. 压疮　脊髓炎儿童长期卧床且瘫痪部位感觉障碍,极易发生压疮,因此每2 h更换一次体位至关重要。同时注意大小便护理,保持卧床部位皮肤干燥、清洁。坐位时,每30 min需要指导儿童支撑身体,避免骶尾部、坐骨结节部的皮肤长时间受压。

4. 骨质疏松　肌肉挛缩对骨的应力作用减弱、神经营养作用降低、钙调节激素变化等,均可使儿童发生骨质疏松。功能锻炼和功能性电刺激均可预防骨质疏松的发生。

5. 异位骨化　异位骨化最常见于髋关节,其次为膝、肩、肘关节。出现异位骨化后的运动训练应避免儿童感觉明显疼痛。

6. 痉挛　痉挛的治疗包括抗痉挛药物应用、牵张运动及放松训练、神经阻滞治疗等。早期良肢位、关节活动训练对预防痉挛、关节挛缩具有重要意义。

四、健康教育

早期康复阶段应注意体位干预、定时翻身等,积极预防并发症。家长需要学习膀胱、直肠管理及皮肤护理知识,详细了解儿童运动能力,学会辅助儿童进行家庭康复训练。家长需要了解儿童日常生活活动能力程度,回家后继续训练儿童穿衣、转移等动作。

五、功能结局

儿童急性脊髓炎的预后取决于脊髓炎性损害的严重程度及并发症的发生情况。相对成人患者而言，不完全脊髓损伤儿童的预后较好，甚至可恢复正常，但脊髓完全性损伤预后较差，这可能与儿童神经系统的可塑性较大有关。

→ 流程图

脊髓炎康复诊疗流程图

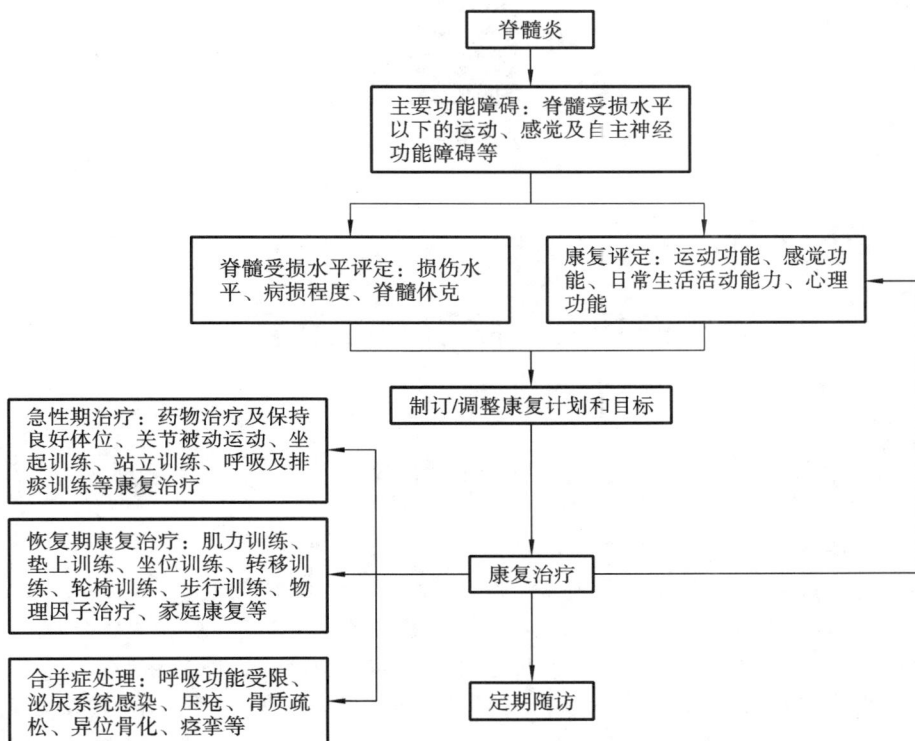

→ 课后练习

一、单项选择题

1. 脊髓炎儿童早期卧床的体位摆放中，双踝关节应该置于何种姿势？（　　）

A. 自由摆放体位　　　　B. 跖屈位　　　　　　C. 背屈中立位　　　　D. 背屈 60°中立位

2. 下面不属于脊髓炎儿童主要的临床表现是（　　）。

A. 肢体瘫痪　　　　　　B. 感觉障碍　　　　　C. 大小便障碍　　　　D. 关节挛缩

3. 下列哪项是判断脊髓休克结束的指征？（　　）

A. 海绵体反射　　　　　B. 脊柱侧凸反射　　　C. 紧张性迷路反射　　D. 交叉伸展反射

二、多项选择题

1. 儿童脊髓炎发生的原因有（　　）。

A. 寄生虫感染　　　　　B. 病毒感染　　　　　C. 预防接种后诱发　　D. 高空坠落

2. 儿童脊髓炎的急性期康复治疗方法有哪些？（　　）

A. 呼吸训练 B. 转移训练 C. 关节活动度训练 D. 肌力训练

三、案例分析题

王某,女,13岁。因"四肢无力3天,加重伴双手麻木、无尿1天"入院。患儿入院前3天无明显诱因出现四肢无力,表现为双手持物无力,走路易疲乏,无摔跤。入院前1天,四肢无力加重,且出现双手麻木,自诉腰痛。入院后病情进展,四肢肌力明显下降,并出现持续发热。脊髓MRI示 C_5 至 T_2 脊髓增粗,可见纵行的长T1、T2信号影,边界不清,考虑急性脊髓炎。

临床诊断:急性脊髓炎。

根据上述患儿病例,制定详细的康复评定和康复治疗方案。

扫码看答案

(严晓华)

任务五　脑积水的康复

学 习 情 境

主诉:杨某某,男,4岁,发育迟缓入院。

患儿情况:因母亲妊娠高血压、子痫,35周剖宫早产,体重2.6 kg,出生后因窒息送往当地儿童医院治疗。患儿出生后头围增大,进一步检查提示脑室扩张,未经特殊处理。一岁时在当地儿童医院进一步检查提示脑积水、后颅窝囊肿、法洛氏四联症、肺动脉高压,进一步动态观察病情变化,发育仍较同龄儿落后,头颅增大明显。两岁半在当地行手术治疗"法洛氏四联症、肺动脉高压"。三岁半时患儿逐渐开始独自行走,呈摇晃步态,行头颅CT示脑室扩张,寻求进一步治疗。

入院情况:患儿脑积水貌,发育迟缓,行走摇晃,易激惹、烦躁、哭闹多,精神状态尚可,对外界刺激有反应。双目追踪反射存在,双侧瞳孔对光反射存在,前额外凸,囟门已闭,头围60 cm,叩诊破壶音。头皮表浅静脉曲张,眼球活动正常,落日征阴性。四肢肌张力增高,病理反射阳性。

入院诊断:脑积水。

任务:如何为患儿实施康复服务?

▶ 任务实施

一、知识储备

(一)脑积水的概念

脑积水是指脑室、脑池及蛛网膜下腔内脑脊液总量异常增多,颅内压增高,进而引起脑室系统扩大及脑池、脑沟、脑裂等处的蛛网膜下腔增宽的一种病理状态。脑积水不是单一疾病，而是由诸多病理原因引起的脑脊液循环障碍。

脑积水按照流体动力学特征分为交通性和梗阻性脑积水；按时限进展分为先天性和后天性脑积水、急性和慢性脑积水、进行性和静止性脑积水；按病理生理特点分为高压力性、正常压力性和脑萎缩性脑积水。

（二）流行病学特点

据国外报道，脑积水在普通人群中总体发病率达 $1\%\sim1.5\%$，并且随人口数量的增长呈递增趋势。在先天性脑积水方面，美国有报道其发病率为 $2\%\sim8\%$；我国研究显示围产儿先天性脑积水的发病率为 7%，死亡率高达 87.75%。

（三）病因

儿童脑积水以先天性为主，约占先天性神经系统发育畸形的 1/3，中脑导水管狭窄是造成脑积水的常见病因之一。此外，先天性脑积水、脑脊液循环障碍、脑脊液产量过多和蛛网膜吸收脑脊液发生障碍等也是脑积水的常见病因。

（四）临床表现

由于婴幼儿颅骨较软，囟门及颅骨骨缝未闭合，临床表现与年长儿童有所不同。脑积水可发生于任何年龄，多在出生后 6 个月内出现。

1. 婴幼儿脑积水

（1）头围及前囟增大：婴儿出生后数周或数月内头颅进行性增大，与躯干比例失调，与面部不相称，前额凸出、下颌小、颅骨非常薄，可伴有头皮浅静脉怒张、头皮发亮等。前囟门可呈膨隆状而不凹陷，看不到正常波动。叩诊头颅有破壶音（Macewen 征），头部重量很大，颈肌不能支持。

（2）落日征：因脑积水儿童颅内压力较高，眼眶骨受其影响，眼球常向下转，上部巩膜外露，形成眼"落日征"。

（3）头颅透照性：重度脑积水脑组织厚度不足 1 cm 时，用强光手电筒直接接触头皮，可照透对侧。

（4）视神经萎缩：以原发性视神经萎缩多见。

（5）神经功能失调：脑室系统进行性扩张时，可出现明显脑萎缩。晚期可出现锥体束征、腱反射亢进、痉挛性瘫痪、去大脑强直等表现，智力亦明显落后。

2. 儿童脑积水

（1）急性脑积水：可出现头痛、恶心、呕吐、视力障碍等颅内压增高表现。

（2）慢性脑积水：可出现双侧颞部或全头颅的疼痛、恶心、呕吐、视乳头水肿或视神经萎缩、智力发育及肢体功能障碍。脑积水儿童四肢常呈痉挛状态。随着病情进展，在疾病晚期可出现智力障碍、行为改变、步态异常、锥体束征及内分泌异常表现。

（3）正常压力脑积水：运动障碍程度不一，可有走路缓慢、步态不稳，甚至不能行走；智力下降，学习能力差等。

（4）静止性脑积水：临床表现类似正常压力脑积水，但由于脑室容积保持稳定或缩小，未出现新的神经功能损害，智力、运动发育可随年龄增长而不断改善。

（五）诊断与鉴别诊断

1. 诊断 脑积水的诊断主要依据病史采集、体格检查与辅助检查。CT 是目前诊断脑积水的主要辅助检查手段，MRI 则能更清晰地显示颅内结构，有助于明确病因与梗阻部位。

2. 鉴别诊断

（1）巨脑症：本病无脑积水征象，超声检查脑室波不宽，落日征阴性，腰椎穿刺颅内压不高，必要时可做 CT 以进行鉴别。

（2）婴儿硬脑膜下血肿或积液：本病多见于产伤、受虐及反复、强烈摇动头部后。血肿多为两侧性，外伤后硬脑膜下血肿易反复出现积液。临床可根据婴儿体重不增、易激惹或嗜睡、双顶部膨隆、头颅进行性增大、前囟张力高等症状进行诊断，急性出血时 CT 呈高密度影，3 周以上则为低密度影。

（3）维生素 D 缺乏性佝偻病：早期可见头颅前囟增大、闭合月龄延缓，出牙迟。7～8 个月时可出现方颅，如隆起加重出现鞍形颅、臀形颅和十字形颅，结合儿童是否有自身骨骼异常、颅内压正常、前囟张力不高等表现可进行鉴别。

（六）临床治疗

1. 外科治疗　本病的治疗以手术为主，尤其是病情进展快的脑积水，更应考虑手术治疗。手术方法包括针对病因的手术，如导水管狭窄所致脑积水可行导管扩张术或置管术；第四脑室正中孔粘连，可行粘连松懈、切开成形术等，还可采用脑脊液分流术。如积水阻塞部位在第三、四脑室，可用导管连接侧脑室和小脑延髓池，也有采用脑室矢状窦分流术，还可用导管将脑脊液由侧脑室引流到腹腔、右心房或胸腔。

2. 内科治疗　包括碳酸酐酶抑制剂、利尿剂、甘露醇、地塞米松等。同时，可使用促进脑细胞发育、改善脑细胞功能的药物进行辅助治疗。

二、康复评定

（一）头围评定

头围反映脑及颅骨的发育，脑积水可使头围明显增大，可用软尺测量。

影像学检查是头围评定的主要方法。脑外积水 CT 可见双侧额部（前部半球间裂）蛛网膜下腔增宽 ≥5 mm，脑池增宽，轻度脑室扩大，增强 CT 显示静脉穿过蛛网膜下腔；MRI 则可见蛛网膜下腔增宽伴穿行血管，在所有序列蛛网膜下腔内均显示为脑脊液信号。

脑积水的程度可通过计算脑室径与双顶径的比例（V/BP）的方法从量化角度评定。具体方法：在显示侧脑室最大径的 CT 层面上，测量脑室中间部分的脑室径（V）与双顶径（BP）的比值（V/BP），正常值 <25%，26%～40% 为轻度脑积水，41%～60% 为中度脑积水，61%～90% 为重度脑积水，>90% 为极重型脑积水。

（二）运动功能障碍评定

脑积水儿童运动功能障碍表现多样，随着病情进展，可出现明显脑萎缩，晚期可出现锥体束征、腱反射亢进、痉挛性瘫痪、去大脑强直等。临床常用的运动功能评定包括肌张力评定、肌力评定和平衡与协调障碍评定。根据年龄可选用 Alberta 婴儿运动量表（0～18 月龄）、贝利婴儿发展量表（1 月龄至 3.5 岁）及 Peabody 运动发育量表（PDMS-2，0～5 岁）等进行运动功能量表。

（三）认知及语言功能评定

慢性脑积水儿童可有明显脑功能损害，因此会伴有认知及语言功能障碍。

1. 认知功能评定　可采用格塞尔发育量表，对儿童的语言行为、精细运动行为、粗大运动行为、适应行为和个人-社交行为等行发育商（DQ）测定。DQ 为发育年龄/实际年龄×100，其边缘值为 75～85，DQ 正常值 >85，当 DQ≤75 表示存在智力残疾，且评分越低智力发育状况越差。也可采用丹佛发育筛查测验、韦氏学龄前儿童智力量表及修订版韦氏儿童智力量表等进行评估。

2. 语言功能障碍评定　评定语言障碍可表现为：①言语错乱；②构音障碍；③失语症，脑积水并发失语者少见。

常见的评定方法：儿童语言发育迟缓检查法，Frenchay 构音障碍评定法。

（四）意识障碍评定

严重急性脑积水可导致不同类型的意识障碍。意识障碍按意识水平可分为嗜睡、昏睡、昏迷；按意识内容可分为意识模糊、谵妄。意识丧失超过 28 天的意识障碍称为慢性意识障碍，包括植物状态和微意识状态。常用评定量表包括格拉斯哥昏迷评分（GCS）、PVS 疗效临床评分量表、昏迷恢复量表（修订版）等。

（五）日常生活活动能力评定

评定日常生活活动能力常用的量表包括改良 BI、功能独立性评定（FIM）等。

（六）营养状况评定

营养状况评定包括儿童总体蛋白质储存的评定、骨骼肌容量与脂肪厚度的评定、骨骼肌营养状态的评定、全身营养状态的评定及体重的评定等。

（七）脑积水术后评定

对于采取手术治疗的脑积水儿童，应在术后不同时间对其进行评定和疗效评价。它是一个长期和综合分析的过程，要结合儿童脑积水的类型、手术方式、术后影像学、术后并发症、临床症状和体征、运动功能、认知功能、神经电生理、排尿功能、日常生活活动能力等诸多方面进行术后短期疗效和长期随访的评价。

三、康复治疗

（一）术后康复治疗

对于术后儿童的康复，应在多学科康复小组的参与下，进行早期康复介入，利用综合的康复手段，最大程度促进儿童的功能改善。

脑积水儿童的术后康复，可分为急性期、恢复期和后遗症期三个阶段，不同时期的康复目标及侧重点有所不同。在每个阶段都应该给予儿童及家庭指导，帮助他们适应疾病对运动、精神和社会能力等方面的影响。

1. 急性期康复

（1）康复时机：一般来说，脑积水术后颅内压增高症状明显缓解、无颅内感染等严重术后并发症的儿童，术后病情稳定后 48 h 内即可开始康复介入。即使对于病情较重儿童，甚至意识障碍尚未恢复者，也应及早考虑康复介入。

（2）康复疗法。

①营养支持：根据术后胃肠道通气情况选择肠内及肠外营养。应注意给予高蛋白、高热量食物，保持水和电解质平衡。当儿童主动进食时，应同时训练儿童吞咽和咀嚼功能。

②肺功能康复：被动肺康复技术包括气道清洁、球囊扩张、正压通气、胸壁关节松动、排痰训练、体位引流、物理因子及电刺激治疗等；意识清醒且能有效配合儿童可进行主动肺康复技术，包括呼吸模式训练、抗阻呼吸训练、咳嗽训练等。

③合适体位、尽早活动：术后应让儿童处于感觉舒适、对抗痉挛模式、防止挛缩的体位，应定时翻身、变换体位以预防压疮、肿胀和挛缩。可使用气垫床、充气垫圈来预防压疮、呼吸道感染、深部静脉血栓形成等。若生命体征稳定、神志清醒，应尽早帮助儿童进行深呼吸、肢体主动运动、床上活动和坐位、站位练习。

④其他康复技术：对于合并意识障碍儿童，若术后生命体征稳定，无严重心肺疾病伴心功能不全、癫痫等并发症，可采取电刺激治疗、高压氧疗等，改善意识状态。

2. 恢复期及后遗症期康复

(1)运动障碍的康复。

①神经促进技术:通过中枢性反射、周围皮肤感觉和本体感觉易化等不同途径,实现高级神经中枢对神经肌肉功能的重新支配,从而起到调整肌张力、抑制痉挛模式,建立正确姿势和功能活动模式作用,如Bobath技术、PNF技术、Rood技术等。

②运动训练:小于3个月的儿童以听追踪、视追踪、抚触训练为主;大于3个月的儿童,按照正常粗大运动发育规律进行训练,主要有抬头、翻身、坐位、爬行、站立、行走训练等。

③肌力训练:根据肌力评定结果,采用相应的训练方法,如被动活动、助力运动、主动运动和抗阻运动等,可配合低频电刺激或肌电生物反馈电刺激等物理因子疗法。

④肌肉牵张训练:通过对关节和肌肉的缓慢或快速牵拉改善肌张力及关节活动度。

⑤拮抗肌肉痉挛训练:在舒适稳定的体位下进行肢体的延伸、下垂、旋转或摆动训练。注意避免加重肌肉痉挛。

⑥平衡功能训练:学会改变重心,自主改变肢位,保持动态平衡。

⑦日常生活活动能力训练:包括穿衣、吃饭、大小便能力的训练等。

⑧精细运动功能训练:改善手的协调、控制以及精细活动能力。

(2)语言与认知障碍的康复。

①失语症训练:包括听理解训练、语音训练、命名训练、复述训练、自发口语表达训练、阅读理解训练等。

②构音障碍训练:包括呼吸训练、发音训练、共鸣训练、发音节奏和语调训练、手势和交流手册的使用训练等。

③记忆力训练:包括PQRST法、故事法、提示递减法和环境辅助记忆法等。

④注意力训练:包括挑选训练和猜测训练等。

⑤思维能力训练:包括物品分类法和数字排序法等。

(3)心理障碍的康复:主要为支持性心理治疗方法,如倾听、解释、安慰、鼓励、保证、指导、暗示等,以儿童的情绪为焦点,依据儿童的心理发展特点设计干预方案。

(4)传统康复治疗:采用针灸、按摩、推拿等方法。

(5)家庭训练。

(二)非手术康复治疗

康复疗法根据儿童合并的功能障碍进行康复治疗,早期综合康复治疗对脑功能的恢复、改善预后具有重要的作用,具体康复疗法可见本节脑积水术后恢复期及后遗症期康复治疗部分。症状较轻者应加强家庭康复训练,按照小儿神经发育规律进行,包括抬头、翻身、坐、爬行、站立、行走等粗大运动,同时兼顾精细运动、言语、认知、社会适应性等方面的训练。

四、健康教育

预防脑积水发生的关键是消除胎儿形成前的危险因素和胎儿期、围产期的致病因素,如消除和改善遗传因素与环境因素、加强产前早期诊断、及时终止妊娠、宣传优生优育知识、提倡适当年龄生育、确保安全生产等。

五、功能结局

本病的预后差异较大,主要视病因及病变程度而定。如能根治阻塞的原因,有可能完全治愈,且智力发育也不受影响。大约有1/3的儿童病情可自然稳定,不再发展。如梗阻原因难以解除,或合并其他先天畸形,则预后较差。

→ 流程图

脑积水康复诊疗流程图

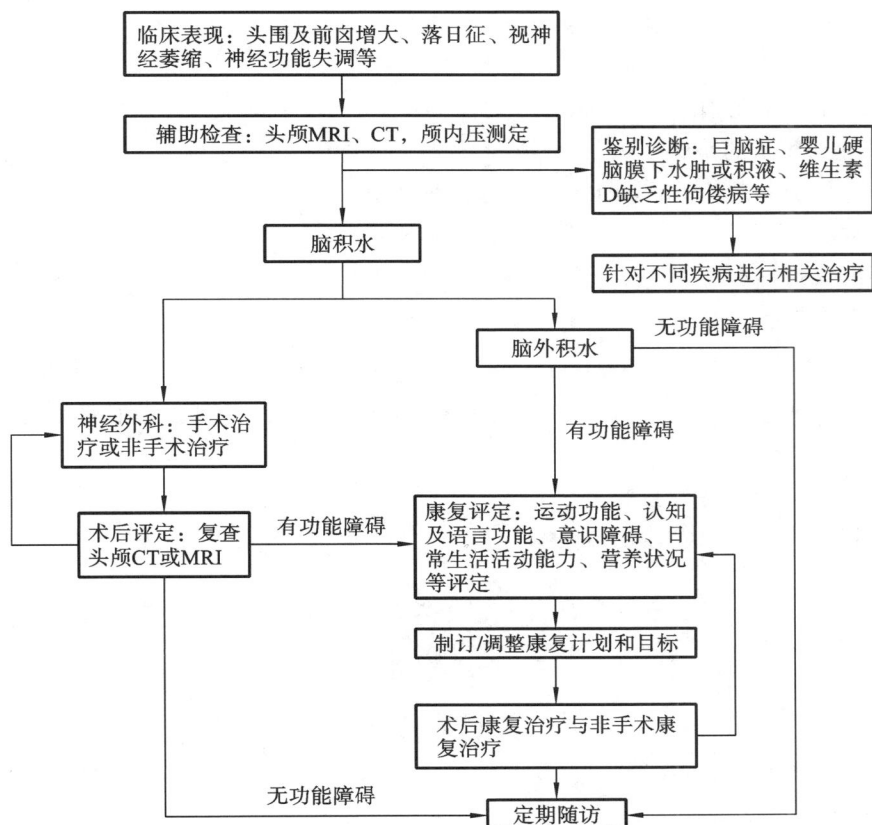

```
┌─────────────────────────────────┐
│ 临床表现：头围及前囟增大、落日征、视神 │
│ 经萎缩、神经功能失调等           │
└─────────────────────────────────┘
              │
              ▼
┌─────────────────────────────┐        ┌─────────────────────────┐
│ 辅助检查：头颅MRI、CT，颅内压测定 │───────▶│ 鉴别诊断：巨脑症、婴儿硬 │
└─────────────────────────────┘        │ 脑膜下水肿或积液、维生素 │
              │                         │ D缺乏性佝偻病等           │
              ▼                         └─────────────────────────┘
        ┌─────────┐                                │
        │ 脑积水   │                                ▼
        └─────────┘                     ┌─────────────────────────┐
              │                         │ 针对不同疾病进行相关治疗 │
              │                         └─────────────────────────┘
```

康复评定：运动功能、认知及语言功能、意识障碍、日常生活活动能力、营养状况等评定

神经外科：手术治疗或非手术治疗

术后评定：复查头颅CT或MRI 有功能障碍

脑外积水 无功能障碍 有功能障碍

制订/调整康复计划和目标

术后康复治疗与非手术康复治疗

无功能障碍 定期随访

→ 课后练习

一、单项选择题

1. 儿童先天脑积水中,症状少见的是(　　　)。

A. 头颅异常增大 　　　　　　B. 易激惹 　　　　　　C. 呕吐

D. 双眼"落日征" 　　　　　　E. 叩诊"破壶音"

2. 对脑积水的描述,正确的是(　　　)。

A. 出血后高压性脑积水常在1周出现

B. 高压性脑积水,坐位不可缓解

C. 正压性脑积水的主要症状是步态不稳、智力障碍、尿失禁

D. 儿童脑脊液每日分泌量与成人不同

E. 脑室-腹腔分流术最常见的并发症是感染

3. 颅内压升高时,下列脑神经最容易受损的是(　　　)。

A. 展神经 　　　B. 面神经 　　　C. 位听神经 　　　D. 舌咽神经 　　　E. 三叉神经

二、多项选择题

1. 关于脑室-腹腔分流术的叙述不正确的是(　　)。

A. 正常压力性脑积水不能进行脑室-腹腔分流术治疗

B. 并发慢性硬膜下血肿或积液是因为引流不畅

C. 高压力性脑积水常行 3 脑室造瘘术治疗

D. 走路不稳是评价分流效果的重要指征

E. 儿童脑积水不宜采用脑室-腹腔分流术治疗

2. 属于先天性脑积水的是(　　)。

A. X 染色体基因缺失梗阻性脑积水　　B. 宫内胎儿脑积水

C. 宫内感染致胎儿脑积水　　　　　　D. 外伤后脑积水

E. 脑髓膜膨出致脑积水

三、案例分析题

患儿,男,3 岁 5 个月,晨起后呕吐,站立不稳,家长送往当地医院就诊。经检查发现:患儿眼底镜检查示两眼视盘严重水肿,提示颅压过高,可能有颅内肿物存在。此外,患儿四肢肌张力明显下降。

问题:

1. 患儿还需进一步做哪些检查?

2. 对患儿可以采取哪些康复治疗措施?

扫码看答案

(程　妍)

任务六　分娩性周围神经损伤的康复

学 习 情 境

患儿,男,6 月龄。因"左侧上肢肌肉萎缩,不能屈肘"就诊。患儿为第一胎第一产,其母亲在妊娠期无异常,出生时胎儿体重 4500 g,有产钳助产史。

检查见患儿外观左侧上肢肌肉较右侧萎缩,左侧肩关节内收及内旋体位,肘关节伸展,前臂旋前,手腕及手指屈曲。左肱二头肌腱反射较右侧弱,拥抱反射不对称,握持反射存在。实验室检查:神经-肌电图检查示失神经电位及募集反应减少,潜伏期延长及波幅降低。

临床诊断:左臂丛神经损伤。

任务:如何为患儿实施康复服务?

→ 任务实施

一、知识储备

（一）分娩性周围神经损伤的概念

分娩性周围神经损伤是一组在分娩过程中胎儿周围神经受到各种因素影响而导致的损伤。临床常见的周围神经损伤包括分娩性臂丛神经损伤和分娩性面神经损伤。

分娩性臂丛神经损伤，又称产瘫，是指在分娩过程中，胎儿的一侧或双侧臂丛神经因头肩分离作用而发生的过度牵拉性损伤。此损伤多为不完全性损伤。分娩性臂丛神经损伤儿童多出现肩外展及外旋功能障碍，尽管大多数分娩性臂丛神经损伤儿童可自行获得一定恢复，但其恢复不完全，多遗留不同程度的后遗症及功能障碍。

分娩性面神经损伤是胎儿面部受产钳或骨盆压迫所致。该损伤90％以上与产钳辅助分娩有关。大多数儿童可在出生后1个月自行恢复，个别儿童因神经撕裂持续未恢复，需行神经移植或神经转移术进行治疗。

（二）分娩性周围神经损伤的病因

导致分娩性臂丛神经损伤的主要原因是肩难产和臀位分娩。发生分娩性臂丛神经损伤的高危因素有巨大儿（出生时体重＞4000 g）、第二产程延长、产妇产前体重指数（BMI）增高、使用产钳、肩难产、初产、高龄产妇及多胎等。损伤机制为肩难产时需要头部极度向一侧侧屈及牵拉造成牵拉性损伤。在过度牵拉上肢时，导致 $C_5 \sim T_1$ 神经根磨损及破裂。部分病例无牵拉头部及侧屈的病史，经阴道分娩的头位分娩中，50％的臂丛产伤存在肩难产。

导致分娩性面神经损伤的重要因素包括产钳分娩损伤、出生时体重＞3500 g、初产和第二产程延长等。面神经损伤与产钳使用频率有关，中位产钳造成的出生损伤比低位产钳多。产钳分娩损伤导致的面瘫是面神经管垂直部分狭窄所致。

（三）分娩性周围神经损伤的临床表现

不同类型周围神经损伤临床表现各有特点。

1. 分娩性臂丛神经损伤的临床表现 儿童常在出生后不久被发现一侧上肢存在运动障碍，主要表现为肩外展及外旋障碍。根据神经损伤部位及临床表现，分娩性臂丛神经损伤共分为3型。

（1）上臂型（Duchenne-Erb瘫）：该型约占分娩性臂丛神经损伤的90％。损伤 $C_5 \sim C_6$ 神经，引起冈上肌、三角肌、肱肌、肱二头肌、肩胛下肌和旋后肌麻痹。上臂型受累肢体表现为整个上肢下垂、内收，不能外展及外旋，肘关节表现为前臂旋前内收、伸直，腕、指关节屈曲，呈现为"服务员指尖（waiter tip）"位。肱二头肌腱反射消失，拥抱反射不对称，握持反射存在。上臂型神经损伤可伴有膈神经损伤。

（2）下臂型（Klumpke瘫）：该型少见，约占分娩性臂丛神经损伤的1％。累及 C_8 及 T_1 神经，表现为患侧手大小鱼际萎缩，屈指深肌肌力减弱，常有臂部感觉障碍，握持反射消失，肱二头肌腱反射存在。如损伤颈交感神经时，可伴发同侧 Horner 征，出现眼睑下垂、瞳孔缩小及患侧面部无汗。

（3）全臂型：本型为所有臂丛神经根（$C_5 \sim C_8$ 及 T_1）均受损伤，约9％的分娩性臂丛神经损伤表现为全臂型。主要表现为整个上肢肌肉瘫痪和感觉障碍，深反射消失，可出现 Horner 征，晚期肌肉萎缩明显。但损伤水平很不一致，神经轴突断裂和神经根性撕脱常合并存在。

2. 分娩性面神经损伤的临床表现 以周围性面瘫常见，多数儿童为单侧轻瘫，面神经的下支最常受损。表现为安静时患侧眼睑不能闭合，患侧鼻唇沟变浅或消失，哭闹时同侧额纹消失，口角向健侧歪斜，多数儿童头面部有裂伤或挫伤。

（四）分娩性周围神经损伤的诊断

1. 分娩性臂丛神经损伤的诊断 ①有头位或臀位娩出时过度牵拉史；②儿童有一侧上肢不完全或

完全瘫痪的临床表现;③牵拉患侧肢体时儿童可有疼痛性啼哭。④患侧上肢可见肿胀、肌张力下降,后期可见受损神经支配的肌肉萎缩。

主要根据外伤史、临床表现,较易诊断,但需要与肱骨头脱位、肱骨骨折、锁骨骨折或脑瘫等鉴别。对于可疑性损伤,应在出生后 24 h 内进行神经电生理检查。CT 和 MRI 检查可用于判断臂丛神经损伤的程度。

2. 分娩性面神经损伤的诊断 ①多有难产史;②存在产钳助产、体重超过 3500 g 及初产妇等高危因素;③儿童有患侧眼睑不能完全闭合,啼哭时口角向健侧歪斜,吸吮无力等临床表现;④可能合并头面部有裂伤或挫伤;⑤头颅 MRI 排除其他器质性疾病。

二、康复评定

(一)分娩性臂丛神经损伤的评定

通过详细的病史采集和体格检查,可以初步判断神经受损的部位和程度。为进一步确定神经损伤的性质、做出预后判断、确定康复目标、制订康复计划及评价康复效果,还必须进行一系列的功能检查和评定。

1. 体格发育指标的评定 除常规的体重、身高等发育指标外,还要观察患肢是否存在畸形、肌肉萎缩、肿胀程度及范围,必要时用尺测量或容积仪进行测量对比。

2. 运动功能评定

(1)肩关节功能评定。

①Mallet 评分:该评分对肩外展、内旋等 5 个基本动作进行量化评价(表 5-6-1),每个动作根据儿童的完成情况给予 1~5 分,1 分表示无任何动作,5 分表示动作正常。

表 5-6-1　Mallet 肩关节功能评分表

动　作	1 分	2 分	3 分	4 分	5 分
肩外展	无任何动作	<30°	30°~90°	>90°	正常
肩外旋	无任何动作	<0°	0°~20°	>20°	正常
手到颈后	无任何动作	不能	困难	容易	正常
手到脊柱	无任何动作	不能	S₁ 水平	T₁~T₂ 水平	正常
手到嘴	无任何动作	喇叭征	部分喇叭征	外展<40°	正常

②Gilbert 分级:该分级方法将肩外展及外旋程度作为评定指标,见表 5-6-2。

表 5-6-2　Gilbert 肩关节功能分级表

分　级	肩　外　展	肩　外　旋
0 级	无	无
1 级	0°~45°	无
2 级	45°~90°	到中立位
3 级	90°~120°	0°~30°
4 级	120°~160°	30°~60°
5 级	正常	正常

(2)肘关节功能评定:采用 Gilbert 评分对肘关节的屈伸动作进行评定,见表 5-6-3。

表 5-6-3　Gilbert 肘关节功能评分表

动作	完成程度	得分
屈曲	无主动屈曲或伴挛缩	0 分
	不完全屈曲	1 分
	完全屈曲	2 分
伸展	无主动伸肘	0 分
	微弱伸肘	1 分
	完全伸肘	2 分
欠伸	0°～30°	0 分
	30°～50°	−1 分
	>50°	−2 分

（3）手功能评定：采用 Raimondi 分级，见表 5-6-4。

表 5-6-4　Raimondi 手功能分级表

分级	分级标准
0 级	手瘫痪或有手指轻微屈曲，可有一些知觉
1 级	有限的主动屈指，可有拇指对捏
2 级	主动伸腕伴被动屈指（腱固定作用）
3 级	主动完全屈腕、屈指并完成对掌，手内肌平衡
4 级	主动完全屈腕、屈指及伸腕，但无伸指，对掌功能佳（尺侧手内肌有力）；部分前臂旋转功能
5 级	达到上述 4 级＋主动伸指及完全的前臂旋转功能

3. 感觉功能评定　感觉功能评定多适用于后遗症期儿童的评定，包括触觉、痛觉、温度觉、压觉、两点辨别觉、皮肤定位觉、皮肤图形辨别觉、实体觉、运动觉、位置觉、神经干叩击试验（Tinel 征）等。

4. 电生理评定　电生理学检查对周围神经损伤具有重要的诊断和功能评定价值。常用的方法有强度-时间曲线检查、肌电图检查、神经传导速度的测定、体感诱发电位检查、直流感应电检查。

（二）分娩性面神经损伤的评定

对面神经损伤程度或功能状况进行评定，对于面瘫的诊断和治疗具有重要意义。临床上常用的分级方法是 House-Brackmann 面神经功能分级法（表 5-6-5），作为判断面瘫预后恢复情况的主要指标。该分级法分为 I～Ⅵ 六个级别，I 为功能正常，Ⅱ 为轻度功能障碍，Ⅲ 为中度功能障碍，Ⅳ 为中重度功能障碍，Ⅴ 为重度功能障碍，Ⅵ 为完全麻痹。该分级法对各级别有明确的定义，包括对静态、动态功能以及继发性损害的全面评估，并且设定了相应的量化标准。

表 5-6-5　House-Brackmann 面神经功能分级法

分级	程度	大体观	静止状态	运动状态		
				额	眼	口
I	功能正常	各区面肌运动正常	—	—	—	—
Ⅱ	轻度功能障碍	仔细检查时有轻度的面肌无力，可有非常轻的联带运动	面部对称，肌张力正常	皱额正常	稍用力闭眼完全	口角轻度不对称

续表

分级	程度	大 体 观	静 止 状 态	运 动 状 态		
				额	眼	口
Ⅲ	中度功能障碍	明显的面肌无力,无面部变形,可有联带运动,面肌挛缩或痉挛	面部对称,肌张力正常	皱额减弱	用力后闭眼完全	口角用最大力后轻度不对称
Ⅳ	中重度功能障碍	明显的面肌无力和（或）面部变形	面部对称,肌张力正常	皱额不能	闭眼不完全	口角用最大力后不对称
Ⅴ	重度功能障碍	仅有几乎不能察觉的面部运动	面部不对称	皱额不能	闭眼不完全	口角轻微运动
Ⅵ	完全麻痹	无运动	—	—	—	—

三、康复治疗

（一）分娩性臂丛神经损伤康复治疗

臂丛神经损伤的治疗目标在于避免永久性残疾,恢复或改善患肢运动功能、感觉功能,提高生活自理能力,改善生存质量。由于臂丛神经损伤的病理程度不同,要求定期复查,准确记录神经肌肉的功能状态与恢复情况。一般神经震荡儿童多在3周内恢复功能;轴突断裂儿童多在3个月内开始恢复功能且不断进步,此类情况可继续观察。若3个月内未见功能恢复,考虑为神经断裂伤,或经影像学诊断为根性撕脱伤,宜早期进行臂丛手术探查。

1. 一般治疗

（1）加强患侧肢体保护:对患侧肢体进行保护,应注意肢体保暖,可用热水袋（避免烫伤）,必要时入暖箱保暖。同时加强基础护理,保持床单平整清洁,避免锐器刺伤皮肤;穿袖口宽松的衣服,避免因袖口过紧造成局部血管缺血,影响血液中营养的供应而发生溃烂;避免外伤,切忌患肢长时间被压于身体下方,睡卧时将患肢置于身前,以利于局部血液的改善。

（2）防治患肢肿胀:可用三角巾将患肢吊于胸前并抬高,有利于改善局部血液及淋巴回流,缓解症状。在保护神经不受损的前提下尽早进行手部运动,并对患肢做徒手、轻柔的向心性按摩。注意患肢禁肌内注射和静脉输液。

2. 营养及药物治疗

（1）全身营养支持:为满足儿童生长发育的需要,应及时添加含维生素 A、维生素 D、维生素 C 和矿物质、钙等营养成分的辅助食物。必要时可静脉输入氨基酸、脂肪乳剂等营养液,增强儿童机体抗病能力。

（2）神经营养药物的应用:主要是应用维生素类药物,这类药物通过加速神经纤维合成所需要的蛋白质、磷脂,以利于神经再生,如 B 族维生素、地巴唑、肌苷等口服药,维持治疗3～6个月;脑蛋白水解物、胞二磷胆碱、神经生长因子等静脉用药,分疗程进行,一般以 10 天为一个疗程,间隔 5 天后开始下一个疗程。

3. 物理因子疗法 临床常用的物理因子疗法有以下几种。

（1）电疗:具有促进神经再生及感觉功能恢复的作用,是神经损伤中常用的治疗方法,常选用低频电刺激。

（2）磁疗:有镇痛、消炎、消肿作用,对周围神经再生有促进作用,于损伤后2～3周进行。

（3）石蜡疗法:具有良好、持久的温热效应和机械压迫效应,可使局部皮肤毛细血管明显扩张、血液循环改善、新陈代谢活跃,从而消除炎症、缓解疼痛、促进水肿吸收、松解粘连,有利于神经再生,阻止肌肉萎缩,恢复肢体功能。常使用蜡饼法(45~55 ℃)包裹患肢,每天 1 次,每次 30 min,20 次为 1 个疗程。

(4)温水浴:温水浴可使儿童皮肤血管扩张,促进全身的血液循环;可使神经系统产生兴奋性;使儿童全身肌肉松弛,有利于消除水肿、解除肌肉痉挛、消除疲劳。浴室室温控制在 26~29 ℃,儿童仰躺在小浴缸里进行温水浴,同时给予全身轻柔的抚摸和揉推。

(5)其他物理因子疗法:据文献报道肌电生物反馈、高压氧及肌肉贴扎技术均有利于产瘫的治疗。

4. 运动疗法 臂丛神经损伤后,将导致受累肌和拮抗肌之间失去平衡,出现肌腱挛缩,导致运动功能下降和肢体挛缩畸形。通过运动疗法可以预防挛缩及粘连,防止肌肉萎缩,增强肌力,并促进肢体功能恢复,但应注意动作缓慢轻柔,范围逐渐扩大,切忌粗暴,以免引起新的损伤。

(1)被动运动:从确诊分娩性臂丛神经损伤后即对儿童做患肢各关节的被动活动,有助于预防各种关节挛缩的发生。操作者双手握住儿童肘部做肩关节内收位被动外旋及上举,可预防或减轻肩关节内旋挛缩(图 5-6-1)。一手将患肢上举,另一手将翘起的肩胛骨下角向下压,可预防或减轻大圆肌及背阔肌挛缩;一手将患肢置于对侧肩部,另一手将翘起的肩胛骨脊柱缘向肋骨方向推压,可预防或减轻肩关节外旋挛缩。上述训练中肩关节被动外旋尤为重要。通常每天做 3 次,每次 5~10 min。

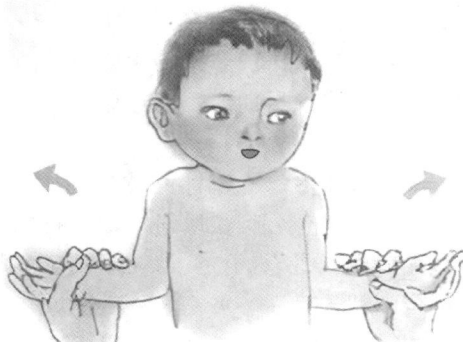

图 5-6-1　产瘫儿童肩关节被动外旋训练

(2)抗阻运动:神经再生的过程中,可发生感觉过敏、疼痛,一旦出现神经再生现象,有较弱的主动运动时,应逐渐增强肌力训练,加大运动幅度,逐渐加强力量,使较弱的主动运动肌肉维持最大的做功量。在抗阻运动训练前可对受损神经支配区域肌肉进行牵伸、刷擦、叩击,以激活相关肌肉。

(3)诱导主动运动疗法:指首先用具有声、形刺激的玩具引导健侧上肢抓握,然后按住健肢,将玩具移向患肢诱导患肢产生动作。只要健肢经诱导产生动作就可开始,并无时间限制,一般在被动训练结束后开始,具有随意性。

(4)综合运动功能训练:在被动运动和抗阻运动的同时,应训练儿童进行肘支撑、手支撑等各种体位的患侧负重训练,以及在健侧辅助下进行推皮球、插木插板等作业治疗。

5. 作业治疗 在早期,对儿童进行肩、肘、腕、手的全范围被动活动非常关键,这些运动可以有效地轻度伸展相关肌肉群和关节结构,以避免源自瘫痪肌肉无法抗衡的功能性肌肉的过度收缩。该阶段作业治疗的目的是预防粘连、挛缩和继发畸形,提高神经的张力适应性,改善感觉功能。

待儿童肌力达到 2 级时,从被动活动训练逐渐过渡到主动-辅助活动训练,主要进行上肢关节的活动度训练及灵活性、协调性的训练等。该阶段主要目的是矫正畸形,增强肌力,建立协调运动模式。

当肌力大于 3 级时,可进行主动活动训练,该阶段应把恢复功能、提高生活质量作为主要目的,训练时注意儿童的自主性,可适当利用稍具挑战性的游戏,从而更有效地改善和恢复肌肉功能和神经协调功能。

6. 传统康复治疗 产瘫属于中医学"痿证"范畴,治疗时以疏通经络、调和气血为主。

(1)针灸:以"治痿独取阳明"为指导选择穴位,且所取穴位多为臂丛神经分布及支配区,通过对这些区域的刺激,可以兴奋瘫痪肌肉,有效避免因"痿"而长期不用某一肌群的废用综合征。

(2)推拿:能维持肌肉营养,预防或减缓肌肉萎缩和韧带缩短。常规将患肢抬高,进行向心性按摩,每天 2 次,每次 15 min,10 天为 1 个疗程,疗程之间间隔 5 天左右。

7. 心理指导 向儿童家属讲解神经恢复的过程及时间,定期进行肌电检查及临床体征检查,了解神经恢复情况,以决定治疗的方向。如全臂丛神经损伤者若经 3 个月保守康复治疗,儿童肩肘关节无任何改善,可考虑手术治疗。对新生儿功能锻炼的手法要轻柔,以拥抱、抚摸等方式与儿童进行情感交流,以增加儿童的依恋感和安全感。

8. 手术治疗 早期显微外科手术、臂丛神经重建已被证实是有效的手术方法,臂丛神经探查修复已成为分娩性臂丛神经损伤治疗中的首要环节。分娩性臂丛神经损伤的手术原则:对有早期神经探查指征儿童(术后3个月无屈肘功能恢复)做神经瘤切除、神经移植及移位术;对神经根撕脱儿童行丛外神经移位;对保守治疗无效的肩关节内旋挛缩应尽早松解;儿童2岁后可进行功能重建手术。

(二)分娩性面神经康复治疗

分娩性面神经的康复治疗原则:①急性期:促进局部炎症、水肿消退,减少不良刺激,着重加强神经保护;②恢复期和后遗症期:改善面瘫症状,促进面神经功能的恢复和再生;③中西医结合,内外兼治,科学康复训练与治疗。康复治疗方法如下。

1. 一般治疗 保护暴露的角膜及预防结膜炎,可戴眼罩,滴眼药水、眼药膏等。

2. 药物治疗 早期应用神经生长因子、甲钴胺、维生素 B_1、泼尼松片等神经营养药物,若合并有病毒感染可用抗病毒药物治疗。

3. 传统康复治疗 以针灸、推拿为主。

(1)针灸治疗原则:祛风通络,疏调经筋。取局部穴,手足阳明经穴为主。主穴:攒竹、丝竹空、阳白、四白、颊车、颧髎、地仓、合谷、太冲。配穴:皱额困难——攒竹、阳白透鱼腰;闭眼不能——丝竹空透瞳子髎、睛明;鼻唇沟变浅——迎香。疗程:每天1次,5次为1个疗程,疗程之间间隔2天。

(2)推拿原则:首需辨经络。眼睑不能闭合者沿足太阳、足阳明经筋在头面部循行部位行轻柔推拿手法;口角歪斜者于手太阳和手、足阳明经筋在头面部的循行之处行手法操作;耳前、耳后疼痛者沿手、足少阳经筋在头面部循行部位施推拿手法。操作结束后进行功能引导训练以恢复肌肉运动及经络传导记忆,引导过程注意全神贯注,以轻为宜。

4. 物理因子疗法 茎乳孔附近可进行超短波透热疗法、红外线照射、局部热敷、直流电碘离子导入,以促进炎症消散。低频脉冲治疗机刺激面神经干,以防止面肌萎缩,减轻瘫痪侧肌受健侧肌的过度牵引程度。

5. 运动疗法 根据瘫痪程度进行表情肌康复训练。训练方法如下。

(1)抬眉训练:抬眉动作的完成主要依靠枕额肌额腹的运动。可嘱儿童上提健侧与患侧的眉目,有助于抬眉运动功能的恢复。

(2)闭眼训练:闭眼的动作主要依靠眼轮匝肌的运动收缩完成。训练闭眼时,嘱儿童开始时轻轻地闭眼,两眼同时闭合10~20次,如不能完全闭合眼睑,露白时可用食指的指腹沿着眼眶下缘轻轻地按摩一下,然后再用力闭眼10次,有助于眼睑闭合功能的恢复。

(3)耸鼻训练:耸鼻动作主要靠提上唇肌及鼻肌的收缩来完成。耸鼻训练可促进鼻肌、提上唇肌的运动功能恢复。

(4)示齿训练:示齿动作主要靠颧大、小肌、提口角肌及笑肌的收缩来完成。而这四块肌肉的运动功能障碍是引起口角歪斜的主要原因。嘱儿童口角向两侧同时运动,避免只向一侧用力而形成习惯性的口角偏斜。

(5)努嘴训练:努嘴主要靠口轮匝肌收缩完成。进行努嘴训练时,用力收缩口唇并向前努嘴,努嘴时要用力。口轮匝肌恢复后,儿童能够鼓腮,刷牙漏水或进食流口水的症状随之消失。训练努嘴时同时训练了提上唇肌、下唇方肌及颏肌的运动功能。

(6)鼓腮训练:鼓腮训练有助于口轮匝肌及颊肌运动功能的恢复。鼓腮漏气时,用手上下捏住患侧口轮匝肌进行鼓腮训练。儿童能够进行鼓腮运动,说明口轮匝肌及颊肌的运动功能可恢复正常,刷牙漏水、进食流口水及食滞症状消失。此方法有助于防治上唇方肌挛缩。

6. 高压氧 主要用于急性期儿童。通过高压氧的治疗,能够大幅度提高血液中的溶氧量,同时气体弥散距离也明显增大,从而改善受损神经组织的氧供,促进细胞代谢,消除细胞水肿,极大地促进神经功能的恢复。

7. 手术治疗 若保守治疗3个月后面神经麻痹仍未恢复,测定面神经传导速度及面肌肌电图检查均无反应时,可采用外科手术治疗,如面神经减压术、面-舌下神经吻合术等。

四、健康教育

1. 降低巨大儿发生率 巨大儿的发生与多种因素密切相关,包括妊娠前体重、妊娠期体重增加幅度、既往巨大儿史、妊娠糖尿病、经产妇身份及过期妊娠等。通过筛查并采取治疗妊娠糖尿病、合理调配营养(以妊娠中期3个月为重点)、减少过期妊娠等措施,可有效降低巨大儿发生率。

2. 严格掌握各类产钳应用指征 为减少分娩性臂丛神经损伤的发生,必须严格把握各种产钳的使用指征。

3. 正确应对肩难产 新生儿是否发生肩难产与其出生体重密切相关,降低巨大儿发生率亦可减少肩难产的发生。然而,即便采取多项控制措施,仍有可能出现巨大儿,尤其是分娩前未被发现的情况,更易导致肩难产。

4. 控制妊娠前体重指数 妊娠前应测量体重指数,并通过合理运动、调整饮食结构等方式将体重指数维持在正常范围内。

5. 加强高危孕妇管理与产程监护 对于已确诊胎儿较大的孕妇,应根据实际情况选择引产或剖宫产等分娩方式,但须严格掌握手术指征,避免滥用手术。

五、功能结局

大多数产瘫儿童功能可自行获得一定的恢复,但其恢复常不完全。全臂丛神经损伤儿童,常遗留不同程度的后遗症及功能障碍。不完全性面瘫儿童1～2个月内可恢复或者痊愈,完全性面瘫儿童一般需要2～8个月甚至1年时间恢复,且常留有后遗症。

流程图

分娩性臂丛神经损伤康复诊疗流程图

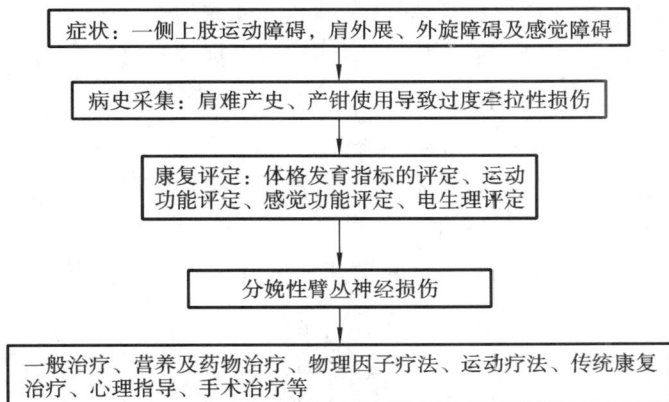

```
┌─────────────────────────────────────────────┐
│ 症状:一侧上肢运动障碍,肩外展、外旋障碍及感觉障碍 │
└─────────────────────────────────────────────┘
                    ↓
┌─────────────────────────────────────────────┐
│ 病史采集:肩难产史、产钳使用导致过度牵拉性损伤    │
└─────────────────────────────────────────────┘
                    ↓
┌─────────────────────────────────────────────┐
│ 康复评定:体格发育指标的评定、运动             │
│ 功能评定、感觉功能评定、电生理评定              │
└─────────────────────────────────────────────┘
                    ↓
┌─────────────────────────────────────────────┐
│            分娩性臂丛神经损伤                   │
└─────────────────────────────────────────────┘
                    ↓
┌─────────────────────────────────────────────┐
│ 一般治疗、营养及药物治疗、物理因子疗法、运动疗法、传统康复 │
│ 治疗、心理指导、手术治疗等                     │
└─────────────────────────────────────────────┘
```

分娩性面神经损伤康复诊疗流程图

症状：患侧眼睑不能完全闭合，口角歪斜等

↓

病史采集：难产史、产钳助产、面部有裂伤或挫伤

↓

康复评定：面容、面神经损伤程度、面神经功能分级

↓

分娩性面神经损伤

↓

一般治疗、药物治疗、传统康复治疗、物理因子疗法、运动疗法、高压氧、手术治疗

→ 课后练习

一、单项选择题

1. 儿童肢体呈现"服务员指尖（waiter tip）"位或吹喇叭姿势，见于臂丛神经损伤的哪一型？（　　　）

A. 上臂型（Duchenne-Erb 瘫）　　　　　　　B. 下臂型（Klumpke 瘫）

C. 全臂型（全上肢瘫）　　　　　　　　　　　D. 以上均是

2. 累及 C_8 及 T_1，致使手内肌及手腕与手指长屈肌无力，见于哪一型？（　　　）

A. 上臂型（Duchenne-Erb 瘫）　　　　　　　B. 下臂型（Klumpke 瘫）

C. 全臂型（全上肢瘫）　　　　　　　　　　　D. 以上均是

3. 所有臂丛神经根均受损伤，见于臂丛神经损伤的哪一型？（　　　）

A. 上臂型（Duchenne-Erb 瘫）　　　　　　　B. 下臂型（Klumpke 瘫）

C. 全臂型（全上肢瘫）　　　　　　　　　　　D. 以上均是

二、判断题

（　　　）1. 根据损伤程度，分娩性臂丛神经损伤分为轴突断伤、神经断伤、撕脱三型。

（　　　）2. 分娩性臂丛神经损伤中预后最好的是神经根撕脱损伤。

（　　　）3. 分娩性面神经损伤中常用的物理因子疗法有经皮神经电刺激、石蜡疗法、温水浴、磁疗等。

三、案例分析题

吴某，女，51日龄，因左侧上肢无自主活动就诊。患儿为第一胎第一产，其母亲在妊娠期无异常，有产钳助产史。查体：患儿左上肢无自主活动，不能上抬、屈肘，手腕下垂，上肢肌力 0 级，痛觉迟钝，肌电图示臂丛神经重度损伤。诊断：左臂丛神经损伤。

根据上述患儿病例，分析其损伤分型、临床表现并给出康复治疗方案。

扫码看答案

（肖田身）

任务七　进行性肌营养不良的康复

学习情境

　　患儿，男，7岁。因两年前开始的全身无力、步态不稳进行性加重就诊。患儿为第一胎第一产，其母亲在妊娠期及围产期无异常，患儿2岁开始步行。无其他疾病。两年前开始出现不明原因的肌无力，走路不稳，并逐渐加重，目前已不能独立上楼梯。

　　体格检查：患儿消瘦，自己步行但呈鸭样步态，意识清楚，心肺无异常，腰椎前凸明显，双小腿腓肠肌假性肥大，Gower征阳性。

　　实验室检查：血清肌酸肌酶（CK）、乳酸脱氢酶（LDH）升高。

　　临床诊断：进行性肌营养不良。

　　任务：如何为患儿实施康复服务？

▷ 任务实施

一、知识储备

（一）进行性肌营养不良的概念

　　进行性肌营养不良（progressive muscular dystrophy，PMD）是一组遗传性骨骼肌变性疾病，病理上以骨骼肌纤维变性、坏死为主要特点，临床上以缓慢进行性发展的肌肉萎缩、肌无力为主要表现，部分可累及心脏、骨骼系统。进行性肌营养不良根据遗传方式可分为X染色体连锁隐性遗传型、常染色体显性遗传和常染色体隐性遗传型；根据遗传方式、起病年龄、受累肌群、病程进展及预后等因素，分为以下几种类型：Duchenne型肌营养不良（Duchenne muscular dystrophy，DMD）、Becker型肌营养不良（Becker muscular dystrophy，BMD）、先天性肌营养不良（congenital muscular dystrophy，CMD）、面肩肱型肌营养不良（facioscapulohumeral muscular dystrophy，FSHD）、肢带型肌营养不良、Emery-Dreifuss肌营养不良、眼咽型肌营养不良、远端型肌营养不良和强直性肌营养不良。在这些类型中，DMD最常见。

（二）进行性肌营养不良的病因

　　进行性肌营养不良的各种类型的基因位置、突变类型和遗传方式均不相同，其致病机制也不一样，实际上各种类型均是一种独立的遗传病。如DMD和BMD的基因位于X染色体p21，属X染色体连锁隐性遗传，女性为致病基因携带者，所生男孩有50%的概率患病，无明显地理或种族差异。DMD儿童因基因缺陷而使肌细胞内缺乏抗肌肉萎缩蛋白，造成肌细胞膜不稳定并导致肌细胞坏死和功能缺失而发病。DMD发病率在各个国家、地区和人种间无明显差异，每3500～5000名新生男婴中有1例发病，在全球的发病率为0.02%～0.03%。

（三）进行性肌营养不良的临床表现

　　进行性肌营养不良的种类较多，临床表现各有特点，主要介绍常见类型的临床表现。

1. Duchenne型肌营养不良（DMD）　儿童在不同的年龄具有不同的临床特征。

（1）新生儿时期至3岁前：表现为运动发育延迟，多数儿童在18个月后开始走路，行走能力较同龄儿差。出生后儿童的血清肌酸激酶水平显著升高，可为正常值的 10～20 倍。

（2）学龄前期（3～5 岁）：表现为双小腿腓肠肌肥大、足尖走路、易跌倒，上楼梯、跳跃等运动能力较同龄儿明显落后。儿童有翼状肩胛，双膝反射减弱，双踝反射正常。5 岁左右血清肌酸激酶达到峰值，可为正常值的 50～100 倍。

（3）学龄早期（6～9 岁）：除学龄前期症状外，还可表现出四肢近端肌肉萎缩、Gowers 征、腰椎前凸、鸭步逐渐加重，下蹲不能起立，上楼梯更加困难，常有踝关节挛缩。

（4）学龄晚期（10～12 岁）：上述症状进行性加重，马蹄内翻足明显，行走困难或不能行走。虽无明显心脏症状，但超声心动图常显示左心房和左心室扩大。可有明显脊柱侧凸。

（5）青少年期（13～17 岁）：表现为起居等生活不能自理，需用轮椅外出活动，常有双膝关节、髋关节、肘关节挛缩，脊柱侧凸，摸头困难，曾经肥大的腓肠肌逐渐萎缩。

（6）成年期（18 岁以上）：表现为全身肌肉萎缩、脊柱侧凸、关节挛缩进行性加重，生活完全不能自理，呼吸困难，二氧化碳潴留，常因肺部感染诱发呼吸衰竭和心力衰竭。

2. Becker 型肌营养不良（BMD） 遗传形式及临床症状都与 DMD 相似，但发病年龄较晚，进展缓慢。与 DMD 的不同点在于发病年龄较大，5～25 岁发病；儿童的母亲是致病基因携带者，后代男性发病；骨盆带肌受累，胸肌逐渐出现萎缩、肌力低下；发病 25 年后逐渐不能行走；心肌受累程度较轻；多数儿童无关节挛缩、变形；多数儿童无假性肥大、无智力障碍；多数儿童寿命正常；血清肌酸激酶高（不如 DMD 显著），早期明显升高，晚期有所降低。

3. 先天性肌营养不良的临床表现 本型特点是发病早，婴儿 8 个月以前即发病，无性别差异。全身肌肉均可受累，颜面肌受累是其特征之一，肌张力低下，近端肌肉受累更明显。早期可见关节挛缩，最终除肩关节外其他关节均受累。全身肌肉松软，四肢活动力弱，儿童运动发育延迟，无法自主矫正体位。半数的儿童可见小腿和前臂的假性肥大。病情发展具有波动性，婴儿期严重，2～3 岁时减轻，6～8 岁又加重，直至丧失运动功能。重要的特征之一是常合并精神发育迟滞，智商为 30～60。约有 1/2 儿童可能出现癫痫发作。腱反射减弱或消失，血清肌酸激酶中度上升，6 岁后渐降。肌肉活检可见肌纤维变性、萎缩，结缔组织增生明显。肌电图可见低振幅、短的持续性肌病波。

4. 面肩肱型肌营养不良 主要累及面肌、肩肌、臂肌，进展缓慢，病程长，散发病例极少。临床表现为 6～20 岁发病，青春期发病较多；肌无力局限于面肌、肩肌、臂肌，最初可能是上肢上举困难，颜面部表情缺乏，呈肌病面容，双眼闭合不良。30 年后也可累及骨盆带肌或其他肌群，极个别儿童有腓肠肌假性肥大，通常无心肌受累；血清肌酸激酶、乳酸脱氢酶正常或轻度升高。

二、康复评定

以 DMD 为例。

1. 肌力评定 儿童因病情进展不同，肌力下降具有选择性。早期即有颈前屈、肩伸展、髋伸展、大腿内收肌肌力下降，而颈伸肌、胫骨后肌、手指固有肌肌力下降通常出现在病程后期。肌力评定采用徒手肌力评分法。

2. 上肢功能评定 由于肩带肌等萎缩和无力，儿童的上肢功能会出现受损的情况。根据儿童的活动表现，将上肢功能分为 9 级（表 5-7-1）。

表 5-7-1　DMD 儿童的上肢功能分级

级别	功能活动表现
Ⅰ	手持 500 g 以上物品，上肢可伸向前方并垂直上举
Ⅱ	手持 500 g 以上物品，上肢可伸向前方与躯干成 90°
Ⅲ	徒手时，上肢可伸向前方并垂直上举
Ⅳ	徒手时，上肢可伸向前方与躯干成 90°

级别	功能活动表现
V	徒手时,肘关节可屈曲90°以上
VI	上肢在桌上,肘屈曲垂直于桌面,肘伸展使手向前方移动
VII	上肢在桌上,利用躯干的反作用力,通过肘伸展使手水平向前方移动
VIII	上肢在桌上,利用躯干的反作用力,肘伸展后通过手运动使手水平向前方移动
IX	上肢在桌上,仅通过手运动使手水平向前方移动

3. 躯干、下肢功能评定 根据儿童的情况,将躯干、下肢功能分为8级(表5-7-2)。

表 5-7-2 DMD 患病儿童的躯干、下肢功能分级

级别	功能活动表现
I	可上下楼梯:①无须手帮助;②需要手扶膝盖
II	可上下楼梯:①需要一手扶栏杆;②需要一手扶栏杆,另一手扶膝盖;③需要两手扶栏杆
III	可从椅子上坐起
IV	可以步行:①独步5 m以上;②不能独步,可抓握走5 m以上
V	四肢爬
VI	腹爬
VII	可保持坐位
VIII	不能保持坐位

注:此分级法将 DMD 病程分为 8 个阶段,I～IV级可步行,V～VIII级不能步行。

4. 关节挛缩和变形评定 由于肌力低下致肌肉萎缩、肌腱及筋膜缩短、平衡丧失、习惯性肢位与姿势等因素,儿童可能出现关节挛缩和变形。挛缩和变形在肢体和躯干都会发生。可通过测量关节活动度、肢体周径等方法进行评定。

5. ADL 评定 儿童因为功能下降导致 ADL 降低。可采用改良 BI 评分法进行评定。

6. 呼吸和循环功能评定 儿童因呼吸肌肌力下降导致呼吸障碍,需要进行呼吸功能评定。又因心肌纤维化可能影响心功能,需要定期检查心电图及心功能,以评定循环功能。

7. 心理评定 儿童在幼年期发病,学龄期中病情不断进展,10岁左右可能丧失步行功能,这给儿童造成一定的心理问题,可用汉密尔顿抑郁量表和汉密尔顿焦虑量表进行评定。

8. 智力评定 疾病后期儿童智力会出现一定程度的下降,可用韦氏智力量表评定。

9. 体质的评定 儿童由于营养摄入及活动减少、体内消耗降低而体重明显增加。过度肥胖会进一步影响运动功能和 ADL。

三、康复治疗

DMD 迄今为止尚无根治的方法,目前提倡多学科综合治疗。通过药物治疗、康复治疗、心理治疗、呼吸训练等,在病情的不同阶段进行相应的治疗和指导,能够明显延缓疾病进展,延长生存期,提高生活质量。

1. 药物治疗 对于确诊的 DMD 儿童,建议在3岁后、运动功能下降前开始规范口服激素治疗。一般推荐每日疗法,每日口服泼尼松或泼尼松龙 0.75 mg/(kg·d),早饭后一次顿服,周末疗法(周末2天服用整周剂量)、间断疗法(如服药10天停药10天)是备选方案。BMD 儿童病情较轻,一般不长期应用口服激素治疗。

2. 康复治疗 对于 DMD/BMD,规范的家庭康复治疗非常重要,建议确诊后早期、规律开展。治疗方法如下。

（1）物理因子疗法：假肥大型进行性肌营养不良症物理治疗的目的在于改善肌肉组织的微循环，增强和锻炼肌肉，促进代偿性肥大，缓解和改善挛缩的肌腱组织。

①超短波疗法：通常选择下肢，将电极放在腰部及双足底，无热量及微热量，每次 10～15 min，每日 1 次，15～30 次为 1 个疗程。

②红外线疗法：可选择局部肢体或各个肢体轮流进行治疗，每次 20～30 min，每日 1 次，15～30 次为 1 个疗程。

③电刺激疗法：选用短脉冲的方形波电刺激或用感应电刺激肌肉，通常选择股四头肌、臀大肌、三角肌、肱二头肌等维持人体运动和生活功能的肌肉。每块肌肉治疗 5～10 min，30 次为 1 个疗程，可以延缓肌肉萎缩、保持肌肉功能。

④超声波疗法：对易挛缩的髂胫束、股二头肌、腓肠肌进行超声波治疗，采用移动法，剂量为 $0.6\sim1.5\ W/cm^2$，每次 6～10 min，每日 1 次，10～30 次为 1 个疗程。

⑤石蜡疗法：对于改善局部血液循环、软化挛缩组织有一定帮助。采用蜡盘法、蜡袋法，每次 30 min，每日 1 次，15～30 次为 1 个疗程。

（2）运动疗法。

①牵伸训练：通过牵伸阔筋膜张肌、髂胫韧带、大腿后侧肌群及小腿三头肌等使下肢肌肉、韧带伸张，预防关节挛缩。

②被动运动：疾病早期开始对肌肉的被动运动训练应结合按摩，这是防止关节挛缩的一项重要措施，并应教会儿童家长掌握该项技术，并长期坚持进行。对髋关节、膝关节、踝关节的被动牵引尤为重要，每次被动牵伸的活动量、次数应逐渐增加。

③主动运动：早期可进行步行训练，蹲下坐起、上楼登梯、举肩展臂等训练，每次 30 min，每日以 2～3 次为宜，每次运动以不感到过度疲劳为度。随着运动功能障碍的加重，应选择障碍程度较轻的肌肉锻炼，对已有障碍的肌肉，在肌肉肌力允许的范围内运动，如不能做抗重力运动时应改做重力状态水平滑动性的运动。

（3）作业治疗。

①改善儿童日常生活动作的训练包括进食训练，可借助自助具；更衣训练，练习系纽扣和解纽扣、穿衣、脱衣；如厕训练，独立排泄训练。

②提高儿童社会参与能力的训练包括在保持稳定的情况下与正常儿童进行的游戏活动、儿童间进行的游戏活动、儿童独自进行的游戏活动。

3. 辅助具的应用 支具辅助为假肥大型进行性肌营养不良症的主要康复措施。站立和步行时使用下肢矫形器，坐位时使用坐姿保持器和脊柱矫形器。丧失步行能力后可使用轮椅。应注意不要过早使用轮椅，尽可能在下肢长辅助工具的支持下进行起立步行训练，这是防止下肢、躯干挛缩的最佳治疗手段。

4. 呼吸训练 儿童丧失步行能力后，因卧床容易并发呼吸系统疾病，所以应该进行呼吸肌肌力训练，包括深呼吸、腹式呼吸、发声练习、胸腔扩张训练等。

5. 心理治疗 由于本病迄今为止尚无满意治疗方法，儿童常陷入自暴自弃的心理状态，应加强健康教育和心理康复，耐心做好思想教育工作，使儿童从悲观情绪中解脱出来，坚持康复治疗，提高对生活的信心。

6. 教育康复 大部分儿童可完成小学四年级前的学习，之后由于行动困难常辍学。因此创造合适的学习环境，帮助儿童继续学习，不仅有助于树立儿童的康复信心，还能增强其文化修养。也应鼓励儿童通过电视、广播和网络途径学习知识。

7. 职业疗法 本病儿童由于上下肢功能障碍出现较晚，可有较长时间进行职业训练。建议从小学开始，将学习内容与职业训练结合，丰富其康复内容，在丧失步行能力后完全处于坐位及半卧位时，可进行手工制作、陶器工具、雕刻等活动。

8. 外科手术治疗 对于疾病发展过程中出现的脊柱侧凸、关节挛缩等应行外科评估。矫形手术能够纠正脊柱、关节的结构畸形，有助于维持运动机能和保持呼吸功能。

9. 新兴治疗 随着基因治疗、细胞治疗的快速发展,DMD 已有新的基因治疗药物,如外显子 51 跳跃药物 eteplirsen 已被美国食品药品监督管理局(FDA)批准上市,适用范围更广的 AAV 载体导入外源截短 dystrophin 蛋白的基因治疗临床试验正在开展,其他如基因编辑、干细胞治疗等药物研发也都在快速推进中。

四、健康教育

1. 婚前检查 婚前接受正规检查,明确是否为致病基因携带者或患者,若为致病基因携带者,从优生优育角度出发建议不生育。

2. 产前检查 注意产前筛查,尤其是家族内已有 DMD 儿童。一旦确诊,建议终止妊娠,以免造成家庭和社会的负担。

五、功能结局

进行性肌营养不良迄今为止尚无治愈的方法。目前主要以多学科综合治疗为主,延缓疾病进展,延长生存期,提高生活质量。各种类型进行性肌营养不良的结局各不相同,如 DMD 儿童一般 15～25 岁死于呼吸系统障碍,CMD 儿童因肌无力萎缩累及全身,往往 10 岁前死亡,BMD 儿童则因病情进展缓慢,虽然多数 10 岁后丧失步行能力,但寿命较长,基本接近正常。

▶ **流程图**

进行性肌营养不良康复诊疗流程图

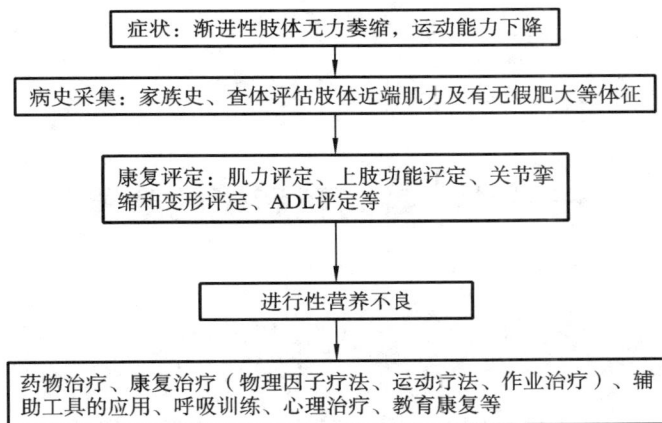

| 症状:渐进性肢体无力萎缩,运动能力下降 |
| 病史采集:家族史、查体评估肢体近端肌力及有无假肥大等体征 |
| 康复评定:肌力评定、上肢功能评定、关节挛缩和变形评定、ADL评定等 |
| 进行性营养不良 |
| 药物治疗、康复治疗(物理因子疗法、运动疗法、作业治疗)、辅助工具的应用、呼吸训练、心理治疗、教育康复等 |

▶ **课后练习**

一、单项选择题

1. 对于进行性肌营养不良的临床特点,下列描述不准确的是哪一项?( )

A. 肌肉出现对称性无力   B. 肌肉无力常伴有肌肉疼痛

C. 肌肉无力一般近端重于远端   D. 肌电图可以发现肌原性的改变

E. 一般伴随肌酶升高

2. 进行性肌营养不良下列哪型病情最严重?( )

A. Duchenne 型肌营养不良   B. Becker 型肌营养不良

C. 面肩肱型肌营养不良   D. 肢带型肌营养不良

E. 远端型肌营养不良

二、多项选择题

1. 进行性肌营养不良的临床特点为( )。

A. 慢性进行性加重　　　　　　B. 对称性肌无力　　　　　　C. 对称性肌肉萎缩

D. 对称性肌强直　　　　　　　E. 对称性感觉障碍

2. 进行性肌营养不良儿童多在 25～30 岁死于( )。

A. 消化道感染　　B. 消耗性疾病　　C. 呼吸道感染　　D. 心力衰竭　　E. 泌尿系感染

三、案例分析题

患儿,男,7 岁。因两年前开始的全身无力、步态不稳进行性加重就诊。患儿为第一胎第一产,其母亲在妊娠期及围产期无异常,患儿 2 岁开始步行。无其他疾病。2 年前开始出现不明原因的肌无力,走路不稳,并逐渐加重,目前已不能独立上楼梯。

体格检查:患儿外观消瘦,自己步行但呈鸭步,意识清楚,心肺无异常、腰椎前突明显,双小腿腓肠肌假性肥大,Gower 征阳性。

实验室检查:CK、LDH 升高。

临床诊断:进行性肌营养不良。

根据上述患儿病例,制定详细的评估和及康复治疗方案。

扫码看答案

(肖田身)

任务八　脊髓灰质炎的康复

学 习 情 境

患儿,男,1 岁 3 个月。因肢体活动困难 35 天,发烧 1 天入院。入院前 20 天患儿无明显的诱因,出现发热,体温最高达 40 ℃,无咳嗽,无过敏,无惊厥,无抽搐。曾经以上呼吸道感染治疗,口服阿莫西林治疗 3 天,患儿体温下降至正常,但依旧肢体活动受限。患儿平时身体较为健康,否认肝炎,结核也无传染病及接触史。入院检查后体温 36.8 ℃,脉搏 110 次/分,呼吸 22次/分,体重 7.8 kg,神志清醒,精神良好,皮肤无水肿,无红肿,无皮疹,淋巴结无肿大。心率正常,心包无杂音。双上肢活动正常,肌张力正常,肌力正常。双下肢活动能力较差,双下肢肌力 Lovett 评估均为 3 级。双下肢踝阵挛,髌阵挛阴性,双侧巴士征阳性。跟腱反射减弱,其余查体未见明显异常,经其他相关辅助检查最后确诊为脊髓灰质炎病毒阳性,明确诊断脊髓灰质炎。继续对症治疗后开始神经康复治疗。

任务:

1. 患儿确诊脊髓灰质炎还应做什么相关辅助检查?

2. 患儿如何进行康复治疗?

→ 任务实施

一、知识储备

（一）脊髓灰质炎的概念

脊髓灰质炎又称小儿麻痹症，是由脊髓灰质炎病毒引起的急性传染病。脊髓灰质炎病毒是一种嗜神经病毒，主要侵犯中枢神经系统的运动神经细胞，以损害脊髓前角运动神经元为主。脊髓灰质炎儿童常表现出行动不便，伴有类似于麻木不能控制的症状，也被称为小儿麻痹症。

（二）脊髓灰质炎的病因

脊髓灰质炎是一种由脊髓灰质炎病毒引起的急性传染病。脊髓灰质炎的病原体为脊髓灰质炎病毒，已经有症状的脊髓灰质炎病毒的携带者和无症状病毒携带者是传染源。病毒存在于鼻、咽、肠黏膜和淋巴结中，特别是脊髓和大脑存在较多。病毒在患病儿童的鼻咽分泌物和粪便中排泄出来并传播，其中咽部排出的病毒仅在发病后一周内具有传染性，而粪便携带病毒的传染性时间可持续 2～6 周。因此该病毒主要通过粪-口途径传播，同时也可以通过飞沫传播和直接接触传播。

（三）脊髓灰质炎的临床分型

脊髓灰质炎可分为无症状型、顿挫型、无瘫痪型及瘫痪型。

1. 无症状型（即隐性感染） 此型最为常见，占全部感染者的 90%～95%。儿童在感染后无明显症状。可通过血清学检测发现抗体。

2. 顿挫型 表现为发热、疲乏、头痛、咽痛、恶心、呕吐、便秘等，无中枢神经系统受累的表现。

3. 无瘫痪型 前驱期症状与顿挫型临床表现相似，数天后出现脑膜刺激征。儿童可出现头痛、颈痛、背痛、呕吐等症状，伴有颈部和背部强直、脑膜刺激征阳性，但无神经和肌肉功能的改变。

4. 瘫痪型 儿童具有无瘫痪型的临床表现，且病损累及脊髓前角灰质、脑或脑神经。该病按病变部分可分为脊髓型、脑干型、混合型和脑炎型四型，以脊髓型最为常见。脊髓型单肢或多肢瘫痪（下肢多见，偏瘫少见），不对称性弛缓性麻痹，近端重于远端，不能竖头，不能坐，膈肌麻痹，无感觉障碍，呼吸肌也可受累导致麻痹。脑干型表现为吞咽困难、进食呛咳、发声和构音困难、颈肩无力、咀嚼障碍，表情肌无力、复视、呼吸节律异常。脑炎型较为罕见，多见于婴幼儿，表现为高热、意识障碍、惊厥、痉挛性瘫痪。

（四）脊髓灰质炎的常规检查

1. 血常规 白细胞总数及中性粒细胞百分比大多正常。

2. 脑脊液检查 瘫痪前期及瘫痪早期可见细胞数增多（以淋巴细胞为主），蛋白质增高不明显，呈细胞-蛋白分离现象，对诊断有一定的参考价值。至瘫痪第 3 周，细胞数多已恢复正常，而蛋白质仍继续增高，4～6 周后方可恢复正常。

3. 病毒分离 病毒分离是本病最重要的确诊性试验。起病一周内可从咽部及粪便内分离出病毒，可用咽拭子及肛门拭子间隔 24～48 h 收集双份标本（重量＞5 g），及时冷藏于 4 ℃以下送检，多次送检可增加阳性率。发病 1 周内，从儿童鼻咽部、血、脑脊液中也可分离出病毒。

4. 血清学检查 近期未服用过脊髓灰质炎疫苗的儿童，发病 1 个月内用酶联免疫吸附试验（ELISA）检测儿童血液及脑脊液中抗脊髓灰质炎病毒特异性免疫球蛋白 M（IgM）抗体，可帮助早期诊断；恢复期儿童血清中特异性免疫球蛋白 G（IgG）抗体滴度较急性期有 4 倍以上增高，具有诊断意义。

（五）临床诊断和鉴别诊断

脊髓灰质炎出现典型瘫痪症状时，诊断并不困难。但在瘫痪出现前多不易诊断，血清学和大便病毒分离结果阳性可确诊，需与其他急性弛缓性麻痹（AFP）疾病进行鉴别，如吉兰-巴雷综合征、家族性瘫痪、周围神经炎、假性瘫痪等。

二、康复评定

1. 下肢长度测量 脊髓灰质炎主要影响人体的运动神经元,导致肌肉无力和萎缩。在临床上,测量下肢长度是评估脊髓灰质炎儿童肌肉萎缩程度的重要方法之一。

2. 肌力评定 肌力测试是评估儿童肌肉力量和功能的重要方法之一,可以帮助医生了解疾病的严重程度和制定治疗方案。肌力测定方法主要包括徒手肌力检查、等长肌力检查、等张肌力检查、等速肌力检查等。

3. 关节活动度评定 脊髓灰质炎会导致肌肉无力、萎缩和关节僵硬。因此,测量脊髓灰质炎儿童的关节活动度至关重要。

4. 心肺功能测定 脊髓灰质炎还会对儿童的心肺功能造成一定的影响。因此,对脊髓灰质炎儿童进行心肺功能评估是非常重要的。可以进行肺功能测试,包括肺活量、呼吸道阻力等指标的检测,以更准确地了解儿童的肺功能状况,并制定相应的治疗方案。

5. 日常生活活动能力评定 脊髓灰质炎通常会影响儿童的日常生活活动能力。常用评定方法:BI 或改良 BI、Katz 指数、修订 Kenny 自理评定和 PULSES(六方面)等。

6. 其他评定 根据儿童情况可以进行步态评定、反射检查和疼痛评定等。

三、康复治疗

(一)康复治疗方案

1. 前驱期与瘫痪前期治疗 目前尚无特效抗病毒药物,以对症处理为主。

2. 瘫痪期治疗 应将瘫痪肢体置于功能位,避免刺激及受压。可用维生素 C 及能量合剂,有助于肌肉功能的恢复。此外还可应用一些促进神经细胞传导功能的药物。

3. 恢复期与后遗症期治疗 体温恢复正常、瘫痪停止进展后,即采用运动疗法、作业治疗、传统康复治疗及物理因子疗法等,以促进瘫痪肌肉的恢复和功能恢复。如因严重后遗症造成畸形,可采用矫形手术治疗。

(二)康复治疗

1. 前驱期与瘫痪前期康复治疗 主要为支持治疗、对症治疗和治疗并发症。

(1)密切观察生命体征(呼吸、心率、血压和意识)。脊髓灰质炎的症状包括发热、头痛、咽痛、呕吐、腹泻和肌肉疼痛等。严重情况下可能导致瘫痪和呼吸肌麻痹,危及生命。

(2)卧床休息,对症处理,如降温、镇痛、吸氧等。

(3)降低颅压,保证出入量,维持水电解质代谢平衡。

(4)瘫痪肢体处理:保护瘫肢免受外伤和压迫,并置于功能位,预防关节畸形。

(5)吞咽困难者及时给予鼻饲、清除咽部分泌物,预防窒息。

(6)呼吸困难者及时采用呼吸机辅助通气。

(7)预防感染、肺炎和肺不张。

(8)营养支持:给予其蛋白质、维生素等营养支持。

(9)中国传统康复,利用针灸推拿,促进功能恢复,防止肌肉萎缩。

2. 恢复期康复治疗

(1)运动疗法:主要进行健肢的主动关节活动或抗阻运动,强化健侧肌力。针对瘫痪型的脊髓损伤儿童可参照脊髓损伤儿童康复方案进行各类转移训练,如坐起训练、四肢瘫翻身训练、四肢瘫坐起训练、轮椅使用训练等。

(2)物理因子疗法:恢复期的物理因子疗法主要使用热疗法,减轻疼痛,缓解痉挛,保护关节。

(3)作业治疗:进行日常生活技能训练,帮助儿童恢复日常生活的基本技能,如穿衣、进食、梳洗等。训练过程中应注重儿童的舒适度和安全性,尽量减少对儿童身体的负担。

（4）传统康复治疗：传统康复治疗主要是中药治疗、针灸治疗、推拿按摩。中医认为脊髓灰质炎属于"痿证"范畴，治疗时应以补肾壮阳、益气养血为主。调整机体的气血运行，从而达到治疗脊髓灰质炎的目的。推拿按摩可以促进儿童的血液循环，缓解肌肉疼痛和僵硬，提高关节活动度。

（5）心理康复：脊髓灰质炎儿童在恢复期可能会出现焦虑、恐惧、抑郁、自卑感及社交障碍心理问题。为儿童提供专业的心理咨询服务，帮助儿童认识和解决心理问题，获得家庭支持和社会支持，并引导儿童自我调适心理状态，积极面对生活。

3. 后遗症期的康复治疗 脊髓灰质炎后遗症期以非手术治疗为主，包括主动练习、使用支具和其他辅助工具等。对于儿童及儿童家属要进行心理康复。

4. 常见并发症的康复治疗

（1）排尿障碍：可采用间歇导尿、排尿意识及手法训练、直肠电刺激疗法、中医针灸及耻骨上膀胱造瘘术。

（2）排便障碍：可采用排便训练、饮食调节、药物治疗和容积扩张剂。

（3）骨质疏松：可采用主动运动训练、紫外线照射治疗。

（4）异位骨化：可采用运动疗法、手术治疗和药物治疗。

（5）痉挛：减少痉挛加重的危险因素，坚持关节被动运动训练，进行治疗性的主动运动训练及药物治疗等。

（6）疼痛：可采用药物治疗和物理因子疗法。

（7）自主神经反射亢进：主要表现为血压升高、剧烈头痛、视物不清、出汗、皮肤潮红、起鸡皮疙瘩、脉缓、胸闷、恶心、呕吐等。治疗措施：①立即采取端坐位；②用快速降压药；③膀胱充盈、直肠积粪、导尿或直肠镜检查，以及疼痛、压迫等，尽快找出和消除病因；④避免长期留置尿管，以免形成挛缩膀胱。

（8）矫形器和辅助工具的应用（详见二维码）。

（9）手术治疗：软组织手术如肌腱转移术、肌腱松解术。骨性手术如切骨矫形、关节融合、肢体长短均衡等。

常用脊髓灰质炎
后遗症矫形器

脊髓灰质炎
儿童轮椅选择

四、健康教育

1. 接种疫苗 脊髓灰质炎疫苗是预防该病最有效的方法。小儿均应口服脊髓灰质炎疫苗进行主动免疫。家长要关注疫苗接种情况，按时接种，并在接种后观察是否有异常反应。

2. 保持良好的卫生习惯 勤洗手，避免与患者接触，不共用餐具等措施可以有效减少病毒传播的风险。

3. 注意早期症状 脊髓灰质炎的早期症状包括发热、喉咙痛、头痛、呕吐、腹泻等。如果出现这些症状，应及时就医并告知医生可能感染脊髓灰质炎病毒。

4. 加强锻炼和营养 适当的锻炼和均衡的饮食可以提高身体免疫力，有助于预防脊髓灰质炎和其他疾病的发生。

五、功能结局

轻型和非瘫痪型恢复彻底，瘫痪型脊髓灰质炎中 50% 以上能完全恢复，约 25% 留有轻度残疾，留有严重残疾者不到 25%。肌肉功能的恢复主要在前 6 个月，但在 2 年内仍不断会有改善。脊髓灰质炎的病死率为 1%～4%，呼吸障碍是主要死亡原因。早期诊断、及时治疗减少刺激可减轻麻痹的发生和发展。

> **流程图**

脊髓灰质炎康复诊疗流程图

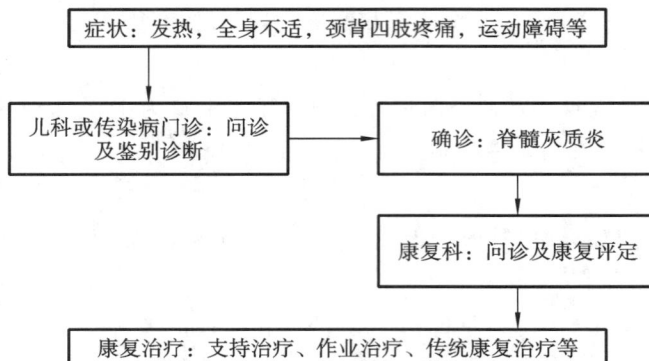

症状：发热，全身不适，颈背四肢疼痛，运动障碍等

↓

儿科或传染病门诊：问诊及鉴别诊断 → 确诊：脊髓灰质炎

↓

康复科：问诊及康复评定

↓

康复治疗：支持治疗、作业治疗、传统康复治疗等

> **课后练习**

一、单项选择题

1. 脊髓灰质炎病毒主要的感染类型是(　　)。

A. 隐性感染　　　　B. 急性感染　　　　C. 慢性感染　　　　D. 潜伏感染

2. 脊髓灰质炎病毒排出体外主要通过(　　)。

A. 鼻分泌物　　　B. 眼分泌物　　　C. 粪便　　　D. 小便　　　E. 飞沫

二、简答题

急性期脊髓灰质炎儿童如何康复？

扫码看答案

（申　珂）

儿童骨骼肌肉系统疾病的康复

学习目标

▲ 能力目标

1. 能按照 SOAP 思维模式开展工作。
2. 能按照常用康复治疗技术操作规范(2012)为患儿实施康复评定。
3. 能按照常用康复治疗技术操作规范(2012)为患儿实施康复治疗。
4. 能准确地对患儿及家属进行健康教育,具备良好的沟通能力。

▲ 知识目标

1. 掌握特发性脊柱侧凸、先天性肌性斜颈、髋关节发育不良、儿童寰枢关节半脱位的概念、临床特征与诊断、康复评定及治疗方案;掌握儿童骨折的概念、临床表现及常见部位骨折的康复评定与治疗。
2. 熟悉特发性脊柱侧凸、先天性肌性斜颈、髋关节发育不良、儿童寰枢关节半脱位的病因与发病机制。
3. 了解特发性脊柱侧凸、先天性肌性斜颈、髋关节发育不良、儿童寰枢关节半脱位的预防和预后。

▲ 素质目标

1. 具备儿童康复治疗师必备的职业道德和职业素养。
2. 具有团队协作精神。
3. 具有自主学习和终身学习的态度。
4. 具有一定的英语水平和计算机水平。

课堂思政目标

1. 培养学生尊重患儿,善于医患沟通。
2. 培养学生勇于探索的创新精神、善于解决问题的实践能力。

任务一　特发性脊柱侧凸的康复

学习情境

患儿,女,12岁。因发现双侧肩部不对称9个月就诊。

查体:双侧肩部不等高,两侧肩胛骨不对称,站立位身体向左侧倾斜,右侧背部向后隆起明显,弯腰试验阳性,四肢运动、感觉、认知、言语功能等未见异常。

实验室检查:脊柱全长正位X线检查提示胸椎向右侧弯曲,Cobb角29°。

临床诊断:特发性脊柱侧凸。

任务:如何为患儿实施康复服务?

任务实施

一、知识储备

(一)脊柱侧凸的概念

脊柱侧凸是指脊柱的一个或数个节段在冠状面上向侧方弯曲,通常合并有横断面上椎体的旋转和矢状面上脊柱生理弯曲的异常,是一种脊柱的三维畸形。国际脊柱侧凸研究学会认为,应用Cobb法测量站立位全脊柱冠状面上X线的脊柱侧方弯曲,如Cobb角度大于10°,且伴有椎体的轴向旋转则诊断为脊柱侧凸。特发性脊柱侧凸是指病因不明的脊柱侧凸,是临床常见类型,好发于青少年,且女生多于男生。

(二)特发性脊柱侧凸的病因

特发性脊柱侧凸的病因复杂,目前机制尚不明确。普遍认为,特发性脊柱侧凸是由多种致病因素综合引起的,如遗传因素、神经系统异常、激素与代谢因素、生物力学因素等。但目前尚无一种机制能完整地解释特发性脊柱侧凸的发病机制。

(三)特发性脊柱侧凸的临床分型

特发性脊柱侧凸有多种临床分型,可根据发病年龄、侧凸部位、严重程度等进行分型。

1. 根据发病年龄分类　幼儿型(0~3岁),包括自然治愈型和进行型两种;少年型(4~10岁);青少年型(10岁至骨骼发育成熟之间);成人特发性脊柱侧凸,指青少年期间形成的脊柱侧凸,由于没有进行治疗,或进行一定治疗后畸形没有明显改善,进入成年期仍然进一步发展的侧凸。上述四型中以青少年型最为常见。

2. 根据侧凸部位分类　颈弯、颈胸弯、胸弯、胸腰弯、腰弯和腰骶弯(表6-1-1)。

表 6-1-1　按顶椎位置分型

类型	顶椎位置
颈弯	位于 C_1 ~ $C_{6~7}$ 椎间盘
颈胸弯	位于 C_7 ~ T_1

续表

类型	顶 椎 位 置
胸弯	位于 $T_{1\sim7}$ 椎间盘和 $T_{11\sim12}$ 椎间盘
胸腰弯	位于 $T_{12}\sim L_1$ 之间
腰弯	位于 $L_{1\sim2}$ 椎间盘和 $L_{4\sim5}$ 椎间盘
腰骶弯	位于 $L_5\sim S_1$ 之间

3. 根据脊柱侧凸角度大小分类 轻度(Cobb 角 $11°\sim20°$);中度(Cobb 角 $21°\sim35°$);中-重度(Cobb 角 $36°\sim40°$);重度(Cobb 角 $41°\sim50°$);重-极重度(Cobb 角 $51°\sim55°$);极重度(Cobb 角大于 $56°$)。

根据临床治疗方案有不同的分型,如 Ponseti 分型是特发性脊柱侧凸临床上最传统的分型,常用于保守治疗和术前分型。King 分型、Lenke 分型、PUMC(北京协和医院)分型主要根据脊柱侧凸的部位、严重程度、柔韧性、顶椎等因素进行分型,只适合手术治疗,不能用于指导非手术治疗。Rigo 分型专用于色努支具治疗,有助于色努支具的设计与制作。

(四)特发性脊柱侧凸的临床诊断

一般根据临床症状、体征及影像学检查,特发性脊柱侧凸容易确诊。

1. 临床表现

(1)症状:随着脊柱侧凸角度的增大,特发性脊柱侧凸儿童逐渐出现脊柱不对称、双肩不等高、胸廓发育不对称、一侧肋骨和肩胛骨隆起、对侧肩部抬高或凸起等身体外观异常症状。随着脊柱侧凸角度增大,在后期严重者可能因胸廓畸形而出现心、肺功能障碍,并可能出现神经系统症状、平衡功能障碍及产生心理障碍等。

(2)体征:除常规体格检查外,还应进行脊柱侧凸的专科检查。可采用 Adam 前屈试验判断椎体旋转情况(图 6-1-1)。儿童双手合十,置于双腿中间,然后尽量弯曲。明显的脊柱侧凸儿童,可表现为"剃刀背"。对于可疑儿童可在 Adam 前屈试验的基础上,使用躯干旋转测量仪(scoliometer)来进行评价(图 6-1-2)。将 scoliometer 放在脊柱畸形最明显的位置,零刻度正对脊柱中点,读取脊柱旋转度数,scoliometer 度数为 $5°$ 或 $7°$ 提示肋骨及椎体旋转,需要进一步拍摄全脊柱 X 线片以明确诊断。

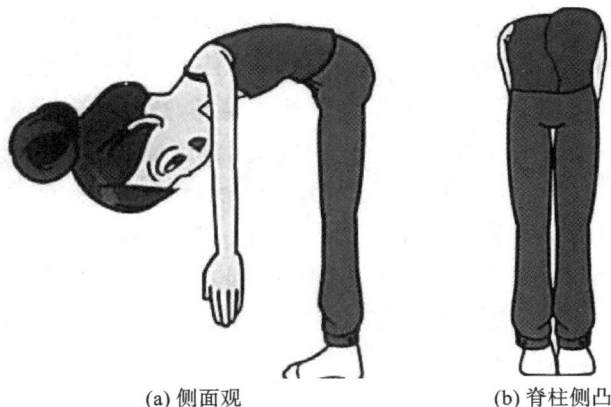

(a) 侧面观　　(b) 脊柱侧凸

图 6-1-1　Adam 前屈试验

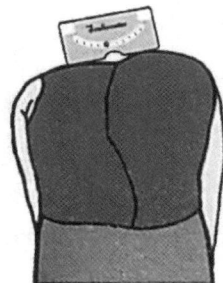

图 6-1-2　scoliometer 评估躯干旋转角度

2. 辅助检查 辅助检查主要包括脊柱的 X 线片和磁共振成像(MRI)等。常规的 X 线片建议在站立位下拍摄脊柱全长正侧位片,以确定脊柱侧凸部位、类型、严重程度及椎体旋转情况等,其中 Cobb 角是诊断脊柱侧凸的金标准。临床常用 Risser 征来判断骨骼发育成熟度。MRI 用于由排除神经肌肉等因素引起的脊柱侧凸。

3. 诊断标准 临床应根据脊柱侧凸的部位、角度和病因进行诊断,特发性脊柱侧凸的诊断具有以下特征。

（1）明确的脊柱侧凸诊断：测量站立位全脊柱冠状面X线片上脊柱向侧方弯曲的角度，Cobb角≥10°，并伴有轴向旋转。

（2）不明原因的脊柱侧凸：在诊断时需要排除由其他原因引起的侧凸，如先天性、神经肌肉性（发育性或后天获得性）、功能性、炎症性或感染性、病理性以及椎管内畸形等。

4. 鉴别诊断　特发性脊柱侧凸应该与其他类型的脊柱侧凸相鉴别，如神经肌肉型脊柱侧凸、先天性脊柱侧凸、后天性脊柱侧凸等。

（1）神经肌肉型脊柱侧凸：中枢神经系统病变导致脊柱周围肌肉的失平衡，从而引起脊柱侧凸畸形。常见的有上运动神经元损伤：脑瘫、高位脊髓损伤等；下运动神经元损伤：小儿麻痹后遗症所致的脊柱侧凸。往往除姿势异常、脊柱畸形外，还合并其他肌张力、肌力异常，体格检查阳性体征及MRI可鉴别。

（2）先天性脊柱侧凸：胚胎期椎体形成异常导致的脊柱侧凸，包括：椎体形成不良、椎体分节不良及混合型。多于生后即发生明显畸形，保守治疗几乎无用，常需手术治疗。根据发病年龄、临床表现及全脊柱X线片可鉴别。

（3）后天获得性脊柱侧凸：由外伤、手术、炎症等引起的或继发于其他疾病的脊柱侧凸，常有明确的致病因素，根据病史、相关实验室检查或MRI等影像学检查可鉴别。

二、康复评定

（一）临床评定

对于出诊儿童应全面了解其家族史、既往疾病史、治疗史、手术史、是否存在继发性脊柱侧凸的相关因素；对于女性儿童，应了解月经史、青春期第二特征等。进行体格检查时，除了神经系统检查外，还包括皮肤、姿势对称性、躯干旋转、脊柱偏离正中线检查等。

1. 皮肤外观检查　检查时，应充分暴露儿童躯干，治疗师从儿童前面、侧面和背面仔细观察皮肤是否存在色素改变、咖啡斑、皮肤凹陷、异常毛发及囊性物等，若发现可能存在异常皮肤情况，需要进一步检查以明确是否存在中枢神经系统疾病。

2. 姿势对称性检查　儿童脱鞋后，取站立位，充分暴露脊柱和下肢，先观察儿童整体姿态是否对称、是否存在下肢短缩。再检查双肩和肩胛骨是否等高，双侧胸廓发育、腰部两侧皱褶皮纹以及骨盆是否对称等。可利用Adam前屈试验和scolimeter检查椎体旋转情况。

3. 脊柱偏离正中线检查　临床常使用铅垂线的方法评定脊柱偏离中线的情况，通过在颅骨底部或C_2棘突自然垂直向下放铅垂线。一般铅垂线不应偏离中线超过2cm；同时，可通过测量C_7、L_3到铅垂线的距离评定儿童矢状面生理性前凸、后凸情况。儿童取自然站立位，双足并拢，裸露背部或穿轻薄的衣服，直尺紧贴头顶，治疗师将铅垂线自然下垂，用直尺分别测量以下7个点到铅垂线的距离：头部枕骨后凸点、颈部前凸点、第7颈椎（C_7）、胸椎后凸点$T_5 \sim T_6$、第12胸椎（T_{12}）、第3腰椎（L_3）、第1骶骨。结果判定：当$C_7 + L_3 < 60$ mm提示胸椎生理弧度过度减小或消失；$C_7 + L_3 > 60$ mm提示胸椎生理弧度正常；$C_7 + L_3 > 90$ mm提示胸椎过度后凸。

（二）影像学检查

1. X线检查　站立位全脊柱X线正侧位片是脊柱侧凸诊断的金标准。通过X线，可以分辨脊柱序列、椎体形态，评定脊柱侧凸进展、脊柱柔韧性、骨龄、侧凸曲度、部位及其旋转程度，并确定顶椎、上下端椎等重要椎体（图6-1-3）。

（1）Cobb角测量：Cobb角测量首先确定上下端椎，于上端椎的上缘和下端椎的下缘各画一条直线，此两线的垂直线相交的角即为Cobb角（图6-1-4）。端椎是指侧凸弯曲中最上端和下端的椎体。主侧凸（原发侧凸）是最早出现、最大的结构性弯曲，柔韧性差；次侧凸（代偿性侧凸或继发性侧凸）是较小的弯曲。当有 3 个弯曲时,中间一个为主侧凸;有 4 个弯曲时,中间两个为双主侧凸。

(2)椎体旋转角度测量:临床常用 Nash-Moe 法(图 6-1-5)评定椎体旋转角度,椎体旋转常与脊柱侧凸进展、继发畸形以及预后紧密相关。通常在 X 片上先将椎体分为 6 等份。根据脊柱正位 X 片上椎弓根的位置,将其分为 5 级。

0 级(无旋转):椎弓根卵圆形,两侧对称,并位于外侧段。

1 级:凸侧椎弓根两侧缘稍变平且轻度内移,但仍在外侧段;凹侧椎弓根向外移位且外侧缘影像渐消失。

2 级:凸侧椎弓根影像移至第 2 段,凹侧椎弓根基本消失。

3 级:凸侧椎弓根影像移至椎体中线或在第 3 段。

4 级:凸侧椎弓根越过中线至第 4 段,位于椎体凹侧。

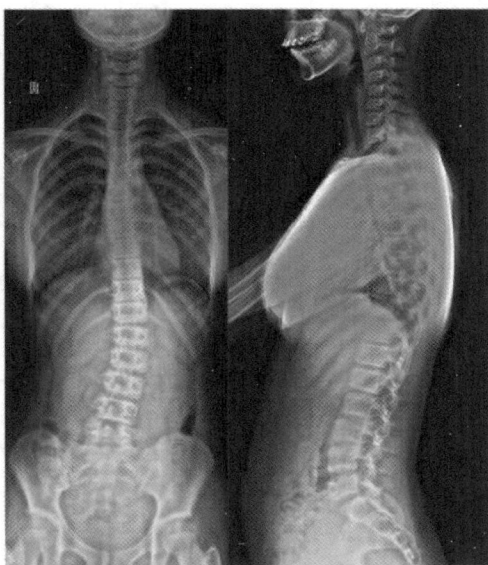

图 6-1-3　脊柱侧凸正侧位 X 线片　　　　图 6-1-4　Cobb 角测量方法　　　　图 6-1-5　Nash-Moe
　　　　　　　　　　　　　　　　　　　　　　　　　　　　　　　　　　　　　　旋转角度

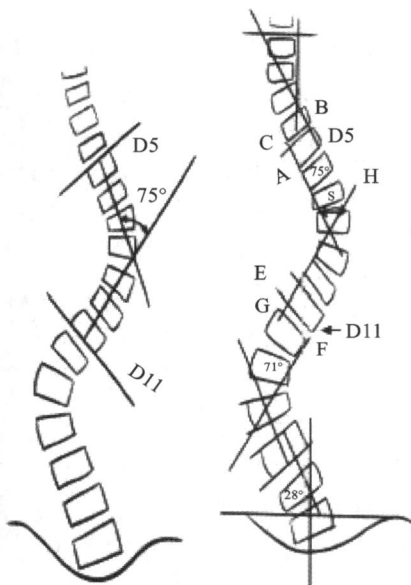

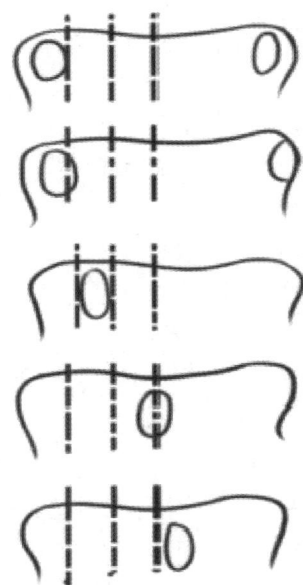

(3)骨骼成熟度测量:最常用评价方法是观察髂骨、髂峰骨骺的生长情况,采用 Risser 征进行评定(图 6-1-6)。将髂峰划分为 4 等份,骨化由髂前上棘向髂后上棘移动,未出现骨骺为 0 度;髂峰前 25% 以内出现骨骺为Ⅰ度;髂峰前 50% 以内出现骨骺为Ⅱ度;髂峰前 75% 以内出现骨骺为Ⅲ度;骨骺移到髂后上棘为Ⅳ度;骨骺与髂骨完全融合为Ⅴ度。一般来说,Risser 征Ⅰ度一般在青少年快速生长期或身高高峰生长后出现,Ⅳ度和Ⅴ度表示儿童骨骼发育成熟。骨骼成熟度的测量可用于评价脊柱侧凸风险。

(4)进展风险评定:根据 SOSORT 指南提供的公式进行计算。

$$进展风险(\%)=Cobb 角-(3×骨骼成熟度)/实足年龄$$

极低风险:<40%;低风险:40%~60%;中风险:60%~80%;高风险:>80%。推荐极低风险儿童进行临床观察,每 3 个月就诊一次。低风险儿童进行康复治疗。中风险儿童进行康复治疗和部分时间的支具佩戴。高风险儿童进行康复治疗和全天支具佩戴。

2. MRI 评定　MRI 可了解儿童是否存在椎管内病变,如脊髓空洞症、小脑扁桃体下疝畸形、脊髓栓系综合征和脊髓纵裂等。对非典型脊柱侧凸(如胸椎左侧凸)、伴有局部感觉或运动缺失、腹壁反异常、病理反射异常等,应行 MRI 检查。婴儿型脊柱侧凸可能存在神经轴畸形,也应行 MRI 检查。

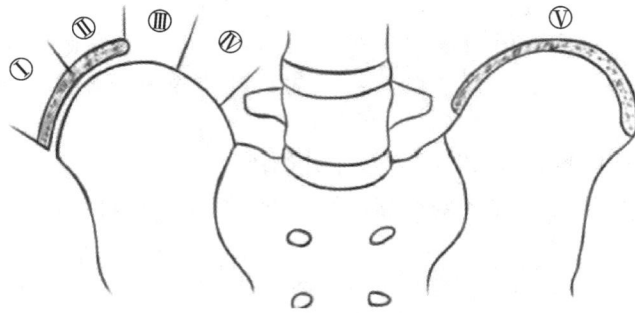

图 6-1-6　Risser 征示意图

（三）其他评定

根据儿童脊柱侧凸的严重程度和临床表现，还可以对儿童进行以下相关评定。

1. 心肺功能评定　通过肺活量或心肺运动功能评定，了解脊柱侧凸对呼吸功能和心肺运动耐力的影响。

2. 步行能力评定　通过步长、步幅等参数的测量，并观察儿童步行姿态，了解脊柱侧凸对儿童步行功能的影响。

3. 平衡功能评定　特发性脊柱侧凸儿童存在平衡功能障碍，可采用平衡功能检查仪对儿童进行平衡功能评定。

4. 心理功能评定　通过抑郁自评量表（SDS）、焦虑自评量表（SAS）等进行心理障碍筛查。

5. 生活质量评定　通过 SRS-22、SF-36 等问卷评定与儿童健康相关的生存质量。

三、康复治疗

脊柱侧凸治疗原则为早发现、早诊断、早治疗。康复治疗方案的制定需要根据儿童脊柱侧凸的严重程度、年龄与侧凸进展等因素，并随儿童的病情变化适时调整。早期、轻度特发性脊柱侧凸（Cobb 角 10°～20°）可以观察或采用脊柱侧凸特定运动疗法。中度特发性脊柱侧凸（Cobb 角 20°～45°）建议采用支具治疗结合脊柱侧凸特定运动疗法。重度、极重度特发性脊柱侧凸（Cobb 角 45°以上）则建议手术治疗。

（一）非手术治疗方法

临床上常用的非手术治疗方案包括物理治疗与支具治疗。物理治疗包括运动疗法和手法治疗等，而运动疗法又可以分为一般运动疗法和脊柱侧凸特定运动疗法。

1. 一般运动疗法　包括热身、核心肌力训练、脊柱灵活性训练、呼吸训练、肌肉牵伸等低强度身体运动，如通过桥式运动、腹式呼吸等训练方法改善核心肌力。通过手膝跪位下的猫式弓背训练（图 6-1-7），改善脊柱的灵活性，促进脊柱生理幅度改善。

2. 脊柱侧凸特定运动疗法　脊柱侧凸特定运动疗法（PSSE）：一种根据儿童的侧凸部位和严重程度设计的运动疗法，包括三维主动矫正、稳定矫正姿势、神经运动控制、本体感觉训练，平衡训练、日常生活活动训练和家庭康复等方面。目前国际上有多个 PSSE 的学派，包括脊柱侧凸科学训练方法（SEAS）、Schroth 疗法（施罗特疗法）、DoboMed 疗法、Side shift 疗法、Lyon 疗法、功能性个体化脊柱侧凸治疗（FITS）。

目前，Schroth 疗法使用较为广泛。Schroth 疗法是一套以镜面监督、呼吸矫正和姿势认知结合的特定运动疗法，它将身体自下而上分为 3 个虚构的模块：腰-骨盆模块、胸椎模块和颈肩模块，3 个模块功能和姿势在三维方向上相互影响和代偿。Schroth 疗法将脊柱侧凸分为"三弧模式"和"四弧模式"，利用身体模块相互运动，重建躯干的平衡状态，矫正平衡的趋势和力量，将身体的姿势改变传导至脊柱，同时借助"镜面反馈""治疗师引导"等方法将矫正运动整合到儿童的"姿势记忆"中,反复强化训练,从而改善脊柱侧凸。

在 Schroth 疗法方案中,包括矢状面生理幅度改善、日常活动姿势矫正、简易三维矫正和强化 Schroth 疗法训练 4 个部分。

(1) 矢状面生理幅度改善:脊柱侧凸在矢状面上常表现为生理幅度的改变,如颈椎生理曲度变直、胸椎后凸减少和腰椎前凸减少。矢状面生理幅度的改善应从日常生活中的姿势纠正开始,如教导儿童在坐或站立位时,保持正确姿势,避免含胸驼背的姿势。同时可以采用猫式运动、腹式呼吸、桥式运动等训练强化脊柱的灵活和稳定性。Schroth 疗法中强调以 L_2 水平面为重点进行功能训练,恢复胸椎后凸和腰椎前凸。如仰卧位,于 L_2 水平放置泡沫垫维持腰椎前凸,同时做前臂内旋向下拉弹力带的动作,可以促进胸椎后凸(图 6-1-8)。

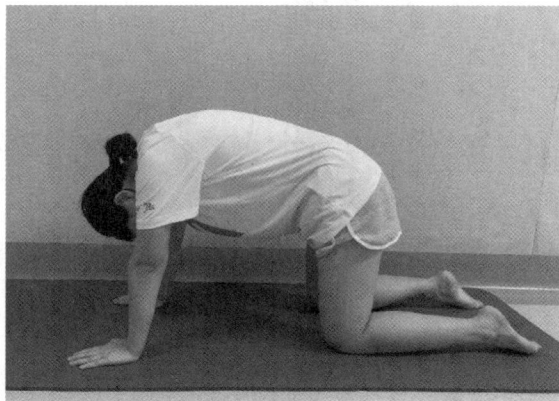

图 6-1-7 猫式弓背训练

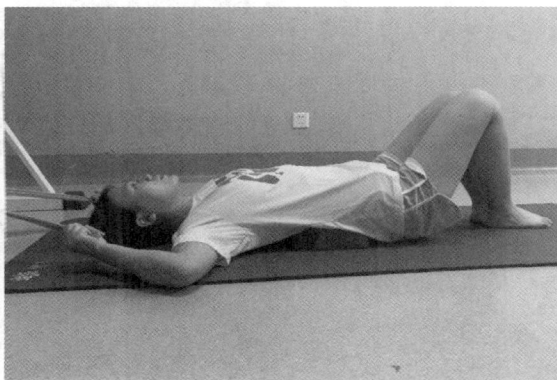

图 6-1-8 仰卧位胸腰椎弧度训练

(2) 日常活动姿势矫正:Schroth 疗法强调根据儿童侧凸的情况针对性地设计矫正动作,并在休息、学习和日常生活中保持或练习这些特定动作。

(3) 简易三维矫正:Schroth 疗法中将脊柱侧凸分为三弧模式和四弧模式,并针对性设计了简易矫正动作。动作包括 4 个步骤,依次为在额状面的骨盆矫正、肩胛带螺旋形的矫正、选择性地将呼吸导向弱侧和在理想矫正位强化收缩躯干肌肉。以胸椎向右凸、腰椎向左凸的三弧模式为例(图 6-1-9),其操作流程是首先屈曲胸凹侧的髋关节,使骨盆移向凸侧做骨盆矫正。再将凸侧的肩胛骨内收后旋,矫正矢状面曲线。接着有意识将呼吸导向胸凹位,使肋骨向背部方向推。最后在以上矫正动作结束呼气时,尽量收缩躯干肌肉,感受张力。

(4) 强化 Schroth 疗法训练:根据儿童脊柱侧凸的方向和特点,Schroth 疗法还通过特定的动作进行纠正和训练。其主要的动作包括肌肉圆柱运动、50X 运动、门柄运动、池上青蛙和提骨盆共 5 个动作。

3. 手法治疗 临床上常使用推拿、关节松动术、软组织松动术等手法治疗,常结合运动疗法、物理因子疗法和支具疗法共同治疗脊柱侧凸。手法治疗可有效缓解侧凸引起的肌肉、韧带、筋膜等软组织力学异常和疼痛,有利于姿势的矫正。

4. 物理因子疗法

(1) 石蜡疗法:石蜡疗法具有良好持久的温热效应和机械压迫效应,改善血液循环,减轻肌肉紧张,缓解疼痛。常使用蜡饼法(45°~55°)覆盖儿童紧张的肌肉,每天 1 次,每次 30 min。

(2) 侧方表面电刺激疗法:采用矩形波,波宽 200 μs,频率 25~50 Hz,通断电时间比为 6 s:6 s,脉冲电流,强刺激,也可选择中频脉冲电体操(强)疗法。电极放置在凸侧两端椎所对应腋中线处,不超越端椎

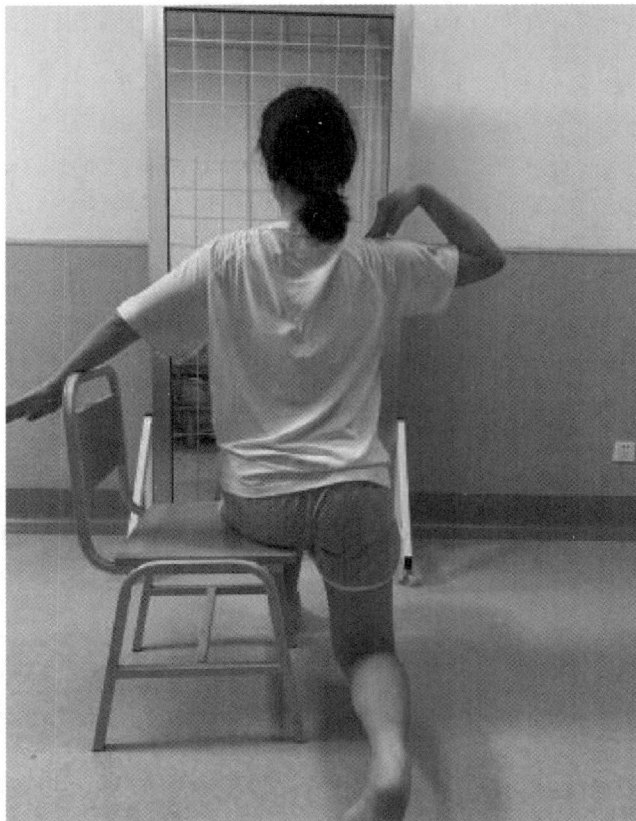

图 6-1-9　三弧模式胸椎向右凸儿童的简易三维矫正动作

的范围。第一天 3 次,每次 30 min;第二天 2 次,每次 1 h;第三天 1 次,每次 1 h;以后每天延长 1 h,直至连续治疗 8 h。

5. 支具治疗　支具治疗是脊柱侧凸最常用的方法,支具治疗可以阻止或减缓脊柱侧凸进展,促使脊柱侧凸稳定在一个可接受范围内。根据矫正侧凸位置的高低,可分为颈胸腰骶支具和胸腰支具,颈胸腰骶支具是指带有颈托或上部金属结构的支具,胸腰支具是指不带颈托、高度只达腋下的支具,也称腋下型支具,如 Boston 支具、Charleston 支具,此类支具适用于侧凸顶椎在胸 7 以下的脊柱侧凸。

佩戴支具主要取决于侧凸进展风险的大小和严重程度。对治疗依从性或配合性差的儿童,佩戴支具比运动疗法疗效更佳。支具治疗的效果与儿童佩戴时间相关,但长时间佩戴支具会影响肌肉、呼吸等功能,因此佩戴支具的同时需配合相应的运动疗法。一般认为进展风险>40%,Cobb 角在 25°～40°的儿童需要支具治疗。临床治疗时,应根据儿童侧凸部位和类型等选择支具。佩戴支具可能对局部产生压力,导致局部破损和压疮,支具佩戴后应及时调整。同时应注意,佩戴支具可能对儿童产生心理影响,应做好心理疏导和解释工作。

(二) 手术治疗

特发性脊柱侧凸手术治疗的适应证包括以下几个方面。

(1) 处于生长发育期的儿童且侧凸不断进展。

(2) 青春期的严重畸形(>50°)伴有躯干不对称,骨骼成熟期侧凸角度超过 60°的儿童。

(3) 非手术方法不能缓解的疼痛。

(4) 胸椎前凸,或其他明显的外观畸形。

→ 流程图

脊柱侧凸康复诊疗流程图

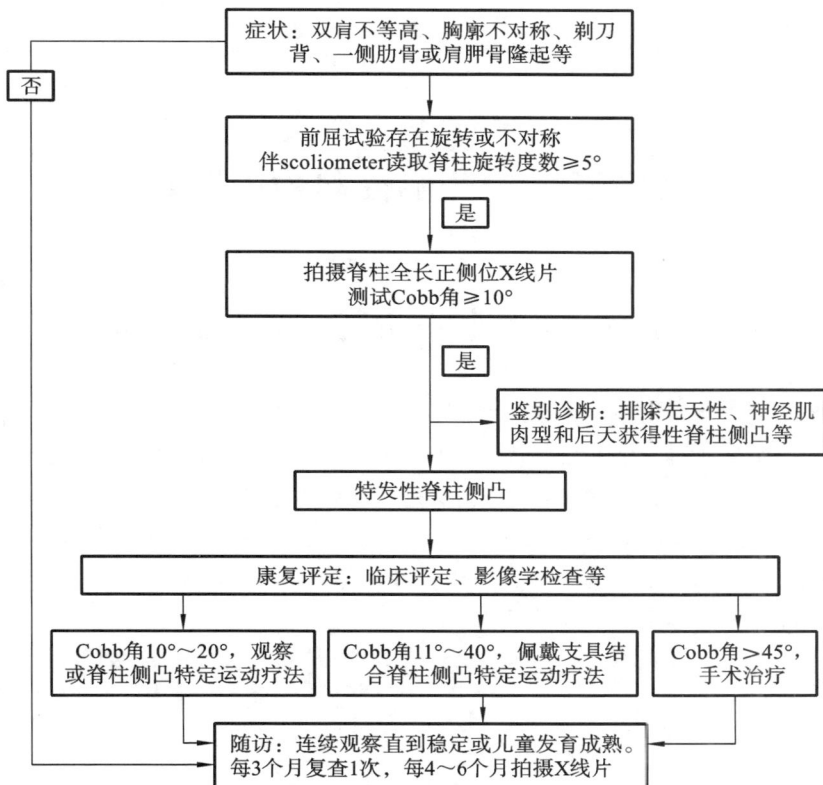

症状：双肩不等高、胸廓不对称、剃刀背、一侧肋骨或肩胛骨隆起等

否

前屈试验存在旋转或不对称 伴scoliometer读取脊柱旋转度数≥5°

是

拍摄脊柱全长正侧位X线片 测试Cobb角≥10°

是

鉴别诊断：排除先天性、神经肌肉型和后天获得性脊柱侧凸等

特发性脊柱侧凸

康复评定：临床评定、影像学检查等

Cobb角10°~20°，观察或脊柱侧凸特定运动疗法

Cobb角11°~40°，佩戴支具结合脊柱侧凸特定运动疗法

Cobb角>45°，手术治疗

随访：连续观察直到稳定或儿童发育成熟。每3个月复查1次，每4~6个月拍摄X线片

→ 课后练习

一、单项选择题

1. Cobb 法测量的角度大于（   ）为脊柱侧凸。

A. 10°　　　　　　　B. 5°　　　　　　　C. 15°　　　　　　　D. 20°

2. 骨骺出现至髂嵴的 25％处为骨骼成熟几度？（   ）

A. Ⅰ　　　　　　　B. Ⅱ　　　　　　　C. Ⅲ　　　　　　　D. Ⅳ

3. 脊柱侧凸矫治的基本原理不包括以下哪项？（   ）

A. 纠正脊柱两旁肌力的不平衡　　　　　B. 恢复脊柱正常的排列顺序和应力分布

C. 增强脊柱的稳定性　　　　　　　　　D. 限制脊柱活动

二、判断题

（   ）1. 脊柱侧凸弧中旋转最明显，偏离脊柱中轴线最远的椎体称为端椎。

（   ）2. 在 Schroth 疗法中，重点强调冠状面侧凸畸形的矫正。

三、案例分析题

某女童，8 岁，Cobb 角为 35°，骨骼成熟度为Ⅰ度。请根据以上信息计算该女童的脊柱侧凸进展风险，并提供治疗方案。

(税晓平)

任务二　小儿肌性斜颈的康复

学习情境

　　患儿,男,5月龄,因"歪脖"就诊。患儿出生后1周,发现其左侧颈部有一个肿块,于社区医院就诊,未进行任何处理。2个月后前往社区医院进行治疗,以按摩治疗为主。治疗2个月后,肿块未消散,颈部向左侧倾斜明显,今来我院进一步治疗。门诊检查:左侧胸锁乳突肌下段有一肿块,质地较硬,约1.5 cm×1 cm大小。患儿安静时可见颈部向左侧倾斜,脸转向右侧,颈部被动活动受限,未见其他明显异常。

　　任务:如何为该患儿实施康复服务?

任务实施

一、知识储备

　　小儿斜颈可分为先天性肌性斜颈和先天性骨性斜颈。其中,先天性肌性斜颈发病率高,是婴儿期的一种常见病。先天性骨性斜颈是由于颈椎骨质发育畸形所致,相对较少见。本章主要介绍小儿先天性肌性斜颈。

(一) 先天性肌性斜颈的概念

　　先天性肌性斜颈(congenital muscular torticollis,CMT)是新生儿及婴幼儿常见的肌肉骨骼系统疾病之一,被描述为出生时或出生后不久明显的颈部姿势畸形(图6-2-1)。典型特征为锁乳突肌的单侧缩短或纤维化,导致头和头面部向患侧偏斜,下颌向对侧旋转。

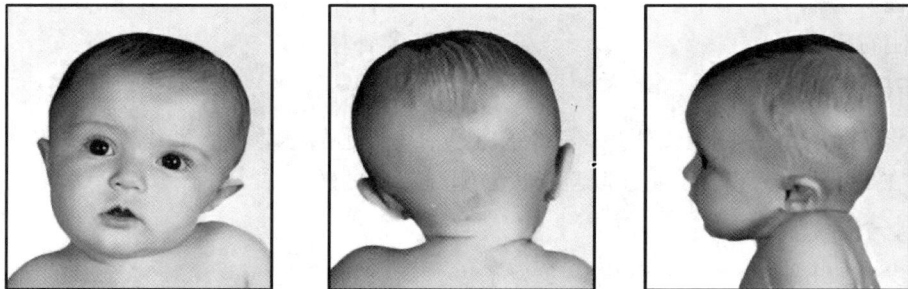

图 6-2-1　先天性肌性斜颈图片

（二）先天性肌性斜颈的发病原因

1. 宫内发育障碍 胎儿在宫内所处体位异常，导致头颈部长时间偏向一侧，进而使该侧胸锁乳突肌局部血运障碍，逐渐发生缺血性纤维变性。

2. 难产及产伤 难产及使用产钳等因素，可导致胎儿一侧胸锁乳突肌肌内纤维损伤，产生血肿，血肿机化后形成肌纤维瘢痕性挛缩。

3. 先天性畸形 一侧胸锁乳突肌纤维化挛缩本身就是一种先天性畸形，有调查表明，患该病儿童约19％有家族史。

（三）先天性肌性斜颈的临床表现

1. 颈部肿块 儿童于出生时或出生后2周内可在一侧触及肿块，多位于胸锁乳突肌中下段。肿块大小不一，质硬，边界清，呈梭形或卵圆形，有一定的活动度，无明显压痛，右侧多见。肿块一般在1～2个月后达到最大。

2. 斜颈畸形 由于胸锁乳突肌的痉挛或挛缩使儿童头部向患侧倾斜，面部向健侧旋转，下颌指向健侧肩部，2～3周后斜颈畸形更加明显，头向健侧旋转时明显受限。症状较轻者应仔细观察才能发现，此症状随着儿童的生长发育逐渐显著。

3. 颜面部畸形 先天性肌性斜颈，尤其是胸锁乳突肌上段痉挛者，可出现较明显的颜面部畸形，主要表现为面部不对称，儿童极易产生视力疲劳而出现视力减退，影响儿童视力发育。儿童整个面部包括鼻、耳等也可出现不对称性改变，甚至可见颈椎发生代偿性侧弯畸形。

（四）先天性肌性斜颈的分型

依据胸锁乳突肌的症状进行分类。

（1）纤维瘤性：胸锁乳突肌内有分散的明显的结节，X线下胸锁乳突肌显示正常。

（2）肌紧张性：胸锁乳突肌紧张，但没有明显结节，X线下胸锁乳突肌显示正常。

（3）姿势性：胸锁乳突肌未发现紧张，也没有明显结节，X线下胸锁乳突肌显示正常。

（五）严重程度分级

根据2018年美国物理治疗协会（APTA）制定的《先天性肌性斜颈的物理治疗管理》循证临床实践指南，对CMT的严重性分级进行分级。

1级：早期轻度，儿童0～6个月，仅有姿势性的偏向或被动旋转颈椎两侧差异小于15°。

2级：早期中度，儿童0～6个月，被动旋转颈椎两侧有15°～30°的差异。

3级：早期重度，儿童0～6个月，被动旋转颈椎两侧角度差异大于30°，或胸锁乳突肌有肿块。

4级：后期轻度，儿童7～9个月，仅有姿势性的偏向或被动旋转颈椎两侧角度差异小于15°。

5级：后期中度，儿童10～12个月，仅有姿势性的偏向或被动旋转颈椎两侧角度差异小于15°。

6级：后期重度，儿童7～9个月，被动旋转颈椎两侧角度差异大于15°或儿童10～12个月，被动旋转颈椎两侧角度差异15°～30°。

7级：后期极重度，儿童7～2个月且胸锁乳突肌有肿块，或儿童10～12个月，被动旋转颈椎两侧角度差异大于15°。

8级：后期非常重度，儿童大于12个月出现不对称症状，包括姿势偏向、被动旋转颈椎两侧有差异或胸锁乳突肌有肿块。

二、康复评定

1. 病史采集 详细询问出生史、诊断性测试及其他先天性异常。

2. 关节活动度测定 包括双侧颈部、躯干和四肢主动、被动关节活动度测定，如通过先天性髋关节发育不良的筛查。

3. 痉挛评定 通过改良的Ashworth量表，对儿童颈部进行被动活动检查，评估患侧胸锁乳突肌的痉挛情况。

4．肌肉长度和肢体长度评定 胸锁乳突肌、斜角肌、颈后肌群、双下肢长度以及面部不对称特点的观察。

5．活动能力评定 评估头控、翻身活动、坐位、跪位、站位姿势,受累侧上肢。

6．超声评定 评估胸锁乳突肌的回声性质以及胸锁乳突肌内是否有结节及结节性质。

7．X线评定 评估颈椎椎体发育情况。

三、康复治疗

先天性肌性斜颈的治疗应遵循早发现、早诊断、早治疗的原则,最大限度地改善儿童头颈部活动范围,矫正外观畸形。治疗方法包括非手术治疗和手术治疗。

(一)非手术治疗

1．物理因子疗法

(1)石蜡疗法:促进局部血液循环,增加关节活动度,降低肌纤维化的影响。每天1次,每次15～20 min。

(2)超声治疗:松解粘连,延长、软化坚硬的结缔组织。每天1次,每次5～10 min。

(3)激光治疗:软化肌纤维,促进挛缩组织血液循环,使肿块或挛缩的肌纤维变小、变软。每天1次,每次5～10 min。

(4)超短波治疗:改善深部组织血液和淋巴循环、消散水肿,加快代谢产物排出,防止机化,缓解肌肉痉挛。每天1次,每次15～20 min。

(5)音频电疗法:软化、松解患侧胸锁乳突肌,缓解患侧胸锁乳突肌的紧张和痉挛。每天或隔天治疗1次,每次20～30 min。

2．运动疗法

(1)牵伸患侧胸锁乳突肌:低强度、持续、无痛性牵伸。如果牵伸过程中儿童出现哭闹或抵抗,需要立即停止操作。可通过在睡眠时将儿童放置在患侧卧位、俯卧位玩耍时引导其头向患侧旋转等生活中的体位摆放及姿势保持来达到低强度、持续性的牵伸效果。

(2)促进颈部及躯干的主动运动:可通过生活中增加竖抱、坐位及俯卧位玩耍、患侧朝下横抱等,促进颈部及脊柱肌肉力量的发展。

(3)主动辅助下的关节活动度训练。

(4)促进对称运动的发展,避免异常运动模式的出现。

(5)斜颈矫形支具:利用矫形枕、矫正器和矫正支具等。

(6)传统康复疗法:推拿、针灸、中药热敷等。

3．药物治疗

(1)醋酸泼尼松龙局部注射:注射频率为每2个月1次,共注射3～4次,注射后配合手法牵伸、物理因子治疗法等。

(2)A型肉毒毒素局部注射:患侧胸锁乳突肌注射后配合手法牵伸、物理因子疗法等。

(二)手术治疗

如果儿童18月龄左右,保守治疗效果不佳,胸锁乳突肌仍然挛缩变短、脸廓不对称,建议进行手术治疗。

(三)家庭康复治疗

鼓励家长通过调整喂养和摆放方式促进儿童姿势的纠正。

(1)睡姿纠正:儿童保持躯干和头部中立位,可在头部两侧放置沙袋以固定姿势。

(2)哺乳纠正:儿童仰卧位,引导其头转向患侧进行哺乳。

(3)哺乳时家长纠正:家长使儿童患侧头部侧枕于一侧手臂上,另一侧手臂从儿童两腿中间穿过,呈水平位抱住儿童,以被动牵拉患侧胸锁乳突肌。儿童抬头较稳后,改为家长一侧手臂从儿童患侧腋下穿过,另一侧手臂从儿童两腿中间穿过,保持头低脚高位。

（4）抬头纠正:儿童俯卧位时,用前臂支撑,肘与肩同宽,家长引逗其向前或向患侧抬头。

（5）促进儿童向患侧转动:从患侧与儿童交流、将玩具放在儿童患侧等。

（6）促进儿童负重姿势下对称运动的发展,纠正其在俯卧、坐位、爬行和步行中的异常运动模式。

流程图

先天性肌性斜颈康复诊疗流程图

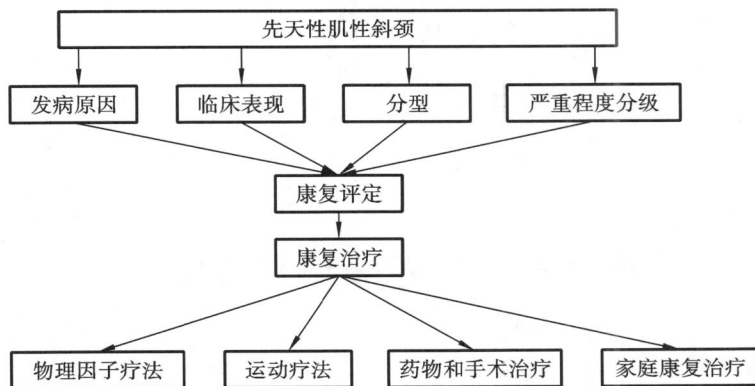

```
            ┌─────────────────┐
            │  先天性肌性斜颈  │
            └─────────────────┘
     ┌──────────┬──────────┬──────────┐
┌────────┐ ┌────────┐ ┌──────┐ ┌──────────┐
│ 发病原因 │ │ 临床表现 │ │ 分型 │ │严重程度分级│
└────────┘ └────────┘ └──────┘ └──────────┘
            ┌──────────┐
            │  康复评定  │
            └──────────┘
            ┌──────────┐
            │  康复治疗  │
            └──────────┘
   ┌──────────┬──────────┬──────────┐
┌──────────┐┌────────┐┌────────────┐┌────────────┐
│物理因子疗法││运动疗法││药物和手术治疗││家庭康复治疗│
└──────────┘└────────┘└────────────┘└────────────┘
```

课后练习

一、单项选择题

1. 下列哪项不是先天性肌性斜颈的临床特点?(   )

A. 出生后一侧胸锁乳突肌有肿块　　B. 面部不对称,健侧饱满,患侧变小

C. 眼睛不在同一水平线上　　D. 颈部淋巴结肿大

E. 头斜向患侧、下颌转向健侧

2. 患儿,女,出生 12 天。发现右颈部包块,呈椭圆形,较硬,前后有一定活动度。头向右偏,下颌转向左侧,头向左偏受限。可判断为(   )。

A. 先天性肌性斜颈　　B. 颈部淋巴结炎　　C. 颈椎肿瘤

D. 先天性颈椎畸形　　E. 颈椎半脱位

3. 先天性肌性斜颈是指(   )。

A. 一侧斜方肌纤维断裂　　B. 一侧胸锁乳突肌挛缩

C. 颈部和头面部向健侧偏斜　　D. 颈部偏向健侧,头面部偏向患侧

E. 由颈椎侧弯引起

4. 先天性斜颈的病因不包括(   )。

A. 产伤　　　B. 缺血　　　C. 胎位不正　　　D. 宫内压异常　　　E. 遗传

5. 以下哪项不是先天性肌性斜颈特有的并发症?(   )

A. 发育性髋关节发育不良　　B. 运动发育迟缓

C. 认知功能落后　　D. 斜头畸形

二、案例分析题

患儿,女,4 个月,因"头向左侧歪"就诊。儿童出生后 2 周,母亲发现其左侧颈部有一肿块,当时未予

以重视,认为可自行消退。3个月后,其母发现肿块未消退,且感觉肿块体积比之前有所增加,儿童头部总是向左侧倾斜,于是前往社区医院进行治疗,当时主要以手法按摩为主,具体手法不详。治疗一个月后,肿块未见明显消散,颈部向左侧侧倾未见明显缓解,今来我院进一步治疗,门诊检查:左侧胸锁乳突肌下段有一肿块,质地较硬,颈部活动受限。两眼外眦至口角距离差 0.7 cm,两侧胸锁乳突肌长度差 1.4 cm,头部旋转受限角度为 20°,头偏离中线的角度为 35°。

临床诊断:先天性肌性斜颈。

根据上述儿童病例,制定详细的评估和及康复治疗方案。

扫码看答案

(蒋先翠)

任务三　儿童骨折术后康复

学习情境

患儿,男,8岁。主诉右侧上臂疼痛伴肩、肘关节活动受限。

患儿于1月前在路边玩耍时,不慎被电动车撞倒,伤及右侧上臂,疼痛肿胀,被紧急送往医院,X线片检查显示肱骨干骨折,行髓内钉固定,对位良好。因右侧上臂疼痛及关节活动受限来我院康复科就诊。

任务:为该患儿进行评定并制定详细的康复治疗方案。

任务实施

一、知识储备

(一)骨折的概念

骨折是指骨及骨小梁的完整性受到破坏及骨的连续性发生部分或完全中断。由于儿童骨骼的成分中纤维组织成分多,故弹性及韧性好,骨骼较柔韧不易断裂,骨折时易出现皱褶或成角畸形,因与青嫩的枝条被折断时相似,故称为青枝骨折。

(二)儿童骨折临床表现

1. 一般表现　包括局部肿胀和瘀斑、疼痛和压痛、功能障碍。

2. 特有表现　包括畸形、骨擦音、异常活动。

3. 全身表现　包括休克和发热。

4. 骨折的 X 线检查　X 线片是骨折的常规检查,可了解骨折的类型、移位情况、复位固定情况和骨折愈合情况。X 线片一般包括正、侧位和临近关节片,有时还需要加设特定位置或相应健侧部位的对比。

（三）儿童骨折的愈合

1. 影响骨折愈合的因素

（1）全身因素：包括年龄、营养、钙、磷代谢、并发症情况等。

（2）局部因素：包括骨折的类型、骨折处血供情况、软组织损伤程度、有无感染、复位及固定情况。

2. 常见骨折愈合时间 儿童正处于生长发育时期，新陈代谢旺盛，血运丰富，故儿童骨折愈合比较快，骨折后愈合效果也比较好。由于儿童的骨骼有很好的塑形能力，骨折后即使不能完全复位，在一定范围内也可以通过生长发育调整恢复，不会影响骨骼功能。

通常情况下，上肢骨折比下肢骨折愈合时间短，没有移位的骨折比有移位的骨折愈合时间短，闭合复位的骨折比通过手术切开复位的骨折愈合时间短（表6-3-1）。

表 6-3-1　儿童常见骨折临床愈合时间

部　位	平均时间/周	部　位	平均时间/周
指骨（掌骨）	3～4	骨盆	6～10
尺桡骨远端	4～6	股骨颈	8～24
尺桡骨干	4～6	股骨间粗隆	6～10
肱骨远端	3～4	股骨干	6～8
肱骨髁上	3～4	胫骨	6～8
肱骨内外髁	3～4	跟骨	6～12
肱骨干	4～6	趾骨	6～8
肱骨外髁颈	4～6	脊柱	10～12
锁骨	3～6		

3. 骨折愈合的标准

（1）局部无压痛及纵向叩击痛。

（2）局部无异常活动。

（3）X线片显示骨折线已模糊不清，可以看到骨痂。

（4）外固定拆除后，上肢必须能拿1 kg的重物平举1 min，下肢在不扶拐的情况下，在平地上连续行走，不少于3 min而且不少于30步，此外还需连续观察两周，骨折处不变形。

二、康复评定

（一）一般情况评估

一般情况评估包括疼痛与压痛、局部肿胀、畸形、功能障碍情况以及临床愈合情况综合评定。

（二）运动功能评定

1. 关节活动度评定 评定观察活动范围的目的在于明确关节活动障碍的程度，及对日常生活活动能力的影响程度。可通过量角器测量关节活动度，并且需要主动、被动运动及将双侧关节活动度进行对比。

2. 肌力评定 通过徒手肌力评分法进行评定，需进行双侧对比，了解患肢肌群的肌力和健侧肌群的肌力情况。

3. 步态分析 下肢骨折时，影响下肢的步行功能，通过步态分析可了解下肢功能障碍程度。

（三）其他

1. 肢体长度及周径的测量 两侧进行对比，判断骨折后肢体长度及周径变化情况。

2. 感觉功能评定 主要进行深、浅感觉评定，判断有无伤及神经及损伤程度。

3. 日常生活活动能力评定 采用BI或FIM评估法评定儿童的日常生活活动能力是否受限。

4. **心肺功能评定** 需对长期卧床的儿童进行心肺功能评定。

三、康复治疗

(一)康复治疗目的

骨折后康复治疗的目的是既要促进骨折愈合以恢复其支架作用,又要重视恢复关节的枢纽作用和肌肉的动力作用,以维持各种活动的功能。

(二)康复治疗的目标

1. 上肢康复治疗的主要目标 恢复上肢关节的活动范围,增加肌力和恢复手的正常功能,从而重新获得日常生活和工作能力。当关节功能不能得到完全恢复时,则必须保证其最有效的最小活动范围,即以各关节功能位为中心而扩大的活动范围(表6-3-2)。

表6-3-2 上肢关节功能位

部 位	功 能 位
肩关节	外展50°、前屈20°、内旋25°
肘关节	屈曲90°,其最实用的活动范围为60°~120°
前臂	旋前、旋后的中立位,最实用的活动范围是旋前、旋后各45°
腕关节	背伸20°,但有时需要根据儿童的要求而定
手	手应有抓握和对指功能,其次是手的伸直

2. 下肢康复治疗的主要目标 下肢的主要功能是负重、平衡和行走,要求各关节保持充分稳定,能够负重,而且要有一定的活动度(表6-3-3)。

表6-3-3 下肢关节功能位

部 位	功 能 位
髋关节	行走时要求髋关节伸直达0°,屈曲达60°
膝关节	步行时膝关节的有效活动范围为5°~60°,某些活动如骑自行车则要求屈膝大于105°
踝关节	足跟着地时背屈20°,足趾着地时跖屈20°

从下肢功能重要性考虑,伸展>屈曲,稳定>灵活。为了保证正常行走,下肢肌肉中功能训练的重点是臀大肌(伸髋)、股四头肌(伸膝)、小腿三头肌(足跖屈)。

(三)康复治疗方法

1. 一期康复(愈合期康复) 骨折经复位固定到临床愈合,一般需要一至数月的时间。在骨折复位并进行固定或牵引2~3天后,待生命体征平稳,内外固定稳定,疼痛度减轻后,应尽早开始康复治疗,主要是关节活动及肌力训练。

此期康复治疗的目的是改善血液循环,促进血肿和炎性渗出物吸收,消除肿胀,强化肌肉力量,防止失用性肌萎缩;预防关节周围软组织挛缩,防止并发症的发生;促进骨折愈合,防止骨质疏松等。

(1)关节活动训练:患肢在保护下进行被动或者辅助活动,活动时注意避免影响骨折断端的稳定性,并应逐渐改善关节活动度和增加运动量。健肢与躯干可进行正常活动训练。本期所有训练均不能影响骨折断端的稳定性。对关节内骨折手术后、骨折内固定手术后等无须外固定者,可早期进行持续被动关节活动练习,每次30~60 min,随着骨折端的恢复,逐渐增加时间,每天2次。该训练可缓解疼痛,防止粘连和关节僵硬,改善关节活动度,防止手术和固定制动带来的并发症。

(2)患肢肌肉等长收缩训练:等长收缩训练可预防失用性肌萎缩,增强肌力,又能促进两骨断端的紧密接触,有利于骨折愈合。一般在骨折复位固定后,即可开始缓慢、有节奏的等长收缩运动,尽量大力收缩后放松,反复训练,每天2~3次,每次5~10 min或更长时间。注意运动时骨折部位邻近的上、下关节应固定不动。如前臂骨折可进行握拳、伸直和提肩运动训练,而腕和肘关节应固定不动,更不能做前臂旋转运动;股骨骨折可进行股四头肌的等长收缩训练和踝关节跖屈、背屈活动,而髋、膝关节应固定不动。

(3)患肢抬高训练:患侧肢体应处于高于心脏、低于头的体位,有助于减轻或消除肿胀。

(4)物理因子疗法:物理因子疗法可改善肢体血液循环,促进肿胀消退,减少瘢痕粘连,减轻疼痛,促进骨痂生长,加速骨折愈合等。常用方法有温热疗法、低频磁疗、超声波疗法、直流电钙磷离子导入疗法、超声波疗法等。

2. 二期康复(恢复期康复) 此期康复治疗的目的是消除残余肿胀,最大限度地恢复关节活动度,软化、牵伸挛缩组织,增强肌力,提高儿童日常生活活动能力。

(1)物理因子疗法:温热疗法可在功能训练前应用,以促进血液循环,软化瘢痕组织,有助于训练并提高疗效;局部紫外线照射可促进钙质沉积并镇痛;超声波、音频电疗可软化瘢痕、松解粘连等。

(2)恢复关节活动度训练:恢复训练以主动运动为主,根据儿童的病情可辅以助力运动、被动运动、关节松动术、关节功能牵引训练等。

(3)肌力训练:肌力训练应循序渐进,逐步增加肌肉的训练强度,对儿童训练应采取多次短时间的训练,使肌肉产生相应的疲劳感。从早期的等长肌力训练逐渐过渡到等张训练,从被动过渡到辅助再到主动及抗阻训练。

(4)日常生活活动能力训练:上肢骨折儿童可选择相应的作业治疗,以增进上肢功能;下肢骨折儿童主要进行步行及步态训练,以恢复正常运动功能,提高儿童日常生活活动能力,使其早日回归家庭。

四、注意事项

(1)要掌握骨折的愈合过程,定期摄 X 线片检查骨痂的生长情况,随时调整康复治疗方法。康复治疗必须循序渐进,逐渐增加训练量。

(2)严格控制不利于骨折端稳定的活动,如增加重力和旋转的活动。

(3)肢体的功能锻炼,上肢以增强手功能为主,下肢以增加负重、步行能力为主。

(4)进行被动活动时,不能强力牵拉或按压骨折部位,任何功能练习以不引起疼痛为度。

(5)若骨折延期愈合、关节内有骨折或损伤性关节炎,不宜进行运动功能锻炼。

(6)医患配合,医务人员要与儿童沟通,使儿童积极主动、科学地进行功能锻炼。

五、常见骨折的康复方法

(一)肱骨干骨折术后康复

1. 手法复位外固定康复 稳定性不如内固定,外固定制动时间相对较长。根据骨折稳定情况固定后早期可进行手、腕的主动伸屈训练;4～6周后可进行三角肌、背阔肌、肱二头肌、肱三头肌、胸大肌等的无阻力自主活动训练,手、腕的抗阻训练;8～12周进行全方位的上肢肌力训练,由于制动时间较长,肩、肘关节易发生功能障碍,后期应进行功能训练。

2. 内固定康复 复位固定后1周内主要是休息、制动,以利于组织修复。术后2～3天若疼痛明显,可进行手、腕关节主动活动,逐渐过渡到上臂肌群的等长收缩。疼痛减轻后,可小幅度地进行肩、肘关节的被动活动,逐渐增加活动幅度。

术后1周开始上臂肌群的主动等张练习,以及肩、肘关节主动运动。术后2～3周后开始站立位,主动进行耸肩练习、肩关节钟摆活动、前臂的内外旋练习。肘关节可做屈伸功能练习,以主动收缩为主,不增加阻力,以儿童疲劳为限,注意肩、肘不宜进行抗阻训练。

术后3～4周着重训练肩、肘关节活动及上肢相关肌群的肌力。术后5～6周在上述训练的基础上,根据骨折部位恢复情况,适当进行肘、前臂和腕的抗阻练习,同时注意前臂旋前、旋后练习。术后7～8周主动进行肩关节的环转练习,借助肋木、滑轮、橡皮带、体操棒等进行功能训练。

由于肱骨内有固定物,可采取石蜡疗法、光疗等物理因子疗法,慎用电疗。

(二)前臂骨折术后康复

1. 尺桡骨干双骨折 手法复位或手术内固定,术后1周,以休息、制动为主,手法复位的儿童要注意检查外固定情况,防止松动,导致畸形愈合。手、腕可做主动屈、伸活动训练,避免旋转练习。局部光疗或超短波治疗(无金属固定物)时,注意观察手指的血液循环及感觉变化,防止骨筋膜室综合征的发生。

术后 2～3 周,肩关节可做伸、屈、外展、内收功能训练,肘关节及腕手关节行主动运动训练(手法复位的功能练习可视情况适当延后进行),前臂的内、外旋训练要轻柔进行。

术后 4～6 周,增加肩、腕、手关节的抗阻训练,前臂内、外旋无阻力主动运动练习。内固定手术者可去除外固定物,辅助器械进行训练,可适当增加日常生活活动能力训练。

术后 7～9 周,去除外固定后进行肩、肘、腕、手关节的关节活动度训练,可进行关节松动术、作业治疗和物理因子疗法,辅助器械和抗阻训练,着重强化前臂的旋转功能。

2. 桡骨远端骨折 手法复位或内固定,术后 1 周,局部制动,辅以光疗和热疗行肩、肘关节无阻力主动运动练习。可根据儿童情况进行手的抓握练习,避免肌腱粘连。

术后 2～4 周,增加肩、肘关节抗阻训练,手指伸、屈功能训练。根据儿童情况可行未受累关节的关节松动术,改善关节活动度。

术后 4～6 周,去除外固定,加强肩、肘关节抗阻练习,增加前臂旋转功能练习,做腕关节的屈伸运动训练,局部进行石蜡疗法、光疗、电疗和作业治疗。

(三)股骨干骨折术后康复

1. 术后 1～2 周 此期康复治疗的主要作用是改善血液循环,促进患肢血肿、炎症渗出物的吸收,以防止粘连。

(1)运动疗法:术后第 1 天,清醒后即做踝泵练习,每组 40～50 次,每天 2～3 组;被动活动髌骨,每次 15～20 min,每天 2～3 次;主动做趾关节屈伸练习。

术后第 2 天,重复以上练习的同时,在儿童能够承受的范围内进行膝、髋关节被动运动;进行股四头肌、腘绳肌的等长收缩训练,每组 40～50 次,每天 2～3 组。

术后第 3～14 天,重复以上练习的同时,进行关节被动屈伸练习,屈曲接近 90°;CPM 训练,30°～90°,每天增加 5°～10°,每次 1～2 h,尽量在无痛范围内进行。

(2)物理因子疗法:可采用温热疗法加速血液循环及炎症的消退;被动活动后进行冰敷,防止肿胀;超声波疗法可促进骨痂生长。

2. 术后 3～4 周 目的是防止失用性肌萎缩,促进肌力恢复,加速骨折愈合。

(1)运动疗法:对屈髋肌群、伸髋肌群、腘绳肌进行训练。若骨愈合良好,可行髋、膝主动屈伸练习,每组 10～20 次,每天 2～3 组。

(2)物理因子疗法:同术后 1～2 周。

3. 术后 5～12 周 骨痂形成,化骨活跃,容易发生肌肉萎缩、关节粘连僵硬。

(1)运动疗法:主动关节屈伸训练(髋、膝、踝、趾),并开始抗阻训练。

(2)物理因子疗法:同术后 1～2 周,可加水疗。

(3)步行训练:8 周后可借助助行器下地,先练习站立,逐步增加患侧负重(1/4 体重—1/2 体重—3/4 体重)。从足尖着地开始,逐渐过渡到前足着地,再渐过渡到大部分足着地至全足着地,扶双腋拐步行。

4. 术后 3～6 个月 骨折线模糊,基本愈合。

(1)运动疗法:通过蹲马步进行自重训练;关节活动度训练,受限可用松动手法;肌力训练,加大肌力训练强度,适度疲劳。

(2)物理因子疗法:①局部紫外线照射;②石蜡疗法、红外线、短波、湿热敷等;③直流电碘离子导入、超声波、音频电流等。

（3）行走训练：可进行斜板站立练习、跨越障碍物练习、上下斜坡及上下楼梯等练习。提高儿童生活自理能力，尽早参与社会生活。

六、功能结局

儿童处于生长发育时期，成骨细胞、破骨细胞丰富且活跃，血液循环旺盛，骨折愈合迅速，并且年龄越小，愈合速度越快。

（1）功能恢复满意，即使是关节内损伤，功能障碍程度也比成人少。

（2）骨愈合后残留畸形对功能影响小。

（3）儿童发生再骨折的概率比成人要高，多数是早期病例拆除外固定过早，或因骨折晚期畸形愈合的局部受力集中，或过度活动引起的再次受伤或不合适的功能锻炼所致。

七、健康教育

（1）积极预防儿童骨折。

（2）在康复过程中鼓励儿童积极主动参与、配合治疗工作，在治疗师指导下积极进行居家康复。

（3）保持良好的心态，树立正确的康复理念，及战胜疾病的信心。

流程图

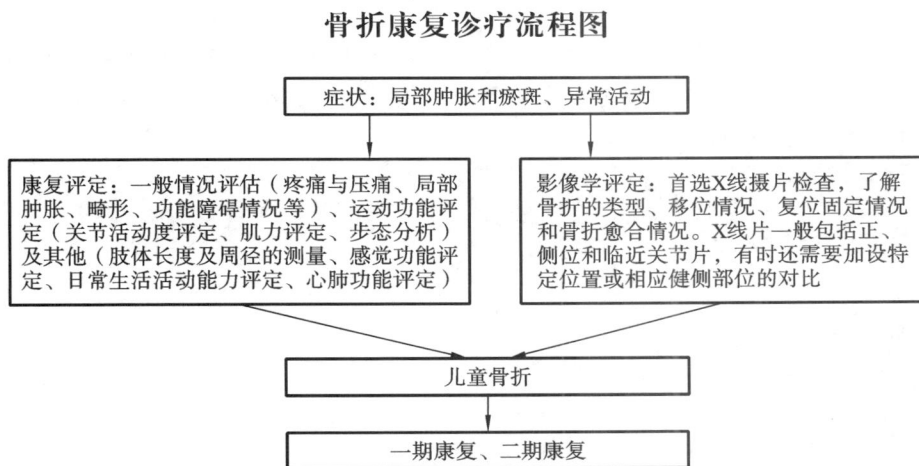

骨折康复诊疗流程图

课后练习

一、单项选择题

1．儿童骨折常用的影像学检查是（　　　）。

A．MRI　　　　　B．CT　　　　　C．X线片　　　　　D．超声检查　　　　　E．核医学检查

2．钢板内固定后不能采用哪种物理因子疗法？（　　　）

A．超声波疗法　　B．超短波疗法　　C．石蜡疗法　　　　D．红外线疗法　　　　E．紫外线疗法

3．肱骨干骨折愈合时间为（　　　）。

A．2～3周　　　　B．3～4周　　　　C．4～5周　　　　D．4～6周　　　　E．5～6周

二、案例分析题

患儿,男,11 岁。主诉右肱骨髁上骨折术后 6 周就诊。

患儿于 6 周前在上楼梯时不慎摔倒致右肱骨髁上骨折,医院进行固定,对位良好。今因右肘部疼痛及关节活动受限来我院康复科就诊。

根据上述患儿病例,制定详细的评估及康复治疗方案。

扫码看答案

(刘福泉)

任务四　髋关节发育不良康复

学 习 情 境

患儿,女,4 月龄。因双下肢不等长就诊。患儿无家族病史,有绑腿史。检查见:患儿双下肢大腿皮纹、臀纹不对称;左下肢略短于右下肢。B 超检查示左侧髋关节脱位。

临床诊断:左侧髋关节脱位。

任务:如何为患儿实施康复服务?

任务实施

一、知识储备

(一)髋关节发育不良的概念

髋关节发育不良(developmental dysplasia of the hip,DDH)是儿童常见的骨关节发育畸形,主要包括股骨头、髋臼的发育异常,表现为形状、大小、方向及组织学上的发育异常,如髋臼发育不良、髋关节半脱位、髋关节脱位。

该病发生在儿童出生时或生长发育过程中,不属于先天性疾病。若畸形发育的髋关节得不到及时有效的矫正,会出现关节活动障碍、跛行、鸭步、患肢短缩畸形等症状,严重影响儿童的生长发育及健康成长。早期诊断与早期干预治疗的儿童,可使关节结构和功能恢复正常。

(二)髋关节发育不良的流行病学

在不同种族和不同国家,DDH 发病率有很大差异。国外学者报道,在新生儿普查中,DDH 发病率为 $2.5\%\sim14.3\%$。我国 DDH 发病率高达 $0.09\%\sim0.30\%$,以女性居多。DDH 的高危因素包括臀位分娩、胎儿宫内窘迫、家族病史及襁褓法养育等。

(三)髋关节发育不良的病因

髋关节发育不良的病因尚不明确,通常认为与以下因素有关。

1. 髋关节囊及韧带松弛 DDH 儿童存在不同程度的关节松弛,关节囊中Ⅰ型胶原降低,Ⅰ型/Ⅲ型胶原比例降低,导致其抗拉伸作用下降影响其功能,出现关节松弛。

2. 激素 激素水平改变致关节韧带松弛。雌激素可以引起关节松弛,DDH 儿童髋关节囊中雌激素受体阳性率较正常儿童高。妊娠期母体雌激素通过脐血进入胎儿体内,导致胎儿髋关节周围韧带松弛,在外力作用后容易产生 DDH。

3. 机械性因素 胎儿在子宫内胎位异常,承受不正常的机械性压力,从而影响髋关节的发育。臀位生产时髋关节处于异常屈曲位,髋关节受到牵拉后容易脱位。出生后髋关节处于伸直内收位(直腿襁褓)的婴儿也容易发生 DDH。

4. 遗传因素 流行病学显示 DDH 与遗传因素相关,是复杂的多基因遗传病,不同个体间有较大的遗传异质性。

(四)髋关节发育不良的临床分型

DDH 的临床分型可分为髋臼发育不良、髋关节半脱位、髋关节脱位 3 种类型。

1. 髋臼发育不良 髋臼发育不良又称为髋关节不稳定,早期症状不明显,部分儿童随生长发育而逐渐稳定,也有部分病例存在髋关节持续性发育不良的情况,年长后出现跛行等症状,需进行手术治疗。

2. 髋关节半脱位 髋关节半脱位是一个独立的临床分型,可以长期存在。髋关节半脱位并不是髋关节发育不良所致,也不是髋关节全脱位的过渡阶段。该型儿童的股骨头以及髋臼发育均差,股骨头轻度外移,但未完全脱出髋臼,髋关节指数增大。

3. 髋关节脱位 髋关节脱位是 DDH 中最常见的类型。股骨头已经完全脱出髋臼,并向外上、后方移位。

(五)髋关节发育不良的临床表现

髋关节发育不良的临床表现与儿童的年龄相关,可分为两个时期。

1. 新生儿、婴幼儿站立行走前期 此期症状多不明显。

2. 独立行走时期 儿童行走时间较正常儿童晚。单侧脱位的儿童可表现为跛行和跷足步态;双侧脱位可表现为鸭步。

当发现以下体征时应考虑 DDH 的可能性:臀部、大腿以及腘窝的皮肤皱褶不对称;一侧下肢短缩、呈轻度外旋;屈髋 90°外展受限;股动脉搏动减弱;髋关节活动时有弹响感或弹响声。

3. 特殊体格检查 疑似 DDH 的儿童可进行以下检查,有助于明确诊断。

(1)Allis 征:儿童仰卧,双侧髋、膝屈曲 90°,双足靠拢平放于检查床,双膝不等高者为阳性,表明股骨或胫腓骨短缩或髋关节脱位(图 6-4-1)。患侧髋关节向后脱位时,股骨会功能性短缩,患侧膝关节较低。若双侧髋脱位,也可表现为 Allis 征阴性。

(2)Barlow 试验(弹出试验):儿童仰卧,屈髋、屈膝 90°,髋关节外展 45°,治疗师拇指放在儿童大腿内侧小转子处加压,尝试将股骨头向后脱出。当去除压力后,股骨头自然复位回到髋臼内,则为 Barlow 试验阳性,提示髋关节不稳定。

(3)Ortolani 征(弹入试验):儿童仰卧,屈膝、屈髋 90°,治疗师的手放在小儿的膝关节上方,拇指放在大腿内侧,其他手指放在大腿的外侧。然后将大转子向上推动,同时缓慢外展髋关节,若触及髋关节弹跳感,则为 Ortolani 征阳性(此时脱位的股骨头滑入髋臼)。

(4)髋关节屈曲外展试验:儿童仰卧,屈膝、屈髋 90°,治疗师两手握住膝关节的同时外展。正常幼儿双膝外侧面可触及床面,如髋外展小于 70°或两侧髋外展不对称,为髋关节屈曲外展试验阳性(正常外展角度可达 80°~90°),需进一步行超声或 X 线检查以明确诊断(图 6-4-2)。

(5)Trendelenburg 试验:儿童单足站立,另一侧下肢尽量屈髋、屈膝,使足离地。正常情况下,对侧骨盆上抬。若脱位后臀肌无力,对侧骨盆反而下降,为 Trendelenburg 试验阳性。

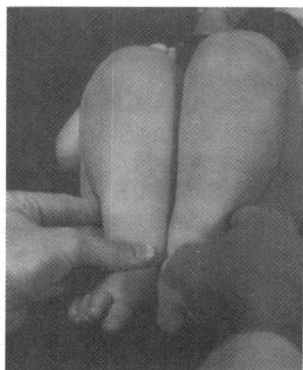

图 6-4-1　Allis 征

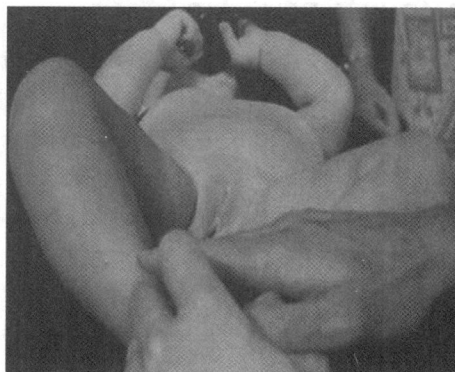

图 6-4-2　髋关节屈曲外展试验

　　Barlow 试验和 Ortolani 试验是对新生儿最常用的检查方法,在 3 月龄以内的儿童中阳性率较高。但是 2～4 周后,70%～90%阳性儿童的检查结果会转为阴性,且这些试验的敏感性不高,不能对儿童病情进行有效评估,表现出试验的局限性。此时,应该采用髋关节屈曲外展试验进一步检查。

二、康复评定

（一）临床评定

　　1. 病史采集　通过向家属及看护人员了解儿童的现病史、既往史和家族史等。

　　2. 形态评定以及一般筛查　观察儿童静止时的外观,是否存在大腿、臀及腘窝的皮肤皱褶不对称（尚未能行走的儿童）;是否有明显的长短腿及异常步态,整体身体姿态是否对称。通过 Allis 征、髋关节屈曲外展试验和 Trendelenburg 试验等体格检查进行初步筛查。

（二）功能评定

　　1. 关节活动度评定　婴幼儿可通过特殊儿童关节活动度方法测量,如跟耳试验、股角测量,以及髋关节屈曲外展试验等;对于较大龄儿童,使用通用量角器测量。

　　2. 肌力评定　严重的儿童会出现髋周肌力下降,可进行肌力评定。

　　3. 下肢长度和周径的测量　下肢长度测量包括下肢长、大腿长、小腿长;下肢周径的测量包括大腿周径和小腿周径。

　　4. 平衡评定　1 岁以上儿童还应进行平衡功能评定。

　　5. 步态分析　发育性髋关节脱位儿童一般开始行走的时间较正常儿童晚。单侧脱位者有跛行步态;双侧脱位者站立时腰部明显前凸,易出现典型鸭步。

　　6. 疼痛评定　由于疼痛感受具有高度主观性,以及儿童缺乏语言表达及联系既往痛苦经历的能力,因此,儿童疼痛评定方法区别于成人。常用的儿童疼痛评定方法包括颜色选择法、Hester 扑克牌法、口头描述法、面部表情评分法、目测类比评分法等。

　　7. 其他评定　其他评定包括运动发育评定,大龄儿童可进行 ADL 能力评定;若是术后,儿童还应评定伤口情况、疼痛程度、体温等。

三、相关辅助检查

　　1. 超声检查　适合在股骨头尚未出现骨化的新生儿和婴儿中进行超声检查,重点评估股骨头的位置、髋关节的形态与稳定性。不足 6 月龄婴幼儿,主要采用超声评估。

　　2. X 线检查　超过 6 月龄的婴幼儿或儿童可以拍摄骨盆正位片,了解髋关节的发育情况。

　　3. CT、MRI 检查　此类检查对髋关节发育不良有较高的分辨率,可以早期评估 DDH 并发的股骨头缺血坏死情况,缺点是检查时间较长,儿童依从性差,可能需要对儿童进行麻醉或镇静处理。

四、康复治疗

　　DDH 治疗的目的是通过保守或手术的方式使股骨头位于髋臼内,并保持关节的稳定性。治疗方法和儿童年龄密切相关。治疗原则是早发现、早诊断、早治疗。越早开始治疗,成功概率越大,并能明显降低髋关节发育不良造成的残留畸形及其他并发症。

1. 非手术治疗

(1) 0～6 个月:根据《中国发育性髋关节发育不良诊疗指南(2023版)》建议,6 月龄及以下儿童首选 Pavlik 吊带治疗(图 6-4-3)。Pavlik 吊带是一种动态支具,限制髋关节内收和伸展,使髋关节保持在 100°屈曲和 60°外展的安全范围内,但只允许儿童在支具允许的范围内活动腿部。在 Pavlik 吊带辅助治疗下,儿童髋臼部位的软骨压力增加,可以促进髋关节发育、浅平髋臼加深并形成弧度。

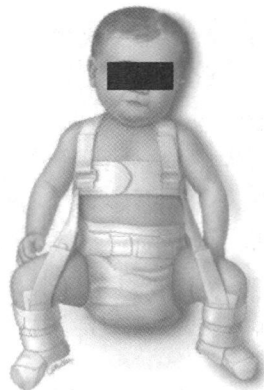

图 6-4-3 Pavlik 吊带

(2) 7～18 个月:本年龄段的儿童可选择在全身麻醉和髋人字石膏固定下进行闭合复位。术后可通过 CT 或 MRI 检查髋关节的同心圆复位效果。闭合复位后,一般需要维持髋人字石膏固定 12 周。若闭合复位方式无法解决同心圆复位情况,可通过切开复位解决。

2. 手术治疗　19 个月至 8 岁儿童,多数需行切开复位和截骨术。通过骨盆和股骨近端的截骨,可以矫正畸形,并为复位后提供稳定性。切开后实行中心复位,根据情况选择 Salter 截骨术或三联截骨术来改变髋臼的方向;或选择 Pemberton 截骨术和 Dega 截骨术来改变髋臼的形态。8 岁以上一般选择三联截骨或双联截骨等手术治疗以纠正髋臼异常或髋关节残余畸形。成年后若病情严重,可考虑髋关节置换术。

3. 术后康复治疗　根据术后不同阶段进行相应的治疗。

(1) 制动阶段(0～6 周或 0～8 周):在确保儿童良好制动的前提下,利用各种康复手段降低制动引起的并发症。此阶段的治疗方案主要为以下几个方面。

①正确进行石膏或支具固定,防止髋关节过度外展与屈曲。

②确保固定期间髋关节保持正确姿势,避免髋关节过度内收、内旋。

③监测下肢血液循环情况,并及时进行体位变换,预防皮肤损伤,防止压疮。

④固定后即可加强制动部位肌肉的等长收缩训练,以及非制动部位各关节的主动活动训练(如踝泵训练等),可预防肌肉萎缩,促进血液循环。

⑤通过综合运动训练,促进儿童正常运动功能的恢复,包含粗大运动和精细运动等。

⑥通过物理因子疗法缓解术后疼痛。

(2) 牵引阶段:一般切开复位术后 6～8 周,拆除固定后主要通过患侧下肢皮肤牵引使髋关节相对制动,同时放松因制动而挛缩的髋关节周围软组织,以利于髋关节活动度的恢复。此阶段可进行以下治疗。

①通过红外线、低频等物理因子疗法缓解疼痛、促进伤口愈合。

②可进行髋关节小范围活动的训练。

③加强下肢肌力训练,通过主动活动等训练,提升下肢肌力。

(3) 髋关节保护性训练阶段以及中后期康复治疗:在术后支具、石膏固定以及牵引等治疗结束后,效果良好的儿童即可开始此阶段的治疗。根据儿童恢复情况可逐渐开展以下训练。

①下肢关节活动度训练,纠正髋关节习惯性外展位的姿势,逐渐增加髋关节屈伸、内收、外展以及内外旋等活动度,并与日常生活活动相结合。

②下肢肌力训练及耐力训练,通过主动活动、抗阻以及运动控制等训练,提升下肢肌力、耐力以及运动控制能力。

③平衡功能训练,针对性进行静态、动态平衡功能训练。

④本体感觉训练,借助平衡垫、泡沫轴等促进感觉传入并加强下肢本体感觉控制。

⑤步行训练,对于步行存在问题的儿童进行训练。

⑥综合运动功能训练，如走、跑、跳等基本运动能力的训练。

五、康复宣教及指导

（1）髋关节发育不良的儿童进行支具治疗时，可能会出现运动发育落后、肌肉萎缩、活动受限等问题，需提前告知家长引起重视。

（2）指导家长进行支具佩戴或石膏固定期间的护理（如足趾活动和血运观察、皮肤和大小便的护理）工作。

（3）制动期体位转换以及转移过程中需注意避免髋关节的过度屈曲和内收等。

六、预防以及预后

由于婴儿期是髋关节发育最快的时期，也是髋关节脱位干预治疗的"黄金期"，故髋关节发育不良的早发现、早干预对预后至关重要。重视对高危婴儿的筛查是早期发现髋关节发育不良的重要措施，尤其是有髋关节发育不良家族史、存在大腿皱褶不对称的婴儿、关节松弛特征的婴儿。

➡ 流程图

髋关节发育不良康复诊疗流程图

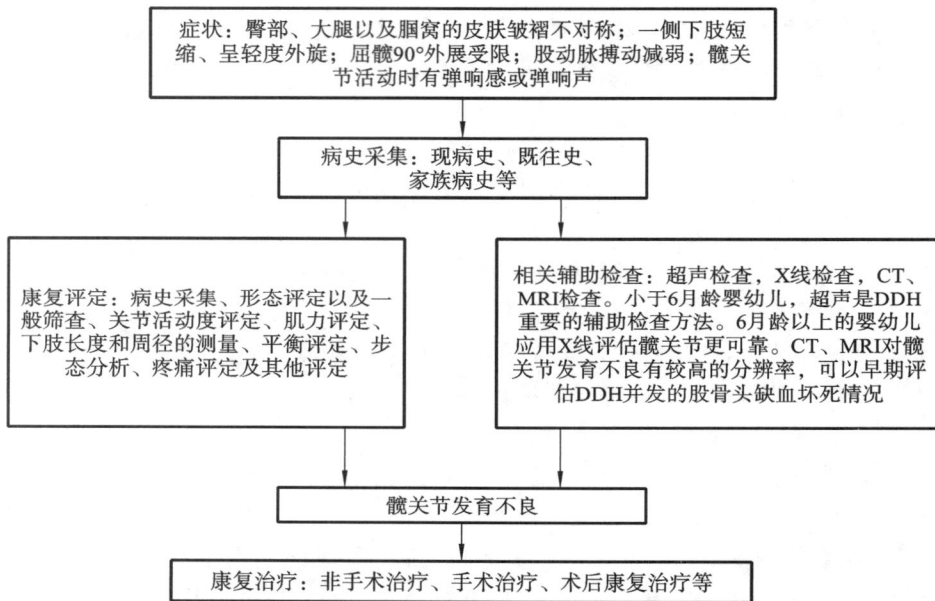

症状：臀部、大腿以及腘窝的皮肤皱褶不对称；一侧下肢短缩、呈轻度外旋；屈髋90°外展受限；股动脉搏动减弱；髋关节活动时有弹响感或弹响声

↓

病史采集：现病史、既往史、家族病史等

康复评定：病史采集、形态评定以及一般筛查、关节活动度评定、肌力评定、下肢长度和周径的测量、平衡评定、步态分析、疼痛评定及其他评定

相关辅助检查：超声检查，X线检查，CT、MRI检查。小于6月龄婴幼儿，超声是DDH重要的辅助检查方法。6月龄以上的婴幼儿应用X线评估髋关节更可靠。CT、MRI对髋关节发育不良有较高的分辨率，可以早期评估DDH并发的股骨头缺血坏死情况

↓

髋关节发育不良

↓

康复治疗：非手术治疗、手术治疗、术后康复治疗等

➡ 课后练习

一、单项选择题

1. 髋关节发育不良早期的临床表现不包括（　　）。

A. 左、右侧皮肤皱褶不一样　　　　　　B. 儿童下肢短缩

C. 患侧股动脉搏动减弱　　　　　　　　D. 双下肢不能活动

2. 髋关节超声检查的合适年龄是（　　）。

A. 6 月龄内　　　　　B. 8 月龄内　　　　　C. 10 月龄内　　　　　D. 12 月龄内

3. 髋关节发育不良的缩写为（　　）。

A. DBH　　　　　　B. DDH　　　　　　C. BBH　　　　　　D. BDH

二、多项选择题

髋关节发育不良的临床分型有( )。

A. 髋臼发育不良   B. 髋关节半脱位   C. 髋关节脱位   D. 以上都是

三、案例分析题

患儿,女,4月龄。因双下肢不等长就诊。患儿无家族史,有绑腿史。检查见:患儿双下肢大腿皮纹、臀纹不对称;左下肢略短于右下肢。B超检查提示:左侧髋关节脱位。

临床诊断:左侧髋关节脱位。

根据上述患儿病例,制定详细的评估及康复治疗方案。

扫码看答案

(赵一锦)

任务五   儿童寰枢关节半脱位的康复

学 习 情 境

患儿,女,6岁。因颈部偏斜,活动受限2天就诊。患儿有上呼吸道感染史。

体格检查见患儿颈部向右侧倾斜,颈椎活动受限,以旋转活动受限明显。右侧胸锁乳突肌紧张,压痛明显。双侧上下肢肌力正常、感觉正常,病理征未引出。颈椎张口位X线检查示齿突偏移、寰齿间距不对称。

临床诊断:寰枢关节半脱位。

任务:如何为患儿实施康复服务?

任务实施

一、知识储备

(一)儿童寰枢关节半脱位的概念

儿童寰枢关节半脱位是指外伤、姿势不良及上呼吸道感染等原因导致寰枢椎间出现相对旋转移位,引起颈痛、活动受限,或伴头晕、头痛的一种病症,临床多见于儿童,也可发生于成人。

(二)儿童寰枢关节半脱位的病因

儿童寰枢关节半脱位的病因复杂,目前认为上呼吸道感染、姿势不良和外伤是主要原因。

1. 感染   感染是造成儿童寰枢关节半脱位的主要原因,特别是上呼吸道感染、中耳炎、鼻炎或咽喉部后手术等炎症因素,可导致寰枢关节韧带松弛或引起颈部肌肉紧张痉挛,出现寰枢关节旋转或者侧方移位。由感染引起的寰枢关节半脱位又称为 Grisel 综合征。

2. 外伤 外伤是造成儿童寰枢关节半脱位的另一主要原因,常见于头部受外力打击、颈部的挥鞭样损伤或在体育活动中扭伤等,这些损伤可引起颈部肌肉或韧带的损伤而导致寰枢关节半脱位。

3. 姿势不良 长期伏案学习或睡姿不良将使颈部肌肉张力失衡而引发寰枢关节半脱位。

4. 其他 一些先天性疾病会导致儿童寰枢关节半脱位,如唐氏综合征、马方综合征和莫基奥综合征。部分脊柱肿瘤也可导致儿童寰枢关节半脱位。

(三) 儿童寰枢关节半脱位的临床表现

儿童寰枢关节半脱位的主要临床表现为颈部疼痛、头部倾斜和颈部活动受限(图 6-5-1)。部分儿童由于长期保持颈部倾斜的姿势,可出现头晕、头痛、视物模糊。极少数儿童表现出脊髓受压的症状,出现四肢无力、步态不稳等。

(四) 儿童寰枢关节半脱位的诊断

结合儿童的病史、临床表现及颈椎张口位 X 线检查容易确诊。

二、康复评定

儿童寰枢关节半脱位的康复评定可参照颈椎病的康复评定进行,重点进行关节活动度、上下肢肌力、感觉和病理征评定,排除周围神经和脊髓损伤。

1. 一般情况评定 观察儿童静止时的姿态,是否有明显颈部偏斜,整体身体姿态是否对称。触诊儿童颈部周围肌肉,检查是否有明显的紧张。

2. 关节活动度评定 让儿童做颈椎屈伸、侧屈和旋转动作,以评估活动受限情况。

3. 肌力及肌张力评定 主要为颈、肩及上肢关键肌力的检查,包括胸锁乳突肌、三角肌、肱二头肌、肱三头肌和拇长伸肌。如有脊髓受压症状,应对下肢肌力、肌张力和步态进行评估。

4. 反射评定 反射评定包括对相关深反射、浅反射、腱反射及病理征的评定,如肱二头肌腱反射、肱二头肌腱反射和霍夫曼检查。如有脊髓受压症状,应对下肢的反射和病理征进行评定。

5. 影像学评定

(1) X 线评定:颈椎张口位和正、侧位 X 线检查是临床的首选方法,主要观察寰椎侧块宽度、寰齿侧块间隙及枢椎棘突偏歪情况(图 6-5-2)。

(2) CT:对于颈椎张口位 X 线检查困难、可疑颈椎骨折和寰枢关节脱位等情况,可采用 CT 检查,明确诊断。由于儿童接受射线量较多且价格昂贵,临床较少采用此方法。

(3) MRI:MRI 能明确寰枢关节周围软组织损伤情况以辅助该病的诊断。对于有明确暴力受伤史、有脊髓受压症状和怀疑脊髓占位的儿童,可进行 MRI 以辅助诊断。

JOA 脊髓型
颈椎病评分

6. 功能评定 儿童寰枢关节半脱位的功能评定可参照颈椎病的功能评定进行。临床常用的量表包括颈椎稳定性评定、颈椎间盘突出功能损伤评定和脊髓型颈椎病的功能评定等(详见二维码)。

三、康复治疗

多数儿童需要治疗 1～4 周。常用的治疗方法包括非手术治疗方法和手术治疗方法。

(一) 非手术治疗方法

1. 药物治疗 针对由感染引起的儿童,可针对原发病灶积极进行抗感染治疗。也可根据病情使用非甾体抗炎药和肌肉松弛剂,缓解儿童疼痛和肌肉紧张症状。

2. 制动与牵引治疗 儿童可以佩戴颈托进行固定制动 1～2 周。可以在仰卧位,保持头部中立的姿势进行枕颌带牵引治疗。牵引的重量应适中,一般从 0.5～1 kg 开始牵引,逐渐调整,但最大重量不超过儿童体重的 1/10。牵引的时间可以根据儿童的耐受程度和配合情况,一般设定为 10～15 min。

3. 物理因子疗法 物理因子疗法具有缓解肌肉紧张、解痉镇痛的作用。

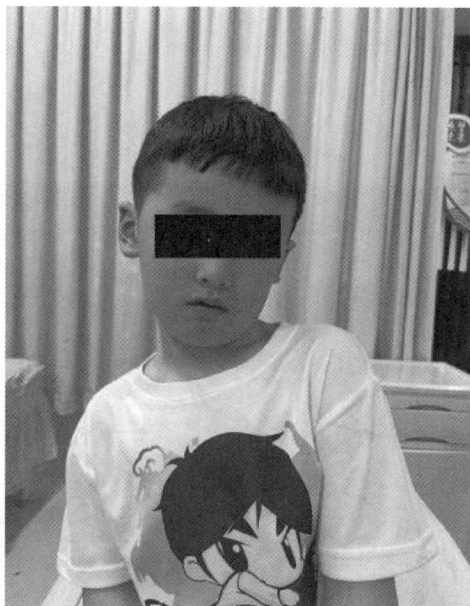

图 6-5-1　寰枢关节半脱位儿童体态图

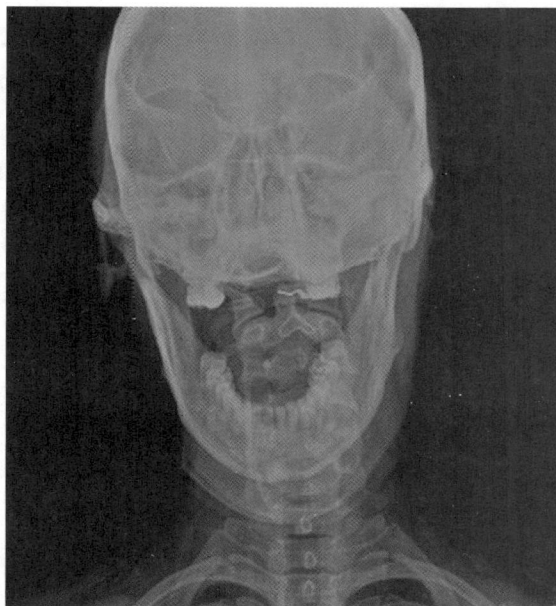

图 6-5-2　寰枢关节半脱位张口位 X 线片

（1）石蜡疗法：石蜡疗法具有良好持久的温热效应和机械压迫效应，可改善血液循环，消除炎症，缓解肌肉紧张，缓解疼痛。常使用蜡饼法（45～55 ℃）包裹儿童颈部，每天 1 次，每次 30 min，7 次为 1 个疗程。

（2）超声波：通过超声波的温热作用和微动按摩作用，起到缓解肌肉紧张和消炎镇痛作用。临床上可配合非甾体抗炎药物进行超声透入治疗。治疗时一般采用移动法，强度控制在 0.8～1.5 W/cm^2，每次治疗时间为 10～15 min。

（3）其他物理因子疗法：神经肌肉电刺激、肌电生物反馈、热敷包及肌肉贴扎技术等均有利于儿童寰枢关节半脱位的治疗。

4. 传统疗法　传统治疗以针灸和推拿治疗为主，以疏通经络、调和气血和解痉镇痛为主。

（1）针灸：根据儿童配合情况可以采用局部阿是穴进行针灸治疗，以达到解痉镇痛的目的。

（2）推拿：采用摩法、揉法、拿法、理筋和弹拨手法对枕骨后肌群、胸锁乳突肌、斜角肌和斜方肌等肌群进行推拿治疗，放松紧张肌肉，散寒、解痉镇痛。在治疗过程中，手法应柔和，避免大强度刺激使儿童紧张和不配合。每天治疗 2 次，每次 15 min。

5. 运动疗法　主要包括肌肉牵伸、关节松动和肌力训练三个方面。

（1）肌肉牵伸：在配合推拿手法治疗的基础上，对儿童枕骨后肌群、胸锁乳突肌、斜角肌和斜方肌等肌群进行牵伸（图 6-5-3）。牵伸手法应轻柔，每个肌群牵拉 3～5 次，每次至少持续 15 s。

（2）关节松动：主要松动寰枕关节和寰枢关节。首先，在仰卧位下先对儿童颈部肌肉进行分离牵引。再在颈椎中立位，一手固定枕部，另一手置于儿童下颌，垂直向下按压，松动寰枕关节。最后对寰枢关节进行松动，一手固定 C$_2$ 椎体，另一手通过推动 C$_1$ 椎体产生平移滑动，改善寰枢关节的活动（图 6-5-4）。在关节松动过程中，可根据儿童耐受情况进行旋转和侧屈摆动。在关节松动时，手法应轻柔，避免暴力推压。

（3）肌力训练：指导儿童进行斜方肌、胸锁乳突肌和枕骨下肌群的肌力训练。

（二）手术治疗方法

儿童寰枢关节半脱位较少采用手术治疗。对于 MRI 提示脊髓明显受压、先天性畸形或横韧带断裂导致寰枢椎关节持续不稳者，则需手术治疗。

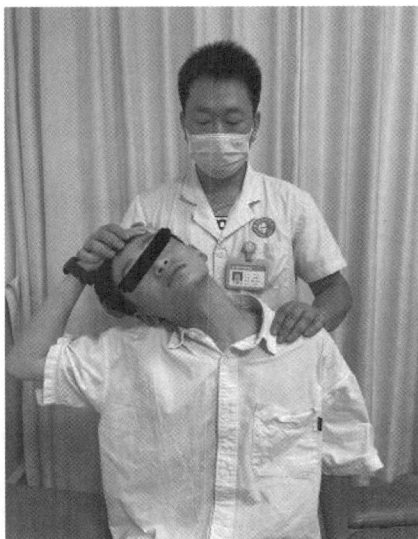

图 6-5-3　颈部肌肉牵伸

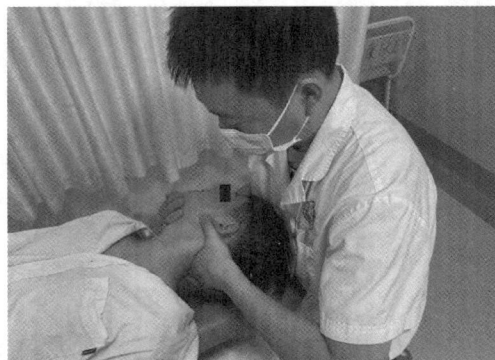

图 6-5-4　寰枢关节松动

四、健康教育

（1）积极治疗咽喉部的疾病，在治疗期间避免颈椎的大幅度活动，如颈椎屈伸或旋转。

（2）养成良好的工作和生活习惯，避免不良颈部姿势，如长时间的伏案工作或颈椎长时间偏向一侧。同时，注意颈部保暖。

（3）体育运动前，应重视颈部的热身活动。对于寰枢关节半脱位的儿童，治疗期间应减少体育锻炼，在后期应重视强化肩颈肌群的肌力训练。

五、功能结局

大多数寰枢关节半脱位儿童经过1～4周的保守治疗可痊愈。极少数儿童因为先天发育畸形或长期反复脱位需要进一步手术治疗。

▶ 流程图

寰枢关节半脱位康复诊疗流程图

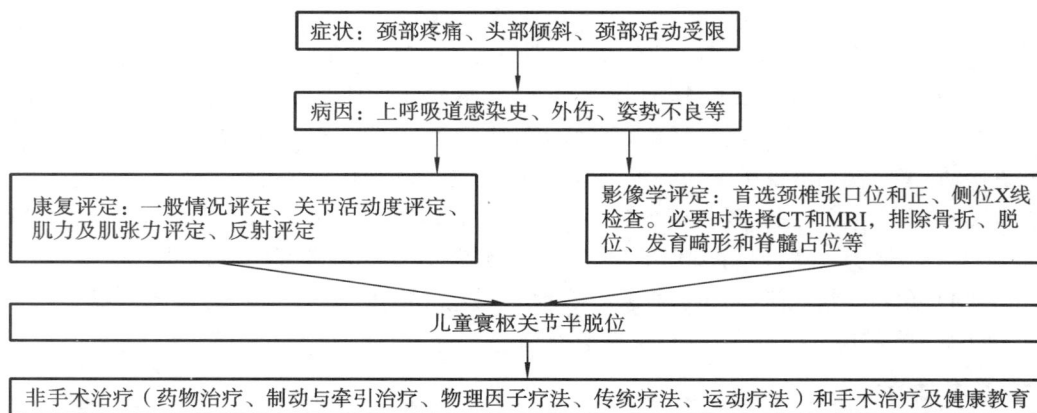

症状：颈部疼痛、头部倾斜、颈部活动受限

病因：上呼吸道感染史、外伤、姿势不良等

康复评定：一般情况评定、关节活动度评定、肌力及肌张力评定、反射评定

影像学评定：首选颈椎张口位和正、侧位X线检查。必要时选择CT和MRI，排除骨折、脱位、发育畸形和脊髓占位等

儿童寰枢关节半脱位

非手术治疗（药物治疗、制动与牵引治疗、物理因子疗法、传统疗法、运动疗法）和手术治疗及健康教育

> 课后练习

一、单项选择题

1. 儿童寰枢关节半脱位常用的影像学检查是（　　）。

A. MRI
B. CT（下臂型-Klumpke 瘫）

C. X 线（颈椎张口位）
D. 超声检查

2. 造成儿童寰枢关节半脱位的主要原因是（　　）。

A. 马方综合征　　　　B. 感染　　　　　　C. 不良姿势　　　　D. 部分先天疾病

3. 感染导致的寰枢关节半脱位被称为（　　）。

A. 马方综合征　　　　B. 唐氏综合征　　　C. Grisel 综合征　　D. 以上均是

二、多项选择题

1. 造成儿童寰枢关节半脱位的原因有（　　）。

A. 外伤　　　　　　　B. 感染　　　　　　C. 不良姿势　　　　D. 部分先天疾病

2. 儿童寰枢关节半脱位常用的物理因子疗法有哪些？（　　）

A. 经皮神经电刺激　　B. 石蜡疗法　　　　C. 温水浴　　　　　D. 磁疗

三、案例分析题

患儿，女，6 岁。因颈部偏斜，活动受限就诊。患儿有上呼吸道感染史。检查见：患儿颈部向右侧倾斜，颈椎活动受限，以旋转活动受限明显。右侧胸锁乳突肌紧张，压痛明显。双侧上下肢肌力正常、感觉正常，病理征未引出。颈椎张口位 X 线检查示齿突偏移、寰齿间距不对称。

临床诊断：寰枢关节半脱位。

根据上述患儿病例，制定详细的评估及康复治疗方案。

扫码看答案

（税晓平）

儿童神经发育障碍的康复

扫码看 PPT

学习目标

▲ 能力目标

1. 能按照 SOAP 思维模式开展工作。

2. 培养学生良好的沟通能力。

3. 培养学生主动学习、发现问题及解决问题的能力。

▲ 知识目标

1. 掌握儿童孤独症谱系障碍、精神发育迟滞、注意缺陷多动障碍和学习障碍的康复评定与常用干预方法。

2. 熟悉儿童孤独症谱系障碍、精神发育迟滞、注意缺陷多动障碍和学习障碍的概念、临床特点与诊断。

3. 了解儿童孤独症谱系障碍、精神发育迟滞、注意缺陷多动障碍和学习障碍的流行病学特征和药物治疗方法。

▲ 素质目标

1. 具备儿童康复治疗师必备的职业道德和职业素养。

2. 具有团队协作精神。

3. 具有一定的英语水平和计算机水平。

课堂思政目标

1. 培养学生理解、包容、接纳、尊重、认识孤独症儿童的人文关怀精神。

2. 培养学生勇于探索的创新精神,善于解决问题的实践能力。

任务一 孤独症谱系障碍的康复

学 习 情 境

患儿,男,2岁2个月。因语言落后就诊。检查见:神志清醒,精神可,无特殊面容。行为观察:目光对视差,叫名无反应,不听指令,不会用手指指物,不会分享、展示,缺乏沟通性语言。拿卡片插到桌子缝隙,在诊室不停转圈。

临床诊断:孤独症谱系障碍。

任务:如何为患儿实施康复服务?

任务实施

一、知识储备

(一)定义

孤独症谱系障碍(autism spectrum disorder,ASD)是一组以社会交往障碍、社会交流障碍及兴趣、活动、行为方式狭隘、重复为主要特征的神经发育障碍性疾病。

(二)流行病学特征和病因

1. 发病率 2020 年,美国疾病预防和控制中心公布的 ASD 患病率为 1/54。ASD 的发生存在性别差异,男孩显著多于女孩。在我国 ASD 的患病率约为 1%。

2. 病因 目前 ASD 的病因不明,研究多集中在遗传因素、环境因素、神经生物学因素、免疫及病毒感染等方面。越来越多的证据表明,生物学因素(主要是遗传因素)在 ASD 的发病中起着重要的作用。

(三)症状

儿童 ASD 起源于 3 岁前,其中约 2/3 的儿童出生后逐渐起病,约 1/4 的儿童经历 1~2 年正常发育后退行性起病。临床表现在儿童发育的不同时期有所不同,但有两大核心特征:一方面是社交交流和社交互动缺陷;另一方面是受限的、重复的行为模式、兴趣或活动。

1. 社交交流和社交互动缺陷 社交交流和社交互动缺陷包括两个方面:社交情感互动缺陷及理解、发展和维持人际关系的缺陷;社交互动中使用语言及非言语交流的缺陷。

(1)社交情感互动缺陷及理解、发展和维持人际关系的缺陷:社交情感互动缺陷是 ASD 儿童质的缺陷,主要表现为异常的社交接触,不能正常地交流对话,分享兴趣、情绪或情感的减少和不能启动或对社交互动做出回应。此外,还表现为理解、发展和维持人际关系的缺陷,使其难以调整自己的行为以适应各种社交情境,难以进行想象性游戏,交友困难,对同伴缺乏沟通兴趣。不能体会他人的情绪和情感,不会根据社会场合调整自身行为,不能理解和建立社会关系,不会与他人分享快乐,遇到不愉快的事情或受到伤害时不会向他人寻求安慰。

(2)社交互动中使用言语和非言语交流的缺陷:在言语交流和非言语交流方面均存在障碍,大多数儿童因语言发育落后而就诊。

①非言语交流障碍:可表现为常拉着别人的手伸向他想要的物品,不会用手势、表情、身体动作与他人交流;不使用眼神传达信息或感情,眼神飘忽不定。

②言语交流障碍:言语理解能力不同程度受损;语言发育迟缓(明显晚于同龄儿);言语倒退(原来已获得的言语能力逐渐下降或停滞发育);自言自语(别人听不懂内容或发出无意义言语);言语刻板、重复,如鹦鹉样言语、模仿别人的话(电视、广告、天气预报、新闻);人称代词错用(常常不会或不用人称代词,"你""我"混淆);话题以自我为中心,不易被别人打断,滔滔不绝,只说自己感兴趣的话题;不能识别他人隐匿的情绪;不懂幽默、反话、讽刺等高级语言表达;声调异常(高尖、平淡、无抑扬顿挫及缺乏情感变化等)。

2. 受限的、重复的行为模式、兴趣或活动 受限的、重复的行为模式、兴趣或活动是 ASD 的常见表现,表现多样,不同时期表现不一。①对某些物件(如车轮、风扇、井盖、虹灯、饮料瓶、纸绳、麻将牌等)不寻常的兴趣和摆放;②重复行为(不停地按动各种电器开关、上下楼梯、上下坡、开关门、坐电梯、听同一首歌);③重复动作(不停玩手、看手、甩手、转圈、蹦跳、摇晃、踮脚走路、撕纸等);④强迫思维(反复追问相同或类似的问题);⑤强迫行为(走固定路线、穿固定衣服、吃固定食物)等。

3. 感知觉异常　部分 ASD 儿童可表现为感觉统合失调。①视觉异常,如对特别图像的喜好或厌恶,喜欢斜视、倒视。②听觉敏感,喜爱某些声音,厌恶或害怕某些声音。③触觉异常,可表现为触觉过敏或触觉迟钝。触觉过敏可表现为对某些材质的衣服反应过度,不喜欢身体部位被他人触碰;触觉迟钝可表现为对痛觉不敏感,对脸上粘的饭粒没有知觉,双手操作器具不灵敏等。④前庭觉异常,可表现为前庭觉过敏及前庭觉迟钝。前庭觉过敏可表现为不喜欢荡秋千,过分小心谨慎地溜滑梯,动作较慢,过度谨慎;前庭觉迟钝的表现为动个不停、坐不住,时常摇晃身体或头,非常喜欢在沙发上跳等。⑤味觉和嗅觉异常:偏食、挑食、喜嗅物等。⑥本体感觉异常,可表现为动作协调度不佳,容易跌倒或撞到物品,动作粗鲁,关门大力,时常动个不停,或常常更换姿势,握笔太大力,常常弄断铅笔或画笔等。

4. 其他表现　智力发展多不平衡,机械记忆、计算能力相对较好甚至超常,对音乐、绘画、艺术有兴趣;常伴有精神发育迟滞、睡眠障碍、注意障碍、自笑、情绪不稳定、多动、冲动、攻击、自伤等行为;还有一部分儿童伴有抽动秽语综合征、癫痫、脑瘫、巨头症等。

(四)诊断标准

对于 ASD,主要通过病史询问、行为观察、合理运用筛查和诊断量表,依据诊断标准做出诊断。临床中常用美国《精神障碍诊断与统计手册》(第五版)(DSM-5)中 ASD 的诊断标准。ASD 儿童应符合以下 5 个标准,其中前两项为 ASD 的核心症状。

(1)在多种情景下持续存在社交交流和社交互动缺陷,具体表现:①社交情感互动缺陷;②社交互动中使用非言语交流缺陷;③理解、发展和维持人际关系缺陷。

(2)行为方式、兴趣或活动内容狭隘、重复。

(3)症状必须在儿童早期出现(由于儿童早期的社交需求不高,症状可能不会完全显现)。

(4)所有症状共同限制和损害了日常功能。

(5)这些症状都不能用智力障碍/智力发育障碍或全面性发育迟缓解释。智力残疾和 ASD 经常共同发生。

(五)鉴别诊断

典型 ASD 诊断并不困难,目前诊断需要排除雷特综合征、语言发育迟缓、童年瓦解性障碍等疾病,高功能 ASD 需要与注意缺陷多动障碍、学习障碍、超常儿童、精神分裂症等进行鉴别。

二、康复评定

专业人员须对 ASD 儿童进行多方面、多角度的评定。评定的方法众多,各有其优点,也有其局限性,使用时必须谨慎,不可滥用,一次评定反映的只是儿童当时、当地的表现,不能根据一次评定结果预测儿童将来甚至终生的发展情况。

(一)发育评定

发育评定主要适用于 5 岁以下的婴幼儿。可用于发育评定的量表有 0～6 岁儿童发育行为评估量表、丹佛发育筛查测验、格塞尔发育量表、贝利婴儿发展量表等。

(二)智力评定量表

常用的评定方法有韦氏幼儿智力量表第四版、韦氏儿童智力量表第四版、斯坦福-比奈智力量表、中国比奈智力量表等。

(三)适应能力评定

适应能力评定可以评定儿童生活自理能力、学习能力等社会适应能力的水平或损害的程度,并为教育训练及训练效果提供基础。

1. 文兰适应能力量表（VABS） 文兰适应能力量表包括交流沟通、生活能力、社会交往、动作能力及问题行为 5 个分测验,适用年龄为 2~18 岁。

2. 婴儿-初中生社会生活能力评定量表 婴儿-初中生社会生活能力评定量表适用于 6 月龄~14 岁的儿童,分为 7 个年龄阶段。其包括独立生活（SH）、运动（L）、作业操作（O）、交往（C）、参加集体活动（S）、自我管理（SD）6 个部分 132 个项目,由家长或照料者根据相应年龄逐项填写。

（四）ASD 评定

美国儿科学会（AAP）早期筛查指南提出三级筛查程序:初级保健筛查、一级筛查和二级筛查。

1. 初级保健筛查 AAP 建议对所有儿童进行 ASD 症状筛查,在 18 月龄和 24 月龄儿童初级保健就诊时进行标准化的孤独症特异性筛查测试。ASD 社交不足行为和部分刻板行为在早期即可出现,早期筛查可以发现这些异常,2 岁或 2 岁前早期诊断可靠。ASD 早期可发现 5 种特征性行为,简称"五不行为"。

（1）不（少）看:目光接触异常,ASD 儿童早期即表现出对有意义的社交刺激的视觉注视缺乏或减少,尤其是对人眼部的注视减少。

（2）不（少）应:包括叫名无反应和共同注意缺陷。

（3）不（少）指:缺乏恰当的肢体动作,无法对感兴趣的东西提出请求。

（4）不（少）语:多数 ASD 儿童存在言语出现延迟,这也是家长关注最多的现象。

（5）不当:不恰当的物品使用和相关的感知觉异常,如玩玩具方式不当、言语不当、依恋不当、荣辱安全意识不当、行为不当、感知觉不同等。

2. 一级筛查 一级筛查用于在普通儿童中发现 ASD 可疑儿童,常用的评定量表有简易婴幼儿孤独症筛查量表（CHAT）、改良版简易婴幼儿孤独症筛查量表（M-CHAT）、婴幼儿孤独症量表（CHAT-23）等。其中 M-CHAT 是国际上最常用的筛查工具,适用于 16~30 月龄的婴幼儿,共 23 项,由熟悉儿童并与儿童密切接触的主要照料者填写（详见二维码）。

改良版简易
婴幼儿 ASD
筛查量表
（M-CHAT）

3. 二级筛查 国内主要采用孤独症行为量表（ABC）。该量表适用于 18 个月以上的儿童,由儿童父母或与儿童共同生活 2 周以上的人填写,表中列出了 57 项孤独症儿童的行为特征,包括运动能力（B）、感觉能力（S）、语言能力（L）、自我照顾能力（S）和交往能力（R）5 个方面,每项根据其在量表中的不同负荷给予不同的分数,从 1 分到 4 分不等。评定结果:总分<53 分为筛查阴性;总分为 53~67 分为筛查阳性;总分≥68 分可辅助诊断 ASD。

4. ASD 诊断量表 常用的诊断量表有儿童孤独症评定量表（CARS）、孤独症诊断观察量表第二版（ADOS-2）、孤独症诊断访谈量表修订版（ADI-R）。

（1）CARS:适用于 2 岁以上的儿童,总分 60 分,共包括 15 个项目,分别为与他人关系、模仿、情感反应、肢体动作、使用物体、对变化的反应、视觉反应、听觉反应、味嗅觉反应、害怕与紧张、言语交流、非言语交流、活动程度、智力及一致性、总体形象。每个项目采用 4 级评分,根据儿童在每个项目从正常到异常程度的表现分别给予 1~4 分的评分,必要时还可给半分（如 1.5 分或 2.5 分等）。

（2）ADOS-2 和 ADI-R:这两种量表的实施对测试人员的要求较高,测试人员均须受过专门的训练,拥有较丰富的临床经验,并在操作达标后方可实际使用这些量表。虽然 ADOS-G 与 ADI-R 联合应用被公认是孤独症诊断的金标准,由于未根据我国进行常模的修订,故这两种量表在我国尚未广泛普及。

5. ASD 的专项能力评估 常用能力评估工具有孤独症儿童心理教育评核（第 3 版）（PEP-3）、语言行为里程碑评估及安置程序（VB-MAPP）、基本语言与学习技能评估-修订版（ABLLS-R）及心理教育评定量表（C-PEP）。

（1）VB-MAPP 是针对 ASD 儿童、语言发育落后儿童的一个有标准参照的语言和学业能力评估系统、课程指导和技能追踪系统。该评估系统可以帮助确认妨碍儿童学习和语言进步的障碍,为治疗师给儿童定制个别化干预目标提供标准和方向,包括里程碑评估、障碍评估、转衔评估、任务分析和支持性能力、安置和 IEP 目标(个别化计划目标)5 个部分。

(2) ABLLS-R:适用于 0~6 岁的普通发育儿童,包括 4 大板块,25 个领域,共 544 项技能。每个领域的各项任务从易到难排序。与 VB-MAPP 相比,该评估多了游戏与休闲、泛化反应、生活自理、粗大动作、精细运动等领域,评估项目更细致,课程设计更精确。

三、康复治疗

ASD 儿童存在多方面的发育障碍及情绪行为异常,应采用以教育和干预为主、药物治疗为辅的综合干预措施。

(一) 教育和干预

教育和干预的目的在于改善核心症状,同时促进智力发展,培养生活自理和独立生活能力,减轻残疾程度,改善生活质量,力争使部分儿童在成年后具有独立学习、工作和生活的能力。

1. 教育和训练原则

(1) 理解、包容、接纳、尊重、赏识 ASD 儿童。

(2) 快乐、适度、巧妙地提高 ASD 儿童的社交能力,改善情绪和行为问题。

(3) 发现、培养、转化 ASD 儿童的特殊兴趣和能力。

(4) 早期长程地整合运用各种科学干预策略:应当早诊断、早干预、长期治疗,整合运用循证有效的干预策略。对于可疑 ASD 儿童也应当及时进行教育干预。

(5) 个体化训练:针对 ASD 儿童在社交、智力、行为等方面的问题,在评估的基础上制定个别化教育计划(IEP)目标。对于重度 ASD 儿童,早期训练时的师生比例应为 1∶1。小组训练时也应当根据儿童发育水平和行为特征进行分组。

(6) 家庭参与:应当给予 ASD 儿童家庭全方位的支持和教育,提高家庭参与程度,帮助家庭评估教育和干预的适当性和可行性,并指导家庭选择科学的训练方法。父母要妥善处理儿童教育和干预与生活、工作的关系。

2. 干预方法

(1) 应用行为分析疗法(ABA):ABA 是影响最广泛的 ASD 儿童干预方法,用来分析和改变行为,可增加期望的行为,减少不期望的行为。核心是行为强化。强化能提高行为出现的频率,教会儿童新的技能。前提控制、事后行为消减、正惩罚、负惩罚可降低不期望行为出现的频率,矫正 ASD 儿童的各类异常行为。ABA 的基本干预方法有强化、辅助(提示)、示范、时间延迟、任务分析等。

(2) 回合式教学(DTT):又叫离散式教学或桌面式教学,是 ABA 基础理论下的一种教学模式。它把教学内容分割成小的学习单元,每个学习单元都有固定的组成元素,是 ASD 儿童干预的基本教学模式,其特点是具体和实用。DTT 的主要组成元素为指令、反应、结果(反馈)、回合间歇。

主要采取以下步骤:①任务分析与分解:对儿童行为和能力进行评估,对目标行为进行分析。②分解任务并逐步强化训练:在一定的时间内只进行某项分解任务的训练。③正性强化:儿童每完成一个分解任务都必须给予奖励,奖励主要是食品、玩具或口头、身体姿势的表扬,奖励随着儿童的进步逐渐隐退。④提示和渐隐技术:根据儿童的能力给予不同程度的提示或帮助,随着儿童对所学内容的熟练程度提高再逐渐减少提示和帮助。⑤间歇:两个任务训练间需要短暂的休息。每周干预 20~40 h,每天 1~3 次,每次 3 h。

(3) 结构化教学(TEACCH):结构化教学强调技能训练与环境的配合,重视家庭的参与。通过结构化教学,让儿童认识环境的要求和改变,明白因果的关系,增强儿童沟通的欲望和改善儿童沟通的技巧,以达到融入社会、独立生活的目的。结构化教学的五个组成部分分别为环境安排、程序时间表、视觉提示、常规、个人工作系统。结构化教学对程度较重的 ASD 儿童有效,但对程度较轻的 ASD 儿童则可能限制其发展。

（4）关键反应训练（PRT）：一旦获得关键领域能力，其他能力也跟着提高。PRT的五大关键领域为动机、对多重线索的反馈、主动发起、自我管理、同理心。提高动机的五大要素为儿童的选择、任务变化、维持性和习得性任务的穿插、自然强化物、强化努力。

（5）人际关系发展干预（RDI）：人际关系训练的代表。着眼于ASD儿童人际交往和适应能力的发展，运用系统的方法激发儿童运用社会性技能的动机，从而使儿童发展和建立社会化关系。同时RDI也强调父母的引导式参与，是一种在家庭开展的训练方法。通过父母与儿童之间的各种互动，促进儿童的交流能力，特别是情感交流能力。改善儿童的共同注意能力，加深儿童对他人心理的理解，提高儿童的人际交往能力。活动多由父母或治疗师主导，内容包括各种互动游戏。

（6）图片交换交流系统（PECS）：主要是教导儿童利用图片与人进行互动，无口语的ASD儿童是主要的教学对象，有口语的ASD儿童若存在沟通能力上的缺陷，也可以用此教学方法来改善沟通能力。关注ASD儿童的沟通及社会交往能力，遵从个体化原则。

（7）社交故事：社交故事是一些具有特定模式的短故事，内容是客观描述人物、技巧、事件、概念或社交处境，分享一些对健康儿童来说很容易理解的内容（where，when，who，what，why，how），但这些对ASD儿童来说是难以理解的，常用于帮助ASD儿童面对困难的社交处境，适用于能力较高的轻中度ASD儿童，对能理解简单符号及简单的语句（如认字、阅读、辨图、说话）的ASD儿童尤其有帮助。

（8）其他方法：如作业治疗、感觉统合训练、早期干预丹佛模式、游戏与生活文化干预（PCI）、地板时光、语言训练、游戏疗法、音乐疗法、沙盘游戏、拥抱疗法、舞蹈治疗等。

（二）药物治疗

目前尚缺乏针对ASD儿童核心症状的药物。药物治疗只是辅助性的对症治疗措施，如针对多动行为可选择哌甲酯（利他林）、托莫西汀等；攻击行为可选择氟哌啶醇、利培酮、卡马西平、丙戊酸钠、丁螺环酮和锂剂等药物；自伤行为可选择纳曲酮；刻板僵直行为可选择氟西汀（百忧解）和利培酮。

（三）家庭支持

1. 家长的心态 ①接受儿童患病的现实；②树立战胜困难的信心；③制定现实的努力目标；④培养儿童的独立性；⑤切忌过分投入。

2. 家长要承担起教育者的重担 家长要积极学习ASD的干预方法，做好家庭干预。具体建议：①在家里尽可能保持有规律的日常生活；②保持教育方法的一致性；③及时奖励规范行为；④留意端倪，努力使不规范行为在发生之前化解；⑤扬长避短，尽展其长；⑥要培养儿童的兴趣、爱好。

3. 家庭和儿童互相适应是长期而艰巨的任务 家庭的所有成员要理解、接纳ASD儿童并与其保持沟通，积极配合机构对儿童进行家庭教育和训练，随着其成长的各个时期的不同需要，家庭成员要不断调整，相互适应。

四、健康教育

目前尚无预防ASD的有效方法。预防的根本途径是不断加强对ASD病因学的研究，针对病因采取措施，才能使预防更加有效。做好婚姻指导，开展遗传关键咨询；加强妊娠期和围生期卫生保健，积极进行优生优育工作；做好产前检查、预防妊娠并发症、防止产伤、窒息等；改变不良育儿态度，营造和睦的家庭氛围。

五、功能结局

ASD儿童一般预后较差，需长期医疗、教育、社会福利关照，部分儿童甚至需要终身干预。随着诊断能力、早期干预、康复训练质量的提高，部分ASD儿童的认知水平、社会适应能力和社交技巧可以达到正常水平。

流程图

孤独症谱系障碍康复诊疗流程图

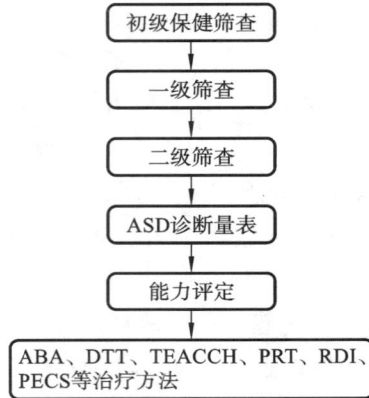

初级保健筛查

↓

一级筛查

↓

二级筛查

↓

ASD诊断量表

↓

能力评定

↓

ABA、DTT、TEACCH、PRT、RDI、PECS等治疗方法

课后练习

一、单项选择题

1. ABA 是（   ）。

A. 应用行为分析   B. 早期干预丹佛模式   C. 关键反应训练

D. 游戏与生活文化干预   E. 图片交换沟通系统

2. 下列哪种 ABA 的方法可以增加行为的频率？（   ）

A. 前提控制   B. 强化   C. 事后行为消减   D. 正惩罚   E. 负惩罚

3. ASD 的核心是（   ）。

A. 社交障碍   B. 运动障碍   C. 智力障碍   D. 语言障碍   E. 姿势异常

二、多项选择题

1. DTT 的主要组成元素是（   ）。

A. 指令   B. 辅助   C. 回合间歇   D. 反应   E. 结果（反馈）

2. PRT 的五大关键领域有（   ）。

A. 自我管理   B. 动机   C. 对多重线索的反馈

D. 主动发起   E. 同理心

3. 应用行为分析疗法常用的辅助方法有（   ）。

A. 视觉辅助   B. 言语辅助   C. 手势辅助   D. 示范   E. 肢体辅助

扫码看答案

（魏丽芳）

任务二 精神发育迟滞的康复

学 习 情 境

患儿,男,5岁,3岁时父母发现其比同龄儿童智力低下,面相呆滞,只认识简单(1~10)的数字,10以上数字分不清楚。只能说单个词,不能用连贯的句子表达自己的意思。口吃,说话含糊不清。身高与同龄儿童差不多,常伸舌头,任性,情绪波动比较大,虽然能与小朋友一起玩耍,但是不能维持很长时间。晚上睡着后常做鬼脸,常因做噩梦哭醒。

检查见:患儿智力低下,面相呆滞,语言表达能力较差,情绪易激惹,任性。经问诊知无家族史,母亲妊娠期间无特殊用药史,其余理化检测未做。

临床诊断:精神发育迟滞。

任务:如何为该患儿实施康复服务?

→ 任务实施

一、知识储备

(一)精神发育迟滞的定义

精神发育迟滞(mental retardation,MR)是指个体在发育阶段(通常指18岁以前),一般智力明显低于同龄水平,同时伴有适应行为缺陷的一组疾病。智力是指生物一般性的精神能力,指认识、理解客观事物并运用知识、经验等解决问题的能力,包括记忆、观察、想象、思考、判断等,智力测验测出的值称为智商(智力商数,intelligence quotient,IQ)。

精神发育迟滞既往通常称为大脑发育不全或精神发育不全、智力低下等,社会上也常使用"弱智""智障"或智力残疾等词,而"弱智""智障"这样的称呼会对儿童及其家庭造成一定程度的情感伤害。如今国际上已统一将其命名为 mental retardation(MR)。1989年《中国精神疾病分类方案与诊断标准(第二版)》已确定用统一译名"精神发育迟滞"。

(二)精神发育迟滞的病因

1. 遗传因素 目前已经明确的病因有基因异常、染色体异常、先天颅脑畸形。

2. 围产期因素 如妊娠期感染、中毒、新生儿疾病等。

3. 出生后因素 大脑发育成熟之前影响脑发育的疾病及早期文化教育缺失均可能导致。

(三)精神发育迟滞的临床分级及临床表现

1. 临床分级 临床上,精神发育迟滞按其严重程度,一般分为四个级别:轻度、中度、重度和极重度。

2. 临床表现

(1)轻度:约占全部病例的85%,IQ为50~70,适应性行为轻度缺陷。早期主要表现为语言发育延迟,走路、说话比同龄儿稍晚,语言理解和表达能力发育慢,词汇量不丰富,抽象思维不发达,分析理解能力差,多动、注意不集中,小学低年级语文勉强跟上,数学不及格,经努力小学能勉强毕业,参加工作后,能从事简单的体力劳动。

（2）中度：约占全部病例的 10％，IQ 为 35～49，适应性行为中度缺陷。表现为运动、语言、认知等发育落后于同龄儿，语言发育差，词汇贫乏，词不达意，不能表达复杂的内容，难以与小伙伴建立和谐关系，入学困难，不能适应小学生活，成绩不及格，计算困难。适当训练后可以生活自理，但不能完全独立生活。

（3）重度：占全部病例的 3％～4％，IQ 为 20～34，适应性行为重度缺陷。表现为从小运动、语言发育明显落后于同龄儿，只能学会一些简单的语句，不能理解他人的语言，通常伴有严重的躯体或神经系统疾病。儿童有明显的社会适应不良，不知躲避危险，日常生活需要他人照顾。

（4）极重度：占全部病例的 1％～2％，IQ＜20，适应性行为极重度缺陷。表现为出生时即可见明显的先天畸形，不能学会走路和说话，也无法接受训练，完全丧失生活自理能力，终身需要他人照料。多在幼年夭折。

（四）精神发育迟滞几种常见的临床类型

1. 地方性克汀病　又称地方性呆小症，以精神发育迟滞和体格发育迟缓为主要特征。

2. 苯丙酮尿症　苯丙酮尿症是一种遗传性代谢病，也易出现体格及智力低下等神经系统发育落后。

3. 染色体异常所致精神发育迟滞　如唐氏综合征、性染色体异常、脆性 X 综合征等。

（五）精神发育迟滞的检查方法及诊断

1. 检查方法

（1）收集病史：包括被检查儿童在母亲妊娠期及围产期的情况，个人生长发育史、抚养史、既往史、家庭文化经济情况、早期教育情况以及家族遗传史等。

（2）全面体格检查：包括身高、体重、头围、皮肤掌指纹等生长发育指标。

（3）实验室检查：包括血常规、血生化、甲状腺激素水平等，脑电图、脑地形图、内分泌及代谢检查、染色体分析、脆性位点检查等辅助检查，了解有无躯体疾病及脑器质性病变。

（4）心理发育评估：韦氏智力检查、社会适应行为评估、临床发育评估。人格测试包括忆溯性人格发展量表（WMPI）、明尼苏达多相人格调查表（MMPI）和艾森克人格问卷（EPQ）、症状自评量表、抑郁自评量表（SDS）以及汉密尔顿抑郁量表（HAMD）等。

2. 诊断标准

（1）智力水平相比同龄正常儿童明显低下，IQ 低于人群均值 2 个标准差（人群的 IQ 均值定为 100，IQ 的一个标准差为 15），一般 IQ 低于 70（或 75）。

（2）适应性行为存在缺陷，低于社会所要求的标准。

（3）在发育阶段，即 18 岁以前起病。

做出精神发育迟滞的诊断，必须同时具备以上三个条件，缺一不可。单有智力损害或单有适应性行为缺陷都不能诊断为精神发育迟滞。在 18 岁以后出现的智力损害不能称为精神发育迟滞，而称为痴呆。

3. 鉴别诊断

（1）暂时性发育迟缓：各种心理或躯体因素对儿童心理（包括智力）发育造成影响，使儿童智力发育延迟。当去除或纠正这些病因后，智力发育速度在短期内加速，赶上同龄正常儿童水平，据此可与精神发育迟滞鉴别。

（2）精神分裂症：精神分裂症儿童的精神状态可导致其学习、生活、人际交往等社会功能受到影响。但精神分裂症儿童病前智力正常，存在明确的精神病症状及疾病演变过程，可与精神发育迟滞相鉴别。

(六) 精神发育迟滞儿童的心理发育特点

1. 生理和动作 轻度精神发育迟滞儿童在生理和动作方面与普通儿童没有明显差别,随着年龄的增长,他们的智力残疾程度加重,使他们在生理和动作方面的发展与普通儿童的差别会增大。中、重度精神发育迟滞儿童在身高、体重、骨骼的成熟等方面都可能比同龄正常儿童发展的速度慢、质量差,可表现为身高较短和体重较轻。中、重度精神发育迟滞儿童常伴有一些生理问题,如小头、面容畸形,脊柱、四肢、手足畸形,癫痫,心脏病等。在动作发展方面,精神发育迟滞儿童在平衡动作、速度与灵巧方面发展很差,尤其是中枢神经系统有损伤的儿童,粗大运动及精细运动都存在问题。

2. 认识事物和获取知识的能力 精神发育迟滞儿童由于智力发展缓慢,智龄低,所以认识事物和获取知识的能力也较差。主要表现:辨别能力差;记忆力差;思维直观、具体,概括水平低,迁移能力差;注意力发展水平低,稳定性差,注意广度窄等。

3. 言语和语言发育 言语和语言发育障碍表现为语言发育迟缓、发音不清等。

4. 社会适应 精神发育迟滞程度越重,社会适应困难越多。

5. 生活自理 精神发育迟滞的程度不同,表现也不同。轻度精神发育迟滞只在学习和人际交往方面表现出不足,重度精神发育迟滞有生活自理、动作、社会适应、生理等方面的多重问题。精神发育迟滞儿童即使到了上学的年龄,仍不会自己吃饭,不会洗手、洗脸,衣裤不分,大小便不能自理。

二、康复评定

(一) 智力落后儿童筛查量表

智力落后儿童筛查量表包括丹佛发育筛查测验、绘人测验和瑞文推理测验等。

1. 丹佛发育筛查测验 (DDST) 该测验用于智力筛选,而非诊断,适用年龄范围是 0～6 岁。测验内容为粗大运动、语言、精细运动-适应性和个人-社交行为四大行为领域,共 105 个项目,是目前广泛使用的智力筛选量表。

2. 绘人测验 绘人测验又称画人测验,适用于 4～12 岁儿童。绘人测验对儿童有较大吸引力,易被儿童接受、实施方便,评分也不难掌握,但有一定局限性。有绘画技能的儿童容易得分,故评估智力时,应与儿童的行为表现结合起来。

3. 瑞文推理测验 瑞文推理测验简称瑞文测验,该测验以智力的二因素理论为基础,主要测量一般因素中的推理能力,即个体做出理性判断的能力,适用于 5～11 岁儿童和智力水平较低者。它由一系列图案组成,每个图案都缺失某一部分,要求受试者从几个备选的补充图案中选出所缺乏部分,从而测查空间知觉、发现图案排列组合规律、概念形成和推理能力。

(二) 智力测验

1. 韦克斯勒学龄前及幼儿智力量表第四版 (WPPSI-Ⅳ) 适用于 2 岁 6 个月～7 岁 3 个月儿童的智力测量工具。该量表是韦克斯勒幼儿智力量表 (WISC) 的延伸,其 11 个测验项目中有 8 个 (常识、词汇、算术、类同、理解、图画补缺、迷津和积木图案) 与 WISC 的性质相同,只有背诵语句、动物房及几何图形 3 项是新建立的。我国已有韦氏学龄前儿童智力量表的修订版。该量表分为言语测验和操作测验两类。言语测验设常识、词汇、算术、类同、理解 5 个分测验和 1 个背诵语句的补充题,其下又各设分题,共 119 项。操作测验有动物房、图画补缺、迷津、几何图形、积木图案 5 个分测验,其下也设有分题,共 54 项。

2. 韦克斯勒儿童智力量表第四版 (WISC-Ⅳ) 适用于 6～16 岁的儿童,其编制原理和特点与韦克斯勒成人智力量表 (WAIS) 相同。它包括 6 个言语分测验,即常识、类同、算术、词汇、理解、背数;6 个操作分测验,即图画补缺、图片排列、积木图案、物体拼配、译码、迷津。其中背数和迷津 2 个分测验是备用测验,当某个分测验由于某种原因不能施测时,可以用之代替。实施测验时,言语分测验和操作分测验交替进行,以维持被试者的兴趣,避免产生疲劳和厌倦。测验按照答题的速度和正确性评分,并依据原始分数和年龄查到量表分再查到智商,可分别得出言语智商、操作智商和总智商。

（三）适应性行为能力评定量表

目前用于儿童行为能力评定的量表种类繁多,以下介绍我国临床常用的适应性行为能力评定量表。

（1）婴儿-初中学生社会生活能力量表:适用年龄 6 个月～15 岁,分为 7 个年龄阶段,共有 132 个项目,分为独立生活能力、适应能力、作业能力、交往能力、参加集体活动、自我管理共 6 个领域。

（2）儿童适应性行为评定量表:适用于 3～12 岁儿童。分城市和农村 2 个版本,包括感觉运动、生活自理、语言发展、个人取向、社会责任、时空定向、劳动技能和经济活动 8 个分量表,共 59 个项目。

三、康复治疗

（一）总体治疗原则

（1）早期筛查、早期诊断、早期干预、早期康复。

（2）全面评估、全面康复。

（3）个体化治疗。

（4）家庭、学校、社会共同参与,共同支持。

（二）康复治疗原则

（1）坚持全面发展、补偿缺陷的原则。

（2）系统性、渐进性原则。

（3）因人施训的原则。

（4）强化性原则。

（5）注意游戏性、趣味性的原则。

（三）康复治疗方法

1. 医院康复

（1）物理治疗:在发育早期,通过评估精神发育迟滞儿童的粗大运动发育水平及运动障碍程度,运用物理治疗方法进行针对性的训练,可以改善其运动发育落后的情况。具体训练方法包括爬行训练、步行训练、运动反应速度训练、力量训练、协调训练、平衡训练等。

（2）作业治疗:训练的主要目的在于提高精神发育迟滞儿童的精细运动发育水平、操作灵巧性、生活自理能力、认知能力及智力。具体训练方法包括感知训练（视觉、听觉、嗅觉、味觉、时间感）、手功能活动训练（粗大运动训练、精细运动训练）、生活自理能力训练（进食训练、穿脱衣物训练、梳洗训练、如厕训练等）、智力训练（培养思维能力训练、锻炼记忆力训练、培养注意力训练、培养兴趣及开阔视野训练）。

（3）言语治疗:言语治疗建立在系统的言语能力评估基础之上。具体训练方法主要包括前语言能力训练、词语的理解与表达能力训练、词组的理解与表达能力训练、句子的理解与表达能力训练和短文的理解与表达训练。

（4）感觉统合训练:训练目的主要是改善中枢神经系统处理和组织感觉刺激的能力。具体训练方法主要包括前庭觉、本体感觉及触觉等多感官刺激的全身运动。在训练的同时给予儿童前庭、肌肉、关节、皮肤触摸、视、听、嗅等多种刺激,并将这些刺激与运动相结合。

（5）其他治疗方法:传统康复治疗、药物治疗、心理治疗等。

2. 特殊教育　特殊教育是精神发育迟滞儿童的主要康复训练手段,由教师、家长、治疗师等共同参与及实施。根据精神发育迟滞的严重程度不同,按照正常儿童发育的进程,有目的、有计划、有步骤地开展针对性的教育,重点在于将日常生活情境融入其中。教育的最终目的是提高精神发育迟滞儿童的生活自理能力,尽可能降低其进入学校、社会的受限程度。

（1）轻度精神发育迟滞儿童:可以在特殊教育学校接受教育,也可以在普通学校随班就读。循序渐进地训练其日常生活技能、基本劳动能力、回避危险和处理紧急事件的能力。训练目标为日常生活基本自理,成年后回归正常人的生活。

（2）中度精神发育迟滞儿童:部分可以在特殊教育学校接受教育。训练重点为生活自理能力和部分社会适应能力。训练目标为掌握简单的卫生习惯和基本生活能力,可以表达基本需求和愿望。

（3）重度精神发育迟滞儿童:主要训练其基本生活能力,尽可能减少陪护人员的工作。

（4）极重度精神发育迟滞儿童:几乎无法接受相关训练。

3. 家庭康复　家庭康复训练是指在医疗机构、心理医生、康复专业人员的指导下,家长在家庭中直接对精神发育迟滞儿童进行的康复训练。家庭康复训练有两个特点,即家长成为直接的训练者,家庭成为天然的训练场所。

（1）家庭康复训练的基本原则:①转变家长的态度,树立家长的信心是开展家庭康复训练的首要工作,同时要对家长进行康复技能的培训,学习基本的训练方法及训练过程中的注意事项。②尊重儿童,精神发育迟滞儿童与健全儿童、成人一样也有被尊重的心理需求。③有计划、有测评的原则和个体化训练相结合原则。④家长要善于利用生活情景进行训练,随时随地地对儿童进行训练,在生活场景状态下所学习的东西也符合其心理特点。例如"礼貌"作为社会交往的一个方面,可以利用客来客往、遇见熟人打招呼等不同的场合,教导或提醒儿童做到与人交往时要有礼貌,并反复地强化。当带精神发育迟滞儿童外出时,可以进行认识交通工具、商品、建筑物等认知训练。

（2）家庭康复训练的意义和作用:①可以开展儿童早期干预。②亲情关系使家庭康复训练变得可能。③家庭康复训练使训练内容更实用、更有效。④在家庭中为智残儿童实施康复训练符合我国目前的实际情况。⑤家长在康复计划中具有重要作用。家长是康复计划的制订者、实施者、测评者,家长也最了解儿童的训练计划和需求。⑥家庭康复训练节约经费。

四、预防及预后

（一）预防

预防原则包括预防疾病的发生;早期发现,及时治疗;加强康复训练和特殊教育。

（1）一级预防:政府、社会层面可采取措施保障环境安全、食品安全、药物安全等。个人层面的预防包括妊娠前和妊娠期预防。妊娠前预防措施有避免近亲结婚、重视婚前检查、避免高龄生育。妊娠期预防措施有避免吸烟饮酒,注意用药,防止药物致畸,防止接触有毒物质和放射性物质,保证营养与卫生。

（2）二级预防:①遗传病产前筛查。②新生儿期进行代谢疾病筛查。③对社会文化或心理因素导致的精神发育迟滞儿童,及时进行强化教育训练。④积极防治各类精神发育迟滞儿童情绪及行为障碍。加强对父母和教师的健康教育,早筛查、早发现、早干预。

（3）三级预防:减少残疾,提高补偿能力。主要包括对儿童行为和生活的辅导,提供特殊教育和康复训练以及咨询服务,以帮助儿童克服在行为和个性上表现出来的困难。对合并肢体功能障碍或其他畸形者要对症处理,为恢复最佳功能水平及今后参与社会活动、就业提供条件。在特殊教育及康复训练中,要注意结构化、个体化教学,以提高生活自理能力和生存能力为训练的主要目标,并且要有意识地进行残疾人权益及法治观念的教育,使他们了解维护自己合法权益的途径和手段,降低他们社会参与受限的程度。

（二）预后

1. 轻度精神发育迟滞　通过特殊教育可获得实践技巧和实用的阅读能力。长大后也可从事一般性家务劳动和简单的工作,能在指导下适应社会工作和生活。

2. 中度精神发育迟滞　经过长期教育和训练,可以学会简单的人际交往、基本卫生习惯、安全习惯和简单的手工技巧。

3. 重度精神发育迟滞　有一定的防卫能力,能躲避明显的危险。经过系统的习惯训练,可养成简单的生活和卫生习惯,但生活需要他人照顾。长大后,可在监督下做一些固定和非常简单的体力劳动。

4. 极重度精神发育迟滞　生活不能自理,多数早年夭折。幸存者对手脚的技巧训练可有反应。

→ 流程图

精神发育迟滞康复诊疗流程图

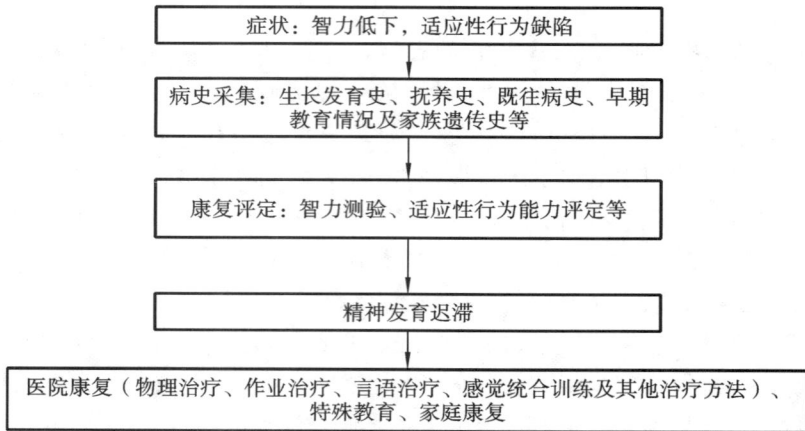

症状:智力低下,适应性行为缺陷

↓

病史采集:生长发育史、抚养史、既往病史、早期教育情况及家族遗传史等

↓

康复评定:智力测验、适应性行为能力评定等

↓

精神发育迟滞

↓

医院康复(物理治疗、作业治疗、言语治疗、感觉统合训练及其他治疗方法)、特殊教育、家庭康复

→ 课后练习

单项选择题

1. 关于极重度精神发育迟滞的说法不正确的是(　　)。

A. 约占全部儿童的 25%

B. 成年后相当于 3 岁以下正常儿童的智力

C. 其智商标准是<20

D. 大多无语言,也不理解他人言语

2. 重度精神发育迟滞的智商标准是(　　)。

A. 70～85　　　　　　B. 50～69　　　　　　C. 35～49　　　　　　D. 20～34

3. 符合中度精神发育迟滞的是(　　)。

A. 主动活动少,大部分可在指导下做简单劳动

B. 对陌生环境表现恐惧、不安或无反应,无劳动能力

C. 生活能力极低,完全依靠他人照料而生存

D. 可以建立友谊和家庭,遇有特殊事件时需予以支持

扫码看答案

(朱　敏)

任务三　注意缺陷多动障碍的康复

学　习　情　境

患儿，女，8岁。因上课多动、注意力不集中3年，成绩下降1年就诊。患儿3年前开始表现出上课做小动作、注意不集中，玩弄手指和学习用具，课堂上爱和同学讲话。作业需要家长陪伴完成，经常写一会儿、玩一会儿，经常看错题目，丢失学习用品。1年前成绩开始明显下降，学习兴趣下降，与人对话似听非听。患儿足月顺产，无出生窒息史，无重大疾病史，父母非近亲结婚，否认"注意缺陷多动障碍"家族史。

检查见：患儿营养状况良好，智力正常，内脏及神经系统检查无异常体征。检查过程中患儿活跃多动，注意力不能集中。

临床诊断：注意缺陷多动障碍。

任务：如何为患儿实施康复服务？

任务实施

一、知识储备

（一）注意缺陷多动障碍的概念

注意缺陷多动障碍（attention deficit hyperactivity disorder，ADHD）是儿童时期常见的慢性神经发育障碍性疾病之一，又称多动症，主要特征是不符合发育水平的注意缺陷、多动和冲动行为，易对儿童和青少年的学习、认知、情绪、行为和社交等多方面造成不良影响。全球儿童中报道的发病率为5.3%～7.2%。

（二）注意缺陷多动障碍的病因

目前认为，ADHD是遗传、生物、心理和社会多种因素所致的一种综合征。遗传与早期环境中的风险因素相互作用，影响大脑的结构和功能发育，是ADHD发生的主要原因，同时也表明ADHD的病因具有高度的异质性。

1. 遗传因素　ADHD具有高度的遗传性。同卵双生儿中ADHD的发病率相比异卵双生儿明显增高。ADHD儿童的一级亲属患ADHD的风险是正常人的5～10倍。遗传方式尚不清楚，可能为多基因遗传。

2. 环境暴露因素　环境暴露被认为是ADHD形成的原因之一。妊娠期及围产期的危险因素，如早产、低出生体重、妊娠期母亲吸烟饮酒史、妊娠期母亲的肥胖和压力以及出生后暴露于污染物、杀虫剂等，均被发现与ADHD的发生相关。

3. 生物因素　研究表明，ADHD儿童全脑容量较正常儿童减少3%～5%；其中前额叶、基底节、小脑容量的减少与ADHD的严重程度相关。ADHD儿童存在脑内5-羟色胺与去甲肾上腺素能神经递质间的不平衡。编码儿茶酚胺能和5-羟色胺能神经递质系统的受体和转运体的基因也在该疾病中发挥作用。

4. 社会心理因素　社会心理压力以及不当的家庭教育很可能是导致ADHD发生的潜在因素。家庭不和睦、父母教育不当使 ADHD 儿童具有更多的破坏性行为问题。

（三）注意缺陷多动障碍的临床表现

1. 注意缺陷 ①在学习、工作或其他活动中，经常不注意细节，容易犯粗心的错误；在学习或活动中经常难以集中注意力；经常表现为交谈时心不在焉。②经常不遵守指示，不完成作业、家务或工作。③经常难以组织任务和活动。④经常避免、不喜欢或不愿意做需要长时间精神集中或努力的任务。⑤在日常活动中丢三落四，经常丢失任务和活动中的必需品。⑥容易分心。

2. 多动和冲动 ①经常坐立不安或在座位上扭动。②经常擅自离开座位。③经常在不适当的场合到处跑或爬。④经常不能安静地投入游戏或参加业余活动。⑤经常忙个不停。⑥经常话多。⑦经常在问题问完前将答案脱口而出。⑧经常不能耐心地排队。⑨经常打断或打扰别人。

（四）注意缺陷多动障碍的诊断

根据国际疾病分类第十一次修订本（ICD-11）标准，注意缺陷多动障碍的诊断包括以下几点。

（1）注意缺陷、多动和冲动或者两种症状并存至少持续 6 个月。

（2）通常在儿童早期或中期（12 周岁前）发病。

（3）症状影响学习、职业或社会功能。

二、康复评定

（一）注意缺陷评定

ADHD 的主要症状为注意缺陷、多动和冲动，其核心症状是注意缺陷。目前对儿童注意缺陷的评定多采用持续性操作测试（CPT），它包括计算机辅助测试（CAT）、注意力变量检查（TOVA）、整合视听持续性操作测验（IVA-CPT）等评估量表。

1. 计算机辅助测试（CAT） 国内应用 CAT 软件测试，在计算机上操作，屏幕随机显示 0～9 共 10 个阿拉伯数字，速度为每分钟 36 个，同时读出数字。儿童按要求对目标刺激做出反应，测试时间为 16 min。根据实报错误数、漏报错误数、击中数及平均反应时间来考虑是否有注意障碍。

2. 注意力变量检查（TOVA） 该检查采用两个简易图形来刺激，其优点在于不受语言和文化的影响，有很好的适用性。TOVA 软件进行两种视觉刺激，电脑屏幕分为上、下两个部分，上方和下方屏幕均会出现带有黑洞的白色方块，其中上方有黑洞的白色方块被定为靶目标。测试时间为 26 min，分为两个阶段，测试过程中要求儿童对靶目标的出现做出反应。将遗漏、错认、反应时间、反应时间变化作为评定 ADHD 认知水平的指标。遗漏减少意味着注意力增加，反之则下降；错认减少意味着冲动性降低，反之则增加；反应时间缩短意味着反应速度提高，认知加工能力增强；反应时间变化减少意味着反应稳定性增强，注意力维持时间延长。

3. 整合视听持续性操作测验（IVA-CPT） 此量表将儿童的核心症状量化，具有很好的操作性和标准化特性，避免了主观判断造成的偏差。IVA-CPT 软件对 6 岁以上儿童进行反复的听觉和视觉刺激，观察 4 个认知变化情况，包括遗漏、错选、反应时间和稳定性，通过软件得出 22 个原始商值和 6 个综合商值，对儿童的注意力和执行能力做出评定。符合以下两条中的一条可考虑为 ADHD：理解商数大于 60，反应控制商数或注意商数小于 80；理解商数或多动商数小于 85，反应控制商数或注意商数为 80～85。谨慎商数、一致性商数、毅力商数、警惕商数、注意集中商数和速度商数中，只要其中之一小于 75，如有典型的 ADHD 症状，仍可考虑诊断为 ADHD。

（二）智力评定

目前主要使用的评定方法包括韦氏儿童智力量表和瑞文推理测验。

（三）行为评定

1. Conners 儿童行为量表 该量表分为父母症状问卷及教师评定量表，主要由家长及教师用于儿童行为问题的观测和评定,用于评估儿童行为问题。该量表共 48 个条目,包括品行问题、学习问题、心身障碍、冲动-多动、焦虑和多动指数 6 个因子。该量表在临床上已作为 ADHD 辅助诊断的手段之一。除冲动-多动和多动指数 2 个因子外,其余 4 个因子(品行问题、学习问题、心身障碍和焦虑)从多个方面反映了 ADHD 的合并行为问题。

2. Achenbach 儿童行为量表(CBCL) 由家长根据儿童近 6 个月来的行为表现填写,按 0、1、2 计分法,进行专人收集、评分。CBCL 由 113 个行为症状组成,可分为 9 个行为因子,分别为分裂样、抑郁、交往不良、强迫性、体诉、社交退缩、多动、攻击性、违纪。把每个因子所包括的行为症状的粗分相加就是因子的分数,再与标准常数分项比较以判断是否有行为问题。如果有 1 个因子分超过国内常模第 98 百分位数,即确定该因子异常,若有 1 个因子异常即判定儿童有行为问题。分数越高,问题越严重。

三、康复治疗

早期识别和正确诊断是及时恰当治疗的前提,而综合应用多种治疗方法,是 ADHD 儿童获得满意预后的关键环节。

(一)药物治疗

1. 中枢神经兴奋药 中枢神经兴奋药仍是目前治疗 ADHD 的首选药物。中枢神经兴奋药可缓解焦虑、抑郁及抽动障碍等症状,对伴品行障碍和攻击行为者,可减少其袭击行为和反社会行为,改善人际关系,还可降低 ADHD 儿童物质滥用的危险。中枢神经兴奋药主要有哌甲酯、盐酸哌甲酯控释片、苯异妥英(匹莫林)等。

2. 非中枢神经兴奋药 托莫西汀是高度特异性的去甲肾上腺素调节剂,作为我国 ADHD 防治指南中的主要推荐药物之一,可用于治疗患 ADHD 的成人及 7 岁以上儿童。

3. α 受体激动剂 可乐定作为治疗 ADHD 的二线用药,常与哌甲酯一起用于治疗活动过度、有攻击行为、伴抽动的儿童。

4. 三环类抗抑郁药 三环类抗抑郁药如去甲丙米嗪和去甲替林,只有在哌甲酯和托莫西汀无明显疗效,并且行为疗法已经施行且无明显疗效时使用。

5. 用药周期及目标 美国儿童青少年精神病学会建议:足剂量足疗程规范治疗 ADHD,一般开始用药后 4～6 个月症状缓解,之后至少维持用药 1 年,达到功能缓解才可停药。

(二)非药物治疗

非药物治疗用于症状较轻的儿童或配合药物治疗,有利于增强其自信心,使其更好地融入校园和社会。对于有 ADHD 症状的学龄前儿童,心理、社会的干预,尤其是家长教育是首选治疗方案,只有当其无效时才考虑使用药物。

1. 行为疗法 行为疗法是指运用某些程序和方法,来帮助儿童改变他们的行为。行为疗法的目的是利用学习的原理,通过建立条件反射的形式来改变已经习得的行为。在训练中出现适当行为时,就给予奖励,以鼓励其保持并继续改进;当不适当行为出现时,就予以漠视或给予一定惩罚。一般用于症状较轻的 ADHD。

(1)正性强化法:主要是指通过表扬、赞许、奖赏等强化物使儿童良好的行为得以持续。强化物简单分为物质性、活动性和社会性。行为矫正实施前需仔细评估问题行为,确定目标行为。目标行为的选择一般从易到难,逐个进行。正强化实施前,应将计划告诉儿童,以取得其积极配合。在选择强化物的类型时,应了解儿童的性格和喜好,以帮助选择恰当的强化物。

实施正强化应注意:①在目标行为出现后立即予以强化。②给予强化物时,要向儿童描述被强化的具体行为。例如,表扬时应说"你把地扫得很干净",而不是说"你是一个好孩子",这样能使他明确今后该怎么做。③分配强化物时,应灵活使用口头赞扬、拥抱、微笑等,并时常更换所用的语句。④为了防止饱厌情况出现,矫治者在每次强化时只给予少量的正强化物,适当地控制正强化物的发放数量。⑤可与惩罚法、消退法等联合使用。

（2）惩罚法：当儿童在一定情境下产生某一行为后，若即时使其承受厌恶刺激（又称惩罚物）或撤除正在享用的正强化物，那么其以后在类似情境下，该行为的发生频率就会降低。与正强化或负强化相反，惩罚过程企图减少某种行为的发生。惩罚的方式多样，常用的包括体罚、谴责和隔离，但应尽量避免或禁止使用体罚。

（3）消退法：消退是指在一确定的情境中，一个以前被强化的反应，若此时这个反应之后并不跟随着通常的强化，那么在下一次遇到相似情境时，该行为的发生频率就会降低。消退法是一种简单易行且效果显著的行为矫正方法。儿童一些无危险的、非破坏性的行为（如唠叨、发牢骚、哭、抱怨、制造噪声、顶嘴等），曾经常被批评而得以强化，若现在予以漠视或视而不见，久之则会因失去注意而逐渐减少或消失。值得注意的是，消退所期望的效果极少即时出现，常常在不良行为减少前，该行为在频率和强度方面均有一个短暂的增加，经过一段时间后才能逐步见效。

2. 认知疗法　认知疗法的主旨是改变儿童的思维形式、信念态度和意见及实现其行为的改变。认知疗法首先要识别儿童有害的自我认知方式，进而通过认知行为干预消除这种方式。儿童通过训练可以养成"三思而后行"以及在活动中"停下来，看一看，听一听，想一想"的习惯，增强儿童的自我控制、自我指导、自我调节，勤思考，提高解决问题的能力。

3. 感觉统合训练　ADHD 儿童常伴有感觉统合失调和协调平衡障碍，因此，对儿童前庭功能、触觉和本体感觉进行针对性的强化训练，可以帮助其建立和恢复健康和正常的运动模式。

4. 脑电生物反馈治疗　脑电生物反馈治疗是近年来国内外用于治疗 ADHD 非常有效的一种非药物手段。该治疗应用操作性条件反射的原理，采集大脑神经生物电信号。根据儿童的实际情况调整任务难度，使儿童学会选择性抑制 θ 波，强化 β 波，增强注意力，延长注意力集中时间，以改善临床症状。它的特点在于副作用小、效果理想、疗效持久稳定，可应用于 6 岁以下儿童。该治疗需与其他治疗方法联合使用，方可达到更佳疗效。

5. 监护人与教师教育　ADHD 儿童绝大部分时间待在家中和学校，监护人与教师教育对儿童的康复有着很大的协助作用。为了实现儿童的尽快康复和全面发展，对监护人和任课教师进行相关知识的科普非常有必要。

监护人要改变对儿童粗暴、冷淡和歧视的态度，且要积极了解这一疾病，理解儿童的行为不是故意的，而是缺乏自控力所致，需要给予儿童更多的关爱和耐心。在治疗的整个过程中，监护人和任课教师应做到：①帮助儿童树立自信，不打骂，更不能过分迁就。②合理安排儿童的日常生活作息时间，使其养成良好的生活和学习习惯。③记录儿童的良好表现，并及时给予奖励或鼓励。④监督用药。密切观察儿童用药反应，及时调整药物用量或决定停药、换药，不能让儿童擅自停药。一般儿童在感冒、发热等不适情况下可暂时停药。⑤制定家规，所有家庭成员都积极遵守。⑥积极营造和谐的学习和家庭氛围。任课教师在学校应多理解、支持和鼓励儿童，以增强他们的自信。此外，监护人与教师之间应多多交流，了解儿童近期的表现和变化，帮助儿童早日康复。

四、健康教育

ADHD 的预防主要是避免各种危险因素及对有高危因素者进行早期干预治疗。对妊娠期及哺乳期妇女应该加强宣传教育，普及妊娠期及哺乳期的妇女保健知识，劝导父母戒烟禁酒。对有高危因素的儿童，如低出生体重儿、早产儿、出生时有脑损伤的婴儿应定期追踪观察；对于在婴幼儿早期和学龄前期就有易哭闹、不易入睡、注意力难集中、活动过多、冲动任性等症状的儿童，应尽早介入行为、心理等非药物治疗，家长要形成良好的养育习惯和家庭氛围，有助于减少 ADHD 的发生或减轻相关症状。

五、功能结局

ADHD 是儿童时期常见的一组与年龄不符的神经和精神发育障碍性的综合证，儿童的智力基本无异常,但存在运动功能不协调、学习困难以及心理异常。ADHD的各种症状不会随着年龄的增长而消失,若不进行及时的治疗,将会伴随患儿一生,并会对其个人、家庭、学校以及社会等造成不同程度的危害。随着医学技术的不断进步,可根据ADHD儿童的症状类型及程度,选择性使用药物、非药物或药物与非药物的联合治疗3种途径,以取得理想治疗效果。

→ 流程图

注意缺陷多动障碍康复诊疗流程图

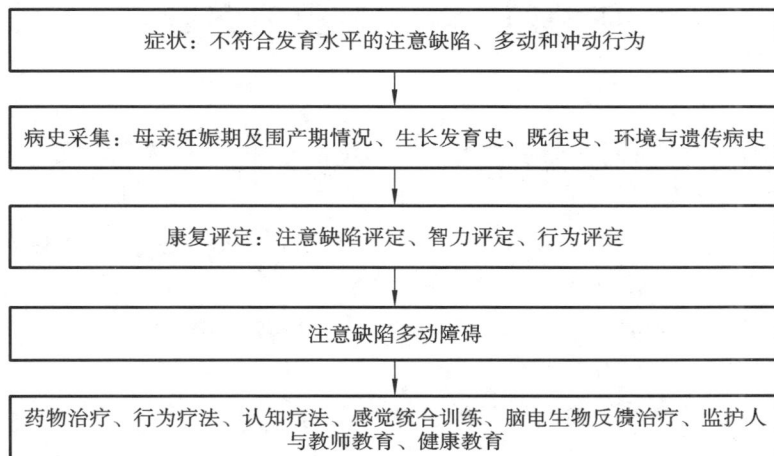

```
┌─────────────────────────────────────────────────────────┐
│     症状:不符合发育水平的注意缺陷、多动和冲动行为           │
└─────────────────────────────────────────────────────────┘
                          ↓
┌─────────────────────────────────────────────────────────┐
│ 病史采集:母亲妊娠期及围产期情况、生长发育史、既往史、环境与遗传病史 │
└─────────────────────────────────────────────────────────┘
                          ↓
┌─────────────────────────────────────────────────────────┐
│     康复评定:注意缺陷评定、智力评定、行为评定                │
└─────────────────────────────────────────────────────────┘
                          ↓
┌─────────────────────────────────────────────────────────┐
│                 注意缺陷多动障碍                            │
└─────────────────────────────────────────────────────────┘
                          ↓
┌─────────────────────────────────────────────────────────┐
│ 药物治疗、行为疗法、认知疗法、感觉统合训练、脑电生物反馈治疗、监护人 │
│ 与教师教育、健康教育                                       │
└─────────────────────────────────────────────────────────┘
```

→ 课后练习

一、单项选择题

1. 下列哪项不是ADHD儿童的特征?(　　)

A. 行为冲动　　　　　　　　　　　　B. 注意缺陷

C. 品德不良　　　　　　　　　　　　D. 破坏纪律

2. 通过表扬、赞许、奖赏等强化物使儿童良好的行为得以持续的治疗方法是(　　)。

A. 消退法　　　　　　　　　　　　　B. 惩罚法

C. 正性强化法　　　　　　　　　　　D. 认知疗法

3. 下列哪个因素是儿童患ADHD的原因?(　　)

A. 遗传因素　　　　　　　　　　　　B. 社会心理因素

C. 神经发育异常　　　　　　　　　　D. 以上均是

二、案例分析题

患儿,男,6岁。因上课多动、注意力不集中2年就诊。患儿2年前开始出现上课做小动作、注意力不集中,课堂上爱和同学讲话,在座位上扭动,经常擅自离开座位。做游戏时,经常打断教师或同学,不能安静地投入游戏,不能耐心地排队。患儿足月顺产,无出生窒息史,无重大疾病史,父母非近亲结婚,否认"注意缺陷多动障碍"家族史。

临床诊断:注意缺陷多动障碍。

根据上述患儿病例,制定详细的评估及康复治疗方案。

扫码看答案

（何　敏）

任务四　学习障碍的康复

学 习 情 境

患儿，女，8岁。因阅读障碍2年就诊。患儿在阅读时常常出现增字漏字、语塞或太急、字节顺序混乱和漏行等现象，不能逐字阅读，读组词时不能提取相应的词汇，对因果顺序表达一般，或者表现出独特的阅读方式，如反转、换位等。患儿足月顺产，无出生窒息史，无重大疾病史，父母非近亲结婚，否认"学习障碍"家族史。

检查见：患儿营养状况良好，智力正常，内脏及神经系统检查无异常体征。

临床诊断：学习障碍。

任务：如何为患儿实施康复服务？

任务实施

一、知识储备

（一）学习障碍的概念

学习障碍（learning disorder，LD），又称学习技能发展障碍，是儿童期常见的一组异质性综合征，表现为在听、说、读、写、数学运算等心理过程的一方面或者几方面存在明显困难，一般认为是中枢神经系统功能失调所致，可伴随终生，严重影响儿童的学习适应功能。LD全球患病率为5％～15％，已成为学龄儿童常见临床就诊原因之一，通常伴有社会交往、社会认知、自我控制障碍等问题。

（二）学习障碍的病因

LD的病因一般认为是遗传、环境及个人心理因素的相互作用，影响了大脑结构和功能，从而导致个人接收、存储、处理、检索或交流信息的能力障碍。

1. 遗传因素　LD儿童可受到家庭遗传因素影响，35％～45％ LD儿童的一级亲属中也有阅读或其他类型的学习障碍。约有54％的同卵双胞胎和32％的异卵双胞胎会同患阅读障碍。多数LD儿童的父亲或母亲幼年时也曾有学习或行为问题。

2. 神经系统发育因素　发育中的胎儿或婴幼儿脑部受到损伤，包括产前、产中、产后各阶段对脑发育的不利因素都有可能导致LD的发生，如产前母亲营养不良、服药不当、酗酒、吸毒；生产过程中婴儿脑部出血或缺氧受损，早产，低出生体重，产程长；产后疾病感染，脑血管疾病，意外伤害，严重营养不良，铅、烟草、乙醇等毒素暴露。

3. 社会心理因素 学习困难儿童存在普遍的心理问题。学习困难儿童学习动机水平低、学习动力不足、学习兴趣差、情绪易波动、意志障碍、认知障碍、自我意识水平低等。这与家庭环境不良、父母教养方式方法不当、学校教育水平和社会环境因素的影响等均有关系。

（三）学习障碍的临床表现

1. 阅读障碍 阅读障碍是LD中最常见的表现，主要表现为音位意识困难、语音处理困难、单词解码困难、流畅性困难、阅读速度困难、押韵困难、拼写困难、词汇困难、理解困难和书面表达困难等，难以准确和流畅地阅读，阅读缓慢而费力，通常很难将文字和语音联系起来，并且可能难以拼写、理解句子和识别已知的文字。

2. 书面表达障碍 书面表达障碍主要表现为拼写准确性、语法和标点准确性以及书面表达清晰度或条理性的缺陷，常同时出现在阅读障碍和数学障碍儿童中。常见的书面表达障碍临床表现：书写时身体和握笔紧绷、笨拙；书写时容易疲劳；逃避书写或绘画任务；难以形成文字形状或文字之间间距不一；难以在线上或空白处书写或绘画；难以在纸上组织思想；难以记下想法；难以掌握语法和句法结构；书写时段落不分明，语义表达不清楚；书写的作品比较简短，组织松散，词汇贫乏；书面观点与口头观点差异巨大。

3. 数学障碍 数学障碍表现为掌握数感、数的法则或计算及数学推理上有困难，如对数字的大小与关系理解欠佳，难以计数；数手指来做个位数加法，而无法提取数学法则的记忆运算；难以应用数学概念、法则或按步骤处理计算；难以测量；难以报时或理解事件的时间顺序；难以数钱；难以估算；难以描述数学过程等。

（四）学习障碍的诊断

美国《精神障碍诊断与统计手册（第五版）》（DSM-5），诊断LD需满足以下4点：①存在学习和使用如阅读、书面表达、数学等学业技能的困难，且在干预后症状仍持续至少6个月；②受影响的学业技能显著地、可量化地低于个体实际年龄所预期的水平，显著干扰了学业或职业表现或日常生活活动，且被个体的标准化成就测评和综合临床评估确认；③学习方面的困难始于学龄阶段，但只有在受影响的学业技能要求超出个体的能力时，学习困难的各种表现才会显现；④学习困难不能用智力障碍、未校正的视觉或听觉障碍，其他精神或神经症性障碍、心理社会的逆境、对学业指导的语言不精通，或不充分的教育指导来更好地解释。

二、康复评定

LD常与其他神经系统疾病一起出现，应在综合背景下，对学习技能、认知功能、语言能力、情绪和行为功能等多个领域进行评估。

（一）学习技能评定

学习技能评定包括听力理解、言语表达、书写、阅读理解、计算和基本推理等方面的能力评定，可使用中文年级认字量表、基础数学概念评量、阅读理解困难筛选测验等，亦可使用观察记录、访谈、考试卷、作文等辅助补充标准化测验的不足。目前国内多使用学习障碍筛查量表。

（二）认知功能评定

常用瑞文推理测验（SPM）和韦氏智力量表进行。SPM测验标准分低于5%为智力缺陷；最新修订的第4版韦氏智力量表包括韦氏儿童智力量表第4版（WISC-Ⅳ）（6～17岁）和韦氏学龄前及幼儿智力量表第4版（WPPSI-Ⅳ）（2.5～6岁）两部分，测得智商≤69为智力缺陷。

（三）语言能力评定

较权威的评定方法有伊利诺斯心理语言能力测验（ITPA）、皮博迪图片词汇测验（PPVT）和语言发育迟缓检查法（S-S法）。ITPA是依据语言神经心理机制，为语言矫治而设计研制的，被广泛应用于学习障碍相关领域的临床诊断与研究。PPVT 则属于言语能力筛查量表，它适用年龄为 2～18 岁，国内有适用于 3～9 岁儿童的修订版。S-S 法则根据语言行为将评定内容分为符号形式与指示内容关系和交流态度等三个方面。将 S-S 法检查结果显示的阶段与实际年龄语言水平阶段进行比较，如低于相应阶段，可定义项目结果异常。

（四）情绪和行为功能评定

LD 儿童患焦虑、抑郁和其他精神症状的风险更大。在进行社会情绪和行为功能的评定时，可采用阿肯巴克儿童行为量表（CBCL）。该量表广泛用于儿童行为测量，主要用于筛查儿童的社会能力和行为问题。对于焦虑、抑郁等不良情绪，常用临床评定量表包括汉密尔顿焦虑量表、儿童抑郁量表（CDI）、发育和健康状况评定量表（DAWBA）、儿童抑郁自评量表（DSRSC）等。

三、康复治疗

应根据 LD 儿童的年龄、类型、程度、临床表现以及心理测评结果确定康复方案。一般原则是以接纳、理解、支持和鼓励为主，以改善学习障碍儿童不良的自我意识，增强其自信心和学习动机。根据 LD 儿童的认知特点，采取有针对性的治疗，并且尽可能取得家长与学校的配合。康复治疗中坚持个体化的治疗原则。

（一）药物治疗

目前尚无治疗 LD 的特效药。临床上常应用促进脑功能、促进智力发育类药物，包括吡拉西坦、盐酸吡硫醇、γ-氨基丁酸等。若伴注意缺陷和多动，学龄儿童可口服盐酸哌甲酯片；伴抽动或癫痫，慎用或避免使用盐酸哌甲酯片。三环类抗抑郁药作为二线用药，对 LD 儿童多动、焦虑、冲动、人际交往不良及遗尿等症状具有疗效。伴情绪障碍、人际紧张、冲动和攻击行为者，则可予小剂量卡马西平或其他抗精神病药物。

（二）非药物治疗

1. 心理行为疗法　心理行为疗法的目的：①针对不良行为进行心理环境的调整，以改善与缓解不良行为；②通过面晤进行咨询，给予支持与帮助，增强信心，以预防和治疗继发性情绪问题；③行为疗法及自控训练，可改善认知偏差和人际障碍；④个体或团体的音乐、艺术、运动、作业等疗法，可提高节奏感、自控力和协调能力。

2. 儿童感觉统合训练　该训练方法是治疗 LD 最常用的方法。目的是让 LD 儿童最大限度地发挥潜能，提高学习能力和学习效率。遵循多感官学习原则，即视觉通路、听觉通路、触觉通路及本体感觉通路共同训练。训练方法包括触觉刺激训练、前庭觉刺激训练、本体感觉刺激训练、弹跳训练和固有平衡训练。

3. 特殊教育治疗　程序：①制订个别教育计划；②实施个别指导计划；③在普通学校建立特殊教育班级；④时间概念的教育训练；⑤与评估相结合。

4. 技能训练

（1）视听觉训练：可以进行视听觉识别训练、划消训练、注意力训练、记忆训练、思维概括能力训练以及概念形成训练等。

（2）运动能力训练：可以通过拍球、跳绳等训练，改善 LD 儿童的基本节奏感；通过辨识自己及空间物体的左右、丢接球等训练，提高对空间方位的认识。随着基本运动能力的提高，可以开展一些需要较高运动技能的项目。

四、健康教育

1. 早期预防　孕产妇相关知识的健康教育咨询、管理指导、家庭功能培训等，防止母亲妊娠期受到烟、酒等有害物质的侵害，加强围产期保健和高危儿的随访管理，正确开展早期教育。

2. 早期干预　一旦发现儿童有言语或其他类型学习问题应及时就诊，指导家长改进养育条件和方式,尽早进行心理咨询与指导,这是防治 LD 的重要环节之一。

五、功能结局

LD 儿童因学习能力落后常产生其他问题,如常受到教师和家长的不理解和批评,从而失去学习动力和兴趣,产生自卑心理,破坏人际关系。随着医学技术的不断进步,可根据 LD 儿童的症状类型及程度,选择性使用药物、非药物或药物与非药物的联合治疗 3 种途径,以取得理想治疗效果。

→ 流程图

学习障碍康复诊疗流程图

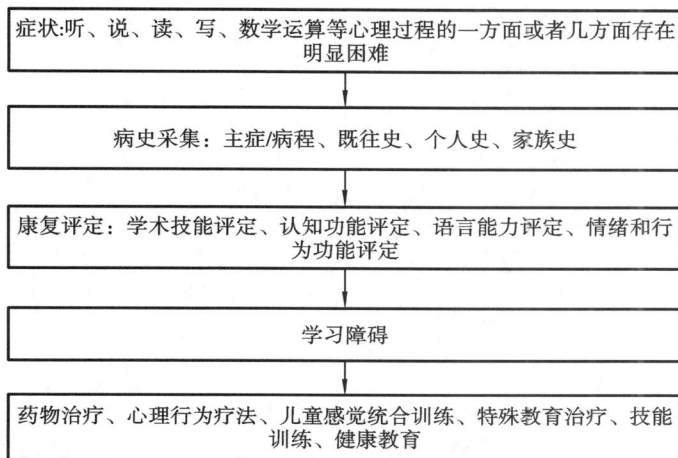

症状:听、说、读、写、数学运算等心理过程的一方面或者几方面存在明显困难

↓

病史采集:主症/病程、既往史、个人史、家族史

↓

康复评定:学术技能评定、认知功能评定、语言能力评定、情绪和行为功能评定

↓

学习障碍

↓

药物治疗、心理行为疗法、儿童感觉统合训练、特殊教育治疗、技能训练、健康教育

→ 课后练习

一、单项选择题

1. 不是 LD 儿童特征的是(　　)。

A.阅读障碍　　　　　　　　　　B.书面表达障碍

C.数学障碍　　　　　　　　　　D.注意力不集中

2. 下列哪项不属于感觉统合训练方法?(　　)

A.触觉刺激训练　　　　　　　　B.音乐疗法

C.本体感觉刺激训练　　　　　　D.前庭觉刺激训练

3. 下列哪个因素是儿童产生 LD 的原因?(　　)

A.遗传因素　　　　　　　　　　B.社会心理因素

C.神经发育异常　　　　　　　　D.以上均是

二、案例分析题

患儿,女,8 岁。因数学障碍 2 年就诊。患儿在计算时,对数字的大小与关系理解欠佳,难以计数,经常数手指来做个位数加减法,无法提取数学法则的记忆运算。患儿足月顺产,无出生窒息史,无重大疾病史,父母非近亲结婚,否认"学习障碍"家族史。

临床诊断:学习障碍。

根据上述患儿病例,制定详细的评估及康复治疗方案。

扫码看答案

（何　敏）

儿童听力损失与常见语言、言语功能障碍的康复

扫码看PPT

▲ 能力目标

1. 能按照SOAP思维模式开展工作。
2. 能按照《常用康复治疗技术操作规范(2012年版)》为患儿实施听力损失的评定。
3. 能按照《常用康复治疗技术操作规范(2012年版)》为患儿实施听力损失的治疗。
4. 能准确地对患儿及其家属进行健康教育,具备良好的沟通能力。

▲ 知识目标

1. 掌握儿童听力损失、发育性语言障碍和功能性构音障碍的概念、临床表现、康复评定和治疗方案。
2. 熟悉儿童听力损失、发育性语言障碍和功能性构音障碍的临床表现。
3. 了解儿童听力损失、发育性语言障碍和功能性构音障碍的病因和发病机制。

▲ 素质目标

1. 具有团队协作精神和规范操作意识。
2. 具有科学严谨的工作态度,能够善于观察和思考。
3. 具有耐心细致、严谨专注的工作素养,塑造积极向上、坚韧稳定的心理品质。

课堂思政目标

1. 培养同理心,增强社会责任感:病史采集时可以采取角色扮演的形式,让学生互相扮演家长,同时学习病史采集中的注意事项。

2. 科学思维:SMART目标制定原则,让目标制定有严格的操作标准,避免制定目标时的随意性与主观性,体现了科学思维中的严谨。

任务一 听力损失的康复

学 习 情 境

患儿,男,3岁。出生至今只会说单词,父母未予以重视。

检查见:患儿出生时听力初筛和复筛均未通过,出生后患儿黄疸一个月。目前患儿主动表

达少，与人交流少，说话含糊不清，听指令差，视线交流差，自言自语，自娱自乐，小动作多。

实验室检查：电耳镜正常，鼓室图 A 型，畸变产物耳声发射未引出，瞬态诱发性耳声发射未通过。

临床诊断：感音神经性听力损失。

任务：如何为患儿实施康复服务？

→ 任务实施

一、知识储备

（一）听力损失的概念

听力损失又称为听力障碍，是指人的听觉敏感性下降、听阈升高、听觉功能障碍甚至听力丧失的情况，可以发生在单侧耳或双侧耳。

听力损失是一种隐蔽残疾，尤其是婴幼儿时期，若没有及时察觉和处理听力损失，会导致婴幼儿言语和语言发育迟缓，进而导致其出现社会交往、精神发育和学习困难等问题。听力损失给儿童带来的负面影响和交流障碍程度取决于其听力损失的程度、性质、持续时间和开始的年龄。除此之外，听力损失对儿童的智力、家庭支持情况等也有较大的影响。通过早发现、早干预、早康复，可将听力损失造成的负面影响降到最低。

（二）听力损失的病因

1. 遗传因素　遗传因素是永久性先天性感音神经性或混合性听力损失的常见原因，涉及相关基因超过 119 个。遗传所致的听力损失包括非综合征性听力损失及综合征性听力损失。

2. 感染因素　产前接触相关传染源（如弓形虫、各类病毒）是先天性听力损失的常见原因。先天性感染后也可造成迟发性听力损失。目前在许多国家，先天性巨细胞病毒感染是迟发性听力损失的主要原因。弓形虫病和梅毒先天性感染也可导致迟发性感音神经性听力损失。多种感染性疾病可导致感音神经性听力损失，包括麻疹、腮腺炎、莱姆病、细菌性脑膜炎、水痘带状疱疹等。

3. 解剖结构及围产期因素　许多解剖结构异常与遗传因素有关，如 CHARGE 综合征儿童可出现外耳、中耳或内耳畸形。早产、低出生体重、新生儿合并症均与听力损失有关。

4. 外伤　外伤可导致传导性、混合性或感音神经性听力损失，取决于外伤的部位和类型。鼓膜穿孔或听骨链损伤，可引起传导性听力损失；颞骨骨折可损伤耳蜗、耳蜗神经等结构，导致严重的感音神经性听力损失；单纯的颞骨震荡损伤，也可能导致暂时性或永久性感音神经性听力损失；耳蜗的创伤也可由噪声引起，导致永久性听力损失。

5. 耳毒性药物　一部分耳毒性药物可导致永久性听力损失，包括氨基糖苷类抗生素、抗肿瘤药物（尤其是顺铂）、利尿剂等。还有一部分药物可导致听力损失，但通常是可逆的，如水杨酸盐和大环内酯类抗生素（如阿奇霉素）。

（三）听力损失的临床表现

由于儿童语言表述能力差，常不能及时发现听力损失，因此家长应密切关注儿童听力，如发现异常情况一定要及时就医。如 0～6 个月婴儿对声音无眨眼、中止吮吸等反应；9～12 个月婴儿对声音无转头寻声反应、对成人简单指令无相应动作联系；1～2 岁幼儿不会说简单的词；3 岁幼儿不能说出完整的句子；原本听力正常的幼儿及学龄前儿童变得注意力不集中，或呼之不应，或看电视要调高音量，或言语交流时需对方重复等。

一般来说,听力损失可能存在以下临床表现。

1. 语言发展延迟 听力损失儿童无法获得足够的语言输入,从而无法模仿和学习语言,进而导致语言发展延迟,在语言理解和表达方面出现困难。

2. 学习能力下降 听力损失儿童无法听到教师的讲解或者同学的讨论,可能会影响学习能力,在阅读、写作和数学等方面遇到困难。

3. 社交障碍 听力损失会导致儿童无法理解他人的言语和非言语信号,导致社交障碍,进而影响其交流和互动,严重时还会导致儿童在与同龄人交往时感到孤立和排斥。

4. 情绪问题 部分听力损失儿童会因为自己的听力问题而感到沮丧和孤独,在一定程度上也会影响他们的情绪稳定和自尊心,导致情绪问题。

5. 行为问题 听力损失儿童无法有效地与他人交流,或者因自己的听力问题而感到沮丧和烦躁,导致部分听力损失儿童出现行为问题,如注意缺陷多动障碍、攻击性行为或者反抗行为。

6. 认知发展延迟 听力损失儿童可能会在注意力集中、记忆和解决问题等方面遇到困难,从而影响他们的学习、日常生活活动能力及认知发展。

7. 生活质量下降 听力损失儿童会因为听力问题而无法体验正常的生活,如无法听到音乐、电影声音等,会影响他们的生活质量和幸福感,导致生活质量下降。

8. 注意力不集中 听力损失儿童可能难以理解课堂上教师的讲解和同学的讨论,因此可能会无法集中注意力,表现出分心。

(四)听力损失的分类

目前听力损失的分类有以下几种。

1. 按发病时间分类 耳聋分为先天性耳聋和后天性耳聋。先天性耳聋是出生时就存在听力损失,常见原因有基因或染色体异常、先天性耳畸形、妊娠期母亲出现病毒感染或严重全身疾病或应用耳毒性药物、分娩时胎儿缺氧窒息等;后天性耳聋为出生后各个时期出现的听力损失,遗传、疾病、外伤、环境、药物等都是致聋因素。

2. 按语言功能发育程度分类 耳聋分为语前聋和语后聋。语前聋是在言语形成之前失去听力,多为重度先天性耳聋,如不及时有效干预,将成为"聋哑人";语后聋是在言语形成之后失去听力,长时间不干预也会逐渐丧失言语能力。

3. 按听力损失程度和性质分类 目前临床上听力损失多数按照此类方法进行分类。一般听力损失多用听力图表示,见图 8-1-1。

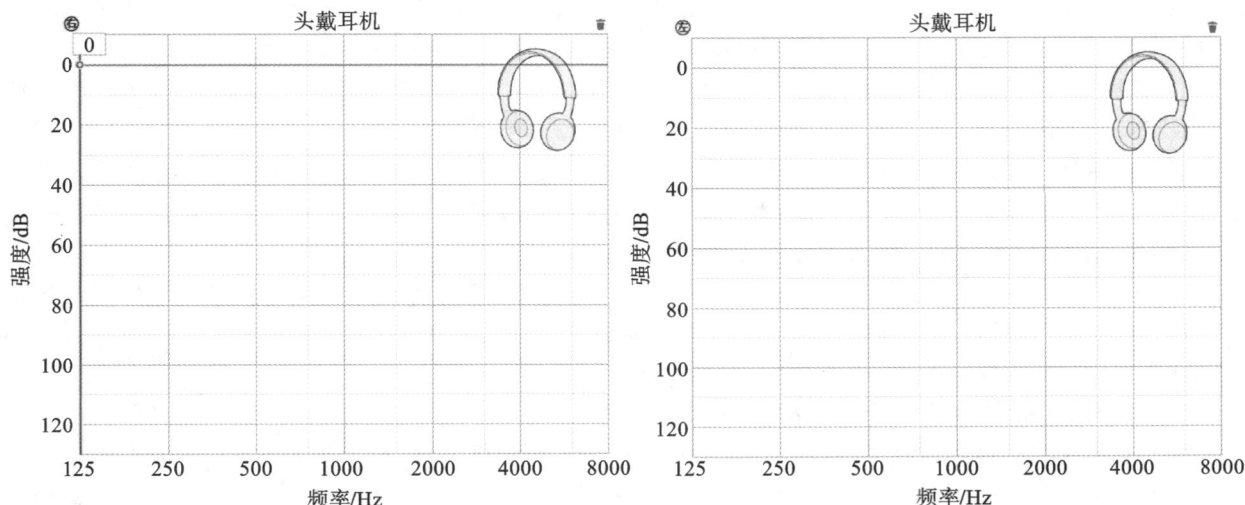

图 8-1-1 听力图

在听力图的左上角分别标注右耳和左耳。听力图中横坐标代表声音的频率，其单位是赫兹（Hz）；纵坐标代表声音强度，从上到下强度由小变大，其单位是分贝（dB）。在听力图中，纵坐标上的数值越大，表示听力损失程度越重。声音的传播途径有两种，空气传导（气导）和骨传导（骨导）。在进行听力测试时，应分别进行气导和骨导测试。

（五）听力损失的诊断

听力学检查是听力损失诊断的主要手段。听力学检查的目的首先是判断有无听力损失及其程度，此为听力损失的定量诊断；此外，为了对听力损失进行治疗和干预，还需确定听力损失的性质和部位，此为定性和定位诊断。只有具备这三方面的信息，才是全面准确的听力学诊断。听力学检查一般分为主观检查和客观检查。

1. 主观检查　主观检查是指在测试过程中需要受试儿童配合，并对听到的声音进行主观表达或行为反馈。目前常用的主观检查包括纯音测听、言语测听、声场测听和行为测听。

（1）纯音测听：最基本也是首选的听力学检查方法，是听力学检查的金标准，包括纯音气导听阈测试和纯音骨导听阈测试。

（2）言语测听：用言语信号作为刺激声来检查受试儿童的最大化言语识别率，是听力学检查的重要方法之一。言语测听能够反映受试儿童在日常生活中的言语交流能力，是评价听力损失儿童残疾程度、社会交往能力、治疗或康复效果的重要指标。

（3）行为测听：要求治疗师能熟练掌握和正确使用纯音测听技术并理解其精髓，以保障在儿童行为测听中能灵活正确运用。治疗师需掌握 5 岁及以下正常儿童的生长发育特点，尤其是听觉言语发育指标，以保障正确选择测试方法和判断结果；了解儿童的心理活动和心理需求，以保障在测试过程中能够准确观察和判断儿童的反应。行为测听可分为行为观察测听、视觉强化测听、游戏测听。

①行为观察测听：当刺激声出现时，在时间锁相下观察儿童是否出现可察觉的听觉行为改变，评估儿童的听力状况。该测听适用于 0～6 个月的婴幼儿。行为观察测听常用的刺激声是发声玩具和言语信号。行为观察测听的测试过程具有很强的演示性，便于家长理解听力损失对儿童的影响。该测试在儿童听力评估的工作中应用范围非常广泛，且快捷、简单。

②视觉强化测听：通过对受试儿童建立声与光的定向条件反射，即在给出声音信号时，给出光电玩具进行奖励，以使受试儿童配合完成听力测试，该测听适用于 6 个月至 2.5 岁的听力损失儿童。视觉强化测听可以为诊断受试儿童听力损失程度及听力补偿水平提供依据。

③游戏测听：通过一个适合受试儿童年龄、生理发育特征的简单有趣的游戏，教会受试儿童对给出的声音信号做出具体明确的游戏反应，以此来确定受试儿童的听力反应阈值，适用于 2.5～5 岁或更年长的儿童。年龄较小的儿童不易配合测听，通过游戏的方式可以提高受试儿童的参与度。

2. 客观检查　目前常用的客观检查包括声导抗测试、耳声发射（otoacoustic emission，OAE）、听性脑干反应（auditory brainstem response，ABR）、多频稳态诱发电位测试等。

（1）声导抗测试：耳科学测试中的基本方法之一，包括鼓室图测试和声反射测试。鼓室图测试可以检测中耳及咽鼓管功能，包括中耳积液、咽鼓管通畅程度以及鼓膜是否穿孔等；声反射测试能将与反射路径有关的感受器、传入传出神经及效应器的功能显示出来。

（2）OAE：利用敏感麦克风在外耳道记录一种产生于耳蜗、经听骨链及鼓膜传导释放入外耳道的音频能量。OAE 可检测内耳的耳蜗外毛细胞对声音刺激产生的声波是否存在。临床上常用的检查是瞬态诱发性耳声发射（TEOAE）和畸变产物耳声发射（DPOAE）。

（3）ABR：可用于检测脑干听觉诱发电位，即一种由声刺激诱发，起源于内耳、听神经、听觉脑干，可在头皮表面记录到的神经电活动，属于短潜伏期（<10 ms）听觉诱发电位。ABR 是听觉诱发电位中最常用的测试方法，可以评估从内耳至听觉脑干的听觉通路的完整性。由于不受受试儿童睡眠状态（睡眠或清醒）的影响，可用于不能配合行为测听及需要进行听觉通路病变评估者。常用的刺激声有短声（click）

和短纯音(tone burst)。

(4)多频稳态诱发电位(auditory-steady state response,ASSR)是由多个频率持续的稳态声音刺激信号诱发而产生的可通过头皮记录到的电位反应,对电位反应的记录是一种有效的客观听力测试方法。ASSR具有较好的频率特性,对于主观检查配合欠佳的儿童,能够客观反映其多个频率的残余听力,弥补听性脑干反应测试的不足。

二、康复评定

目前儿童听力损失最主要的评定方式是通过听力图来判断儿童的具体情况。

1. 听力损失程度　听力损失程度通常用听力阈值来表示。国际卫生组织(WHO)根据500 Hz、1000 Hz、2000 Hz和4000 Hz的平均听力损失将听力损失程度分级如下:正常时平均听力<25 dB HL;轻度听力损失的平均听力为26~40 dB HL;中度听力损失的平均听力为41~60 dB HL;重度听力损失的平均听力为61~80 dB HL;极重度听力损失的平均听力>81 dB HL。在此基础上,2006年,我国根据《第二次全国残疾人抽样调查残疾标准》将听力残疾分为四级,见表8-1-1。

表 8-1-1　听力残疾的分级

级　别	平均听力损失/dB HL
一级	>90(相对听力较好耳)
二级	81~90(相对听力较好耳)
三级	61~80(相对听力较好耳)
四级	41~60(相对听力较好耳)

2021年,WHO在最新发布的《世界听力报告》中制定了新的听力损失分级标准,见表8-1-2。

表 8-1-2　2021 年 WHO 听力损失分级标准

分级	较好耳听阈/dB HL	多数成人在安静环境下的表现	多数成人在噪声环境下的表现
正常	<20	听声音没有问题	听声音几乎没有问题
轻度	20~<35	谈话没有问题	可能听不清谈话声
中度	35~<50	可能听不清谈话声	在谈话中有困难
中重度	50~<65	在谈话中有困难,提高音量后可以交流	在大部分谈话中有困难
重度	65~<80	大部分谈话内容听不到,即使提高音量也不能改善	参与谈话非常困难
极重度	80~<95	听到声音极度困难	听不到谈话声
全聋	≥95	听不到言语声和大部分环境声	听不到言语声和大部分环境声
单侧聋	好耳<20 差耳≥35	除非声音靠近差耳,否则听声不会有问题 可能存在声源定位困难	可能在谈话中和声源定位中存在困难

2. 听力损失性质　明确听力损失的性质是评估听力损失严重程度和类型的重要指标,也是确定治疗方案的关键。通常听力损失根据性质分为传导性听力损失、感音神经性听力损失和混合性听力损失3种类型。

(1)传导性听力损失:表现为气导听力不正常(实线,≥20 dB),骨导听力正常(虚线,≤20 dB)(图8-1-2)。病变存在于外耳和(或)中耳,声音在经过外耳、中耳的途径中受到阻碍,如先天性外耳道闭锁,中耳炎导致的鼓膜穿孔、鼓室积液,听骨链中断、镫骨固定等,导致外耳、中耳放大声音的功能受损,到达内耳的声音变小。

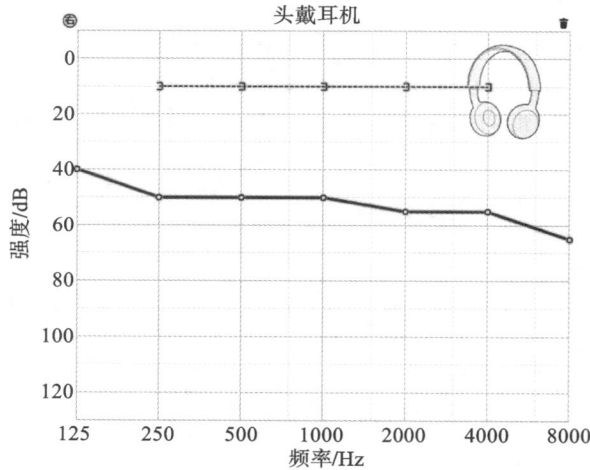

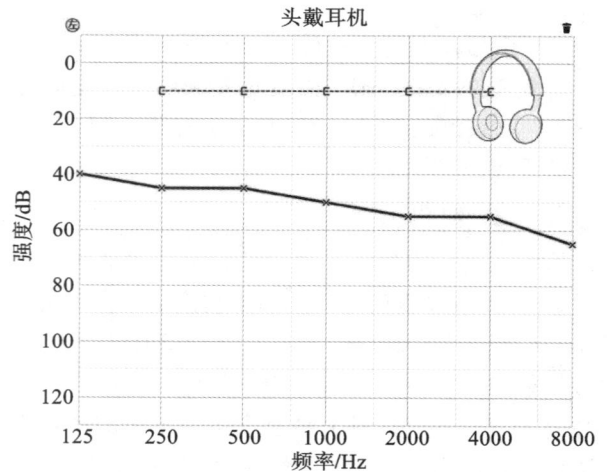

图 8-1-2　传导性听力损失

（2）感音神经性听力损失：表现为气导和骨导听力都不正常（≥20 dB），且气、骨导听力相差小（≤10 dB）（图 8-1-3）。病变存在于内耳、听神经等部位，如遗传、先天性耳蜗发育畸形、听神经发育不良、听神经瘤、耳毒性药物、噪声暴露、自然老化等，导致内耳、听神经无法正常将声音信号传递到大脑听觉中枢。

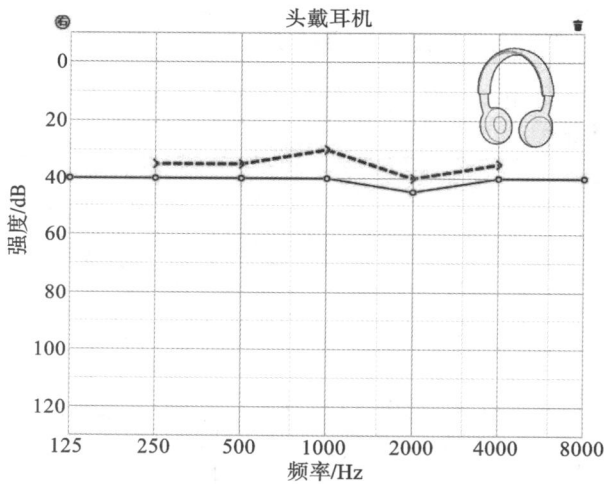

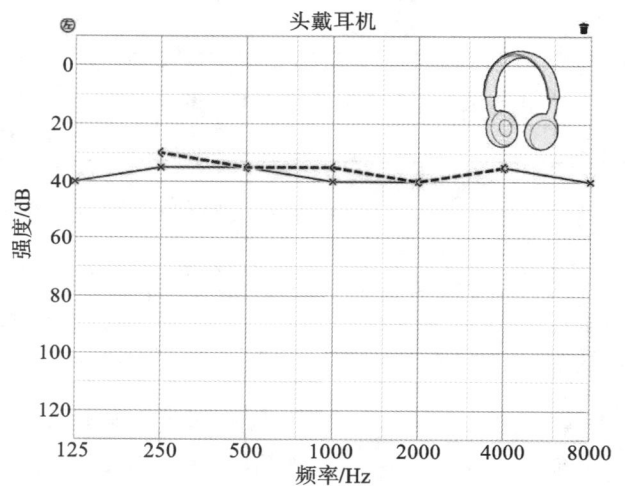

图 8-1-3　感音神经性听力损失

（3）混合性听力损失：表现为气导和骨导听力都不正常（≥20 dB），且气、骨导听力相差大（>10 dB），病变既有传导性又有感音神经性因素（图 8-1-4）。导致传导性听力损失和感音神经性听力损失的因素同时存在，即可引起混合性听力损失，它兼有传导性听力损失和感音神经性听力损失的特点。如慢性化脓性中耳炎、耳硬化症、爆震性听力损失等。

三、康复治疗

（一）药物治疗

药物治疗可以通过改善血液循环、减轻炎症等来改善听力功能，这种方法适用于某些特定类型的听力损失儿童，如突发性耳聋等。

（二）补偿或重建听力

补偿或重建听力是通过各种手段来恢复或改善听力功能，以弥补或替代受损的听觉系统。以下是一

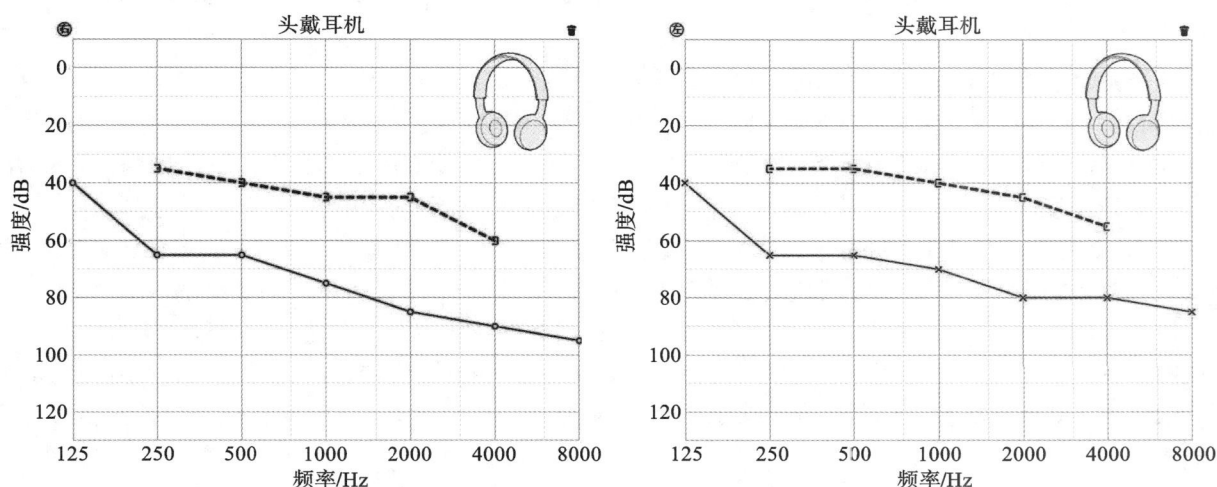

图 8-1-4 混合性听力损失

些常见的补偿或重建听力的方法。

1. 助听器 助听器是一种小型电子设备,可以放大声音并将其传输到耳朵中。对于轻度至中度的听力损失儿童,使用助听器是一种有效的治疗方法。

2. 人工耳蜗 人工耳蜗是一种外科手术植入式设备,可以将声音转化为电信号并传输到大脑中进行处理。对于重度至极重度的听力损失儿童,植入人工耳蜗是一种有效的治疗方法。

(三)语言训练

语言训练是通过口语、听力和阅读练习来提高听力损失儿童沟通能力的方法。训练应立足于儿童的言语、语言发展规律,在听觉能力训练的基础上,通过有意义的交往活动,培养听力损失儿童自主进行言语交流的习惯和能力。语言训练的主要目的是帮助听力损失儿童掌握正确的发音,理解并正确表达丰富的词汇、语句,同时掌握恰当的沟通交流技巧。语言训练涉及语音、语义、语法、语用等方面。

(四)听觉能力训练

听觉能力是指人们通过后天学习获得的感知声音的能力,尤其是感知言语声的能力。听觉能力的发展主要经历听觉察知、听觉分辨、听觉识别和听觉理解四个连续的过程。听觉能力训练是在对听力损失者进行科学的听力补偿与重建、全面系统的评估后,对儿童进行康复训练,提高其利用残余听力补偿、重建听力的水平,使其"听清楚"。

1. 听觉察知能力训练 听觉察知能力训练主要是通过训练来增强儿童感知声音有无的能力,培养其有意识地聆听声音。训练分为无意察知训练和有意察知训练。

(1)无意察知训练:无意察知是聆听意识形成的前期阶段,这一阶段主要通过新颖、节奏感强的声音激发儿童对声音产生兴趣。训练内容主要包括音乐声、环境声和言语声等。在进行无意察知训练时,刺激声的强度应该在 20 dB 以上。训练时,由治疗师引导儿童对声音产生兴趣,不要求其主动做出反应。治疗师呼唤儿童的名字,给儿童唱儿歌、念童谣或聆听童谣等。

(2)有意察知训练:有意察知是聆听意识形成的重要阶段,这一阶段的核心目标是让儿童能够对不同频率、不同强度的声音做出有意识的反应。治疗师准备好多种打击乐器(例如鼓、三角铁等)或者可用于敲打的物体(例如鼓槌、积木、桌子等),然后治疗师带领儿童随意敲打能够发出声音的物体,并使用相关的拟声词提示其有声音。治疗师可模仿某种声音,然后带领儿童敲打相关的物体。

2. 听觉分辨能力训练 听觉分辨能力是儿童在准确感知声音有无的基础上区分不同的声音、区分不同维度差异声音的能力。主要是通过训练来巩固儿童利用残余听力、助听(重建)听力关注声音有无的意识和能力,培养儿童区分多维度差异声音的能力,培养儿童区分时长、强度、频率等单维度差异声音的能力。

治疗师选取并准备好训练内容及相应特征的表示方式,如时长分辨可用不同长度的纸条或不同数量的物品表示,频率分辨可用不同高度的积木表示,强度分辨可用不同大小的气球表示。治疗师帮助儿童通过视觉、触觉等认识目标音的特征,并学会反应方式。治疗师给出目标音,要求儿童在特征提示下选出目标音。撤掉特征提示,让儿童找出目标音。若儿童无法分辨,则再次借用特征提示让其选择。

3. 听觉识别能力训练　听觉识别能力是指儿童指出已知声音,明确声音特性,分析细节的差异,并整合为总体的能力。主要是通过训练来把握音段、音位的多种特性,从而将声音识别出来。

治疗师准备好图片、拼音卡、字卡或实物两套,并按组分好。然后治疗师清晰地告诉儿童每个材料所对应的声音。用小屏风分隔两人的材料后给出目标音。治疗师和儿童各自做出选择。撤掉小屏风,对比两人的结果。在儿童正确识别目标音时给予强化物(如食物、玩具、积木、拼图等),从而维持儿童参与活动的积极性。

4. 听觉理解能力训练　听觉理解能力是儿童结合听、视觉与动觉等并整合,最终形成声音的能力。主要是通过训练来考查和提高儿童对声音和意义结合的能力,使儿童能真正懂得声音的意义。听觉理解能力训练分为词语理解训练和短文理解训练。

(1)词语理解训练:在儿童学习大量词语,对基本概念熟练掌握的基础上,训练其多方位地理解词语的内容,不经过事先的聆听,直接根据图片的内容选出目标词语。

治疗师准备好图片、拼音卡、字卡、实物或多媒体材料。治疗师朗读目标音,然后带动儿童的手指向目标图片,使得其在反复练习中对新学名词形成声音与意义的结合。当儿童熟悉训练内容后,让其听到目标音并带动治疗师的手进行选择。若儿童犹豫,则治疗师可轻轻带动其手选择正确的答案。

(2)短文理解训练:短文理解训练旨在训练儿童理解篇章内容的能力。

治疗师确定训练内容,准备相关工具。治疗师讲述故事或播放故事音频,要求儿童注意聆听,形成初步的了解。治疗师对故事要点进行提问,儿童回答。之后治疗师再次讲述故事,引导其复述。若儿童无法回忆,治疗师可通过提问诱导其回忆前句或者后句的内容。最后治疗师再次讲述故事,要求儿童完整复述。

对于能力较好的儿童,治疗师可以将有时间发展顺序的故事拆分成独立的几部分写在卡片上(配上相应的简笔画,帮助儿童理解),并打乱顺序。治疗师朗读任意一句,要求其找出对应的卡片。治疗师朗读故事,然后示范如何排序。结束后打乱卡片顺序。儿童一边复述一边排序。

四、健康教育

仅依靠医学手段并不能完全解决听力损失问题,健康教育在听力损失的康复过程中起着至关重要的作用。康复健康教育团队一般由医生、护士、康复师、心理咨询师等专业人员组成,根据儿童的具体情况,制订个性化的康复健康教育计划,开展各种形式的康复健康教育活动,对儿童进行持续的跟踪和指导,确保康复健康教育的效果。

1. 助听器的使用和维护　教会儿童或监护人如何正确佩戴和使用助听器,以及如何进行日常维护。

2. 语言训练　针对不同类型的听力损失,进行相应的语言训练,如口语训练、阅读训练、写作训练等。

3. 心理疏导　帮助儿童建立正确的心态,树立康复信心,克服康复过程中的困难和挫折。

4. 家庭及社会支持　提高家长对听力损失的认识,指导家长在日常生活中对儿童进行康复训练。同时关注听力损失康复健康教育的普及和推广,提高整个社会对听力损失的关注和支持,让更多的听力损失儿童受益于康复健康教育。

五、功能结局

大多数听力损失儿童经过适当的听力康复训练和治疗后,在听力、语言、沟通、社交和心理等方面的发展水平可与听力正常的儿童相似。对于一些重度或极重度听力损失的儿童,可能需要长期的听力康复训练和治疗,并且其最终的功能结局可能会受到一定程度的影响,如对语言能力、沟通能力、社交能力和学习能力等方面发展的影响。

→ 流程图

听力损失康复诊疗流程图

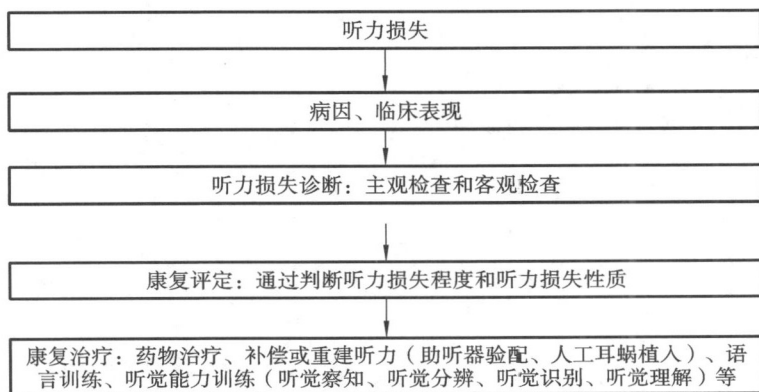

```
┌─────────────────────────────────────────┐
│              听力损失                      │
└─────────────────────────────────────────┘
                    ↓
┌─────────────────────────────────────────┐
│            病因、临床表现                   │
└─────────────────────────────────────────┘
                    ↓
┌─────────────────────────────────────────┐
│     听力损失诊断:主观检查和客观检查         │
└─────────────────────────────────────────┘
                    ↓
┌─────────────────────────────────────────┐
│   康复评定:通过判断听力损失程度和听力损失性质  │
└─────────────────────────────────────────┘
                    ↓
┌─────────────────────────────────────────┐
│ 康复治疗:药物治疗、补偿或重建听力(助听器验配、人工耳蜗植入)、语│
│ 言训练、听觉能力训练(听觉察知、听觉分辨、听觉识别、听觉理解)等  │
└─────────────────────────────────────────┘
```

→ 课后练习

一、单项选择题

1. 听力测试的金标准是(　　)。

A. 纯音测听　　　　　　B. ABR　　　　　　C. OAE　　　　　　D. 声导抗

2. 游戏测听适用的年龄阶段为(　　)。

A. 1~6 岁　　　　　　B. 5~12 岁　　　　　　C. 2.5 岁~5 岁　　　　　　D. 6 个月~2.5 岁

3. 下列属于客观检查的是(　　)。

A. 行为测听　　　　　　B. 言语测听　　　　　　C. 纯音测听　　　　　　D. 耳声发射

4. 测试 2 岁听力损失儿童听阈的常用方法为(　　)。

A. 视觉强化测听　　　　　　B. 行为观察　　　　　　C. 游戏测听　　　　　　D. 纯音测听

二、多项选择题

以下属于儿童行为测听的有(　　)。

A. 行为观察测听　　　　B. 视觉强化测听　　　　C. 游戏测听　　　　D. 纯音测听

扫码看答案

(刘　凯)

任务二　发育性语言障碍的康复

　　患儿,女,3 岁。因目前仅能说一些词汇就诊。对患儿经 S-S 法评估,患儿在表达方面能说 10 个以内的叠音词。进食方面和粗大运动功能方面未见异常,听力正常,构音器官运动功能检查未见异常。

　　临床诊断:发展性语言障碍。

　　任务:如何为患儿实施康复服务?

任务实施

一、知识储备

(一)概念

　　根据美国《精神障碍诊断及统计手册(第五版)》(DSM-5),儿童语言障碍的诊断标准:在不同的语言领域(听、说、读、写)内,学习和运用语言的能力皆有长期困难,障碍常包括低词汇量、牵强的组词组句能力、叙事和对话困难。儿童语言能力大幅度、可量化地低于同龄儿童语言水平,并导致儿童无法正常社交、与他人交流、跟上课业或学习知识。这些障碍初发于儿童发育早期。语言发展与其生理年龄应有的期望值相比有显著偏差或者缺陷,可表现为语言数量少、语法有缺陷、非语言沟通技巧缺乏、社交沟通不足或不当、读写技能不足、与语言相关的能力有一项或者多项损伤等。近年来,国内有学者建议,对处于语言发展关键期内的儿童,无其他明确病因时,该障碍被称为"语言发育迟缓"或"特定性语言障碍"。对于病因明确,语言发展明显落后的儿童,建议使用"因××障碍导致的发育性语言障碍"这一术语。

(二)发育性语言障碍的病因及发病率

　　现有的观点认为,发育性语言障碍不存在单一的病因,更趋向于一种综合的解释,其中生物因素、认知因素、环境因素都对儿童的语言发育有着重要影响。有证据表明,其可能与早产、运动技能发育缺陷、家族语言障碍遗传基础、家庭环境和父母教育等因素有关。

　　发育性语言障碍的总发生率较高。国外报道其患病率可能为 3%~7%。据推算,我国学龄前儿童发育性语言障碍的发生率为 4%~7%,而学龄早期发育性语言障碍发生率约为 7%,且男孩的发生率高于女孩,随着年龄增长,发生率有所降低。

(三)发育性语言障碍的临床表现

　　1. 脑瘫导致　脑瘫儿童由于合并智力落后、感知觉障碍等,表现为语言的接受(理解)和输出(表达)均有缺陷,同时伴有阅读和书写障碍。在语言接受方面的缺陷表现为语义理解力低下,语言理解能力低于实际年龄应有水平,包括前语言沟通能力、词语和句子理解能力的落后等,或者不能执行简单指令。

　　2. 孤独症谱系障碍导致　孤独症谱系障碍儿童语言特点:语言理解落后,说话晚,发展慢,甚至无语言;语言运用困难,启动和维持谈话困难,难以完整描述事物;语法结构、逻辑等存在问题;人称代词误用;模仿语言,刻板重复语言;语调语速异常等。

3. 各种遗传代谢综合征导致 其语言障碍症状主要表现为词语、句子理解能力落后,词汇量少,理解形容词、抽象的词汇较困难;说话晚、句型的表达较单一、回答问题反应较差;语言技能较低;遵循指令困难。

4. 听力损失导致 一般先天性听力损失会导致语言障碍,学龄后的后天性听力损失不影响已建立的语言。语言障碍症状表现为词汇不足、掌握程度浅、阅读困难、口语表达和书面表达难以正确表达意图。由于听觉输入通道的中断,儿童语义学习迟缓、语法掌握较慢。同时,听力损失儿童在语言感知方面会存在困难,如高频辅音/s/、/sh/、/ch/等经常听不见或听不清,相近的语音分辨困难,如/ba/和/bao/、/ge/和/he/等。

(四)发育性语言障碍的诊断

与同龄正常儿童相比,发育性语言障碍儿童表现出词汇量少、听理解能力落后、说话晚、句型单一等症状。用S-S法或其他评估方法评估儿童语言发展阶段落后于同龄正常儿童,即可诊断为发育性语言障碍。

二、康复评定

(一)资料收集

1. 病史采集 要收集儿童的出生史、生长发育史、家族史、既往史、教育/康复史等。在询问病史时,治疗师应注意以下事项:①尊重、理解家长;②家长讲述时仔细倾听;③明确询问目的,避免无关问题;④提出明确、开放式的问题;⑤避免引发敌对情绪或不良情绪;⑥回答家长提出的任何问题,但要注意回答的技巧。

2. 观察 可让儿童在治疗室与他的父母、兄弟姐妹等熟悉的人自由玩耍,治疗师可以简单记录儿童的语言表达、理解能力,了解儿童的其他行为,如想象力、注意力、粗大运动与精细运动、社交兴趣与交往行为等。

(二)实施评估

评估可以分为标准化测验和非标准化测验两大类。

1. 标准化测验 临床常采用普通话儿童语言能力临床分级评估表、汉语沟通发展量表(CDI)(详见本书项目二言语与语言功能评定内容)。

2. 非标准化测验

(1)语言发育迟缓检查法:即S-S法,它主要用于评估受测儿童建立符号形式与指示内容关系的能力。S-S法原则上适合各种原因导致的语言发育水平在1.5~6.5岁的儿童。其检查内容包括符号形式与指示内容关系、交流态度等三个方面。

(2)学龄前儿童语言障碍评定量表:该量表于1993年在中国台湾地区编制并发表,用于评估3岁至5岁11个月的学龄前儿童的口语理解能力、表达能力、构音能力、声音、语言流畅性等方面,由语言理解和口语表达两个分测验组成。该量表在中国台湾地区是一个标准化测验,但由于并未进行中国大陆地区的标准化,如要用于大陆儿童,只能作为非正式评估工具。

三、康复治疗

(一)制定康复训练目标和训练方案

1. 训练目标 训练目标可分为长期目标(最终目标)、短期目标(阶段目标),甚至一次或几次训练的目标(特定目标)。短期目标应选择儿童的最近发展区,即儿童当前不具备但经过努力能具备的能力,以及最能促进沟通效果的方面。制定训练目标时,应遵循SMART目标制定原则。

S(specific)是指训练目标要明确、具体。例如,"儿童能命名5种水果词汇"就比"提高儿童的命名能力"具体明确。

M(measurable)是指训练目标可测量。例如,"儿童能理解 20 个名词"就是可测量的,而"儿童能理解名词"就是不可测量的。

A(attainable)是指训练目标有可达到、能实现。例如,儿童还处于单词阶段,"儿童可以在自然对话中产出'为什么'的问句结构,正确率达到 80%"在短期内可能难以实现。

R(relevant)是指训练目标应该和儿童生活相关。例如,"儿童可以在日常生活中准确表达'我要去××'的句式,正确率达到 90%"就比"儿童可以背诵 5 首唐诗,正确率达到 90%"更贴近儿童生活实际。

T(time-bound)是指训练目标应该有时间限制。例如,训练目标一般以短期(1 个月)为主。

2. 训练技巧及方法　在进行语言训练及为儿童提供机会发展语言时,治疗师、家长可使用下列技巧。

(1) 等待(wait):在与儿童沟通过程中,要时刻注意诱发儿童的反应,但这些儿童由于存在障碍,并不一定能及时回应,治疗师应给他们充分的反应时间。如治疗结束时对儿童下达指令"宝宝,拜拜",当儿童没有立即回应做"拜拜"的手势时,治疗师可以稍作等待。如果等待之后儿童仍然没有做出回应,则可以再说一次指令或者做一些提示(如拉着儿童的手做"拜拜"的动作)。

(2) 示范(modeling):最常用的一种训练技巧。当让儿童学习新内容时,多采用示范的方式,即治疗师说出目标语言,要求儿童仔细听。多次示范后,创造情景让儿童自发使用。如治疗师用苹果示范"被"的用法,先示范"苹果被老师吃了""苹果被爸爸吃了",然后拿苹果给妈妈,对儿童说"看,苹果怎么了",诱导儿童说出"苹果被妈妈吃了"。

(3) 模仿(imitate):儿童学习语言的一个很重要的方式。其包括让儿童模仿治疗师说出某个目标语言,也包括儿童说话或出声时治疗师模仿儿童的语言,后者可以提高儿童交流的兴趣,获得更多的沟通互动。如治疗师做喝水的动作,对儿童说"喝",多次示范之后等待儿童模仿说出"喝";或者一些语言前阶段的儿童,在自己玩时发出一些语音,如"dadadididu",治疗师也模仿儿童语气发出"dadadididu"。

(4) 自言自语:治疗师与儿童一起时,用语言描述自己的活动,即一边活动一边自言自语,此举能让儿童将听到的语言与情景中的意义相联结,然后逐渐习得该语义、语法、语用。如妈妈和儿童一起逛超市的情境中,妈妈推着购物车,儿童坐在购物车上,妈妈可以用"自言自语"的方法说"妈妈推购物车""宝宝坐购物车""我们逛超市"等。注意家长自言自语时,不要求儿童立即回应。

(5) 平行谈话:当儿童注意某个事物或进行某项活动时,治疗师描述儿童的活动。此法可让儿童听到正确的语言输入,建立语义联结。如儿童正在玩积木,治疗师可以说"小明在玩积木"。

(6) 扩展:当儿童出现自发语言时,可进行语法或语义上的完善,将儿童自发的语言扩展得更接近成人语言。如儿童说"狗狗",治疗师可扩展为"脏脏的狗狗"或"狗狗在跑",或者家长和孩子一起等公交车的场景,儿童看着远处开过来的公交车说"车车",家长可以延伸为"车车开""车车停""坐车车"等。

(7) 延伸:当儿童出现自发语言时,可进行语义上的延伸。同样在家长和儿童一起等公交车的场景中,儿童说"车车来了",家长可延伸为"车车来了,我们要上车"。

(8) 使用"妈妈式语言":说话简短,使用核心词汇,加强面部表情和手势使用等。

(9) 调整语言信号:治疗师应根据儿童的状况对自身的语言进行调整,包括:①语速恰当,针对儿童一般来讲要降低语速,以保证其理解。②重复,目标语言需要不断重复,不要经常变化,以免增加儿童的理解负担。当儿童无反应时,应重复相同的询问,并耐心等待。③在韵律、词序上突出目标词:在训练时,可通过加重目标词的读音来强调,或将目标词放在句首或句尾来吸引儿童的注意力。④控制语言的复杂度。要根据儿童的情况控制语言的复杂度,保证儿童能理解或努力后能模仿。⑤能促进恰当的语用反应。直接让儿童"说完整的句子"不可取,应使用恰当的引导语让儿童自然回答出完整的句子,如"小狗在奔跑,女孩在奔跑,男孩在做什么呢"。

3. 训练的终止 美国听力协会给出的训练终止的标准：①儿童可以基本正常地与人沟通；②儿童所有的训练目标都已经完成；③儿童的沟通状况与同年龄、性别、文化背景的同伴相似；④儿童的言语或语言能力不再影响其社交、情感和教育方面的发展；⑤儿童在各种环境下能与不同的人使用辅助沟通（AAC）系统进行积极的沟通交流；⑥儿童已经获得其期望的沟通能力。只要满足上述6个方面的任何1个方面，训练即可终止。当然，有时训练的继续与否可能还受到家庭康复意愿、经济情况、其他客观现实的影响，这都需要治疗师与家长进行沟通，为儿童做出最好的决定。

（二）实施具体康复治疗

发育性语言障碍的儿童，根据其不同的临床表现，治疗主要从前语言阶段训练、词汇训练、语句训练等方面进行。

1. 前语言阶段训练内容和方法 针对有语言沟通障碍的儿童，在口语发展出来前，可从沟通动机、共同注意、模仿技能、建立及应用手势符号、诱导发音等方面进行治疗。

（1）沟通动机：个体主动期望与周围的人和环境建立联系，进行交流的意愿。沟通动机是建立沟通和维系社会关系的前提。因此，对于有沟通障碍的儿童，激发沟通动机治疗的目的在于帮助他们与周围的人与环境建立联系，产生与人沟通的意愿。治疗师可以在活动中使用一些激发沟通动机的技巧，为儿童创造主动沟通的机会。

①制造障碍：在儿童获得强化物之前故意制造障碍，目的是让儿童主动向他人寻求帮助。例如，在儿童面前玩吹泡泡，再把泡泡盖子盖紧，递给儿童；把儿童喜欢的食物放在透明盒子里，但是儿童打不开盒子盖子等。通过这些游戏活动等待儿童的反应，期待儿童用声音、手势、眼神或者手指指示等非言语方式表达他们的需求。

②给予错误的物品：利用儿童不喜欢的物品或活动激发儿童主动表达"拒绝"的沟通意图。例如，把儿童不喜欢的食物放在他的嘴边或鼻子旁；治疗师知道儿童想要的玩具或食物，但是故意不给他。

③激发兴趣，引起好奇心：在儿童面前展示新奇的玩具或儿童没有玩过的玩具，例如，给一个发条玩具上发条，让它跑，等发条玩具停止后观察儿童的反应；在儿童面前玩有"声、光、电"效果的玩具，然后趁儿童不注意把开关关闭，等待儿童的反应。

在激发儿童沟通动机的过程中，需要注意的是，只要儿童做出了任何和目标相关的反应，如通过眼神、手势、声音等形式表现出沟通意图，就要立即给予强化物。

（2）共同注意：个体借助手势、眼睛朝向、语言等方式发起或回应信息，以便与他人共同关注某一事物，即与沟通对象产生共同的关注，并分享社交信息。共同注意的治疗可帮助儿童与他人共同关注某一事件或物体，以准确理解他人的行为，并主动与他人展开社交沟通，从而促进儿童语言和社交互动的发展。

①视线接触阶段：视线接触是指在互动过程中，儿童能有意识地与互动对象维持一定时间的眼神接触。例如，首先向儿童展示其感兴趣的物品，当儿童看向物品时立即予以强化。然后逐渐增加物品与儿童之间的距离，当儿童能远距离看向物品时，或能将注意力转移到新物品上时，可逐渐把物品拿至与治疗师眼睛齐高的水平，使儿童与治疗师建立眼神接触。当儿童能看向治疗师后，则予以社会性强化，"××看老师了，棒棒！"，也可以用建立"呼名反应"的方式训练儿童的视线接触。治疗师叫儿童名字，当儿童看向治疗师后，立即予以强化，包括非社会性强化（喜欢的食物）和社会性强化（赞美、鼓掌等）。

②视线跟随阶段：视线跟随是指互动中，儿童能主动跟随他人的视线朝向，与他人一起关注同一个事物。例如，治疗师可以给予儿童感兴趣的"泡泡棒"玩具，并在儿童面前展示，并说"泡泡"，当儿童看向泡泡棒之后，可以把泡泡棒左右或上下缓慢移动，当儿童视线跟随泡泡棒移动后，则立即予以强化。随着儿童视线跟随能力的提升，可以逐渐撤除手指指示的动作，进而只用口语"看这里！"。

③视线指示阶段：视线指示是指儿童通过自己的视线来向他人宣告自己感兴趣的物品，以获得想要的物品。例如，治疗师把儿童感兴趣的物品放在儿童看得到却拿不到的地方，如果儿童表现出手指指示

的行为，或者眼神注视他想要的物品，则治疗师应立即予以强化，并予以语言输入如"要泡泡"。如果儿童没有反应，治疗师可以辅助儿童做手指指示的动作，指向玩具，同时眼神注视想要的玩具。

④视线展示阶段：视线展示是指儿童通过视线转移发起的，以分享信息为目的的共同注意，旨在与他人共享体验和兴趣。视线展示的目的是使儿童在互动中能够主动运用视线转移展示信息（如有趣的玩具）。首先是运用手势发起展示，其次是运用视线发起展示。

（3）模仿技能：模仿是指个体观察到另一个人的行为时，自愿以对方为榜样所产生的相似或相同的行为。模仿技能的治疗目的在于帮助有语言沟通障碍的儿童通过观察他人的示范，进而模仿他人的动作和声音，以促进新技能的习得。语言前阶段模仿的主要内容是事物功能性操作的模仿、粗大运动的模仿、口部运动的模仿及声音的模仿。

①事物功能性操作的模仿：如教儿童戴帽子的动作、刷牙的动作、喝水的动作等。如果儿童没有反应不能模仿，则根据儿童的情况予以全辅助，例如，治疗师予以目标动作的展示后，再拉着儿童的手做相应的动作；半辅助则是治疗师予以目标动作的展示并同时予以语言输入"戴帽子"后，等待儿童的反应。若儿童没有反应，则治疗师拍拍儿童的头提示儿童。

②粗大运动的模仿：如摸头、拍手、拍肚子、踩脚、点头、摇头等。

③口部运动的模仿：如张嘴、伸舌、噘嘴、龇牙、鼓腮、吹纸条等。

④声音的模仿：如给予儿童一个汽车模型，治疗师示范开车的手势动作，予以语言输入"嘀嘀嘀"；或者给予儿童一个公鸡模型，治疗师予以语言输入"喔喔喔"，等待儿童模仿治疗师发出同样的语音。此时声音的模仿不要求清晰度，重点在于诱导儿童模仿或主动发出更多、更丰富的声音。

需要注意的是：a. 治疗师在予以儿童模仿能力训练时，首先要让儿童能察觉到治疗师的行动；b. 不管是哪个层级的模仿，治疗师要做出明确的示范，示范的同时要有语言输入；c. 当儿童达到目标完成模仿动作或行为后，立即予以强化物；d. 给予家长指导，把儿童习得的模仿行为泛化应用于日常生活中。

（4）建立及应用手势符号：语言前阶段的儿童还未习得言语符号，手势符号比言语符号更容易理解、掌握和操作，故以此为媒介，建立和应用手势符号，逐渐向获得言语符号过渡。在训练手势符号的同时也要给予言语符号作为刺激。

①场景依存手势符号训练：目的在于培养儿童对手势符号的注意程度，训练应在日常生活空间及游戏场面中进行。如儿童想要"妈妈抱"时，必须让其看着妈妈"张开双臂"的手势令其模仿。最初可辅助儿童，逐渐过渡到只用语言提示。

②表示事物的手势符号训练：目的是训练儿童对手势符号的模仿，理解手势符号与事物的对应关系。训练时手势符号要与指示内容相结合，且必须让儿童充分注意手势符号的存在，如给玩具娃娃戴帽子，治疗师拍拍娃娃的头部，再拍拍自身的头部，然后说"帽帽"，促使儿童选择帽子，并进行动作模仿。

③利用手势符号进行动词训练：在日常生活中，根据儿童的行为及要求，在给予言语刺激的同时给予一定的手势符号，并让儿童模仿，渐渐将此动作固定下来，将手势符号运用在日常生活当中。如在睡觉、吃饭、喝水、洗脸、做再见的动作及场景中训练并运用。

（5）诱导发音：在正常儿童的语言发展中，语言前阶段儿童会经历大量"玩声音"的阶段，即会发出很多无意义的声音，如"dadadidu""babudala""bagaga"等，此阶段是日后发展成熟、清晰语音的必经阶段。但是有语言沟通障碍的儿童在语言前阶段的无意义发音较少。对于这类儿童，治疗师可以多用"妈妈式语言"的方式，语言输入简短、重复，或以儿歌和有节律性的童谣和儿童在互动，诱导儿童对声音的模仿。如儿童在日常生活中有一些发音，鼓励家属尽量多地去模仿儿童发出的语音，当儿童发"dididala"，家属也同样发出"dididala"。研究表明，当家属的行为与儿童的无意义发音一致时，儿童就会提高发音率，并逐渐产生有意义的组合发音。

同时，要帮助语言前阶段的儿童展现出语言和行为之间的关系。例如，可以让父母对儿童的信号做出回应时要伴随口语。当儿童伸手要父母抱抱时，父母把儿童抱起来的同时予以语言输入"抱抱"。

2．词汇训练内容和方法 词汇训练是丰富词汇量、加深词义理解的深度,增加词汇的存储和提取能力,促进儿童对语句的理解和应用,从而提高发育性语言障碍儿童语义的理解和表达能力。以下介绍中国台湾錡宝香教授整理的一系列训练方法。在实际训练中,需要用到前面所述语言治疗的基本技巧,如等待、示范、模仿、自言自语、平行谈话、扩展、延伸等。词汇的学习是儿童与外在世界互动或由实际经验所建立的一种符号表征与概念联结的产物,在进行词汇训练时,可采用下列方法。

(1) 实物及图片听理解训练:运用儿童的生活环境,教其认识、分辨常见的日常用品。例如,教"苹果",可以给予儿童真实的苹果,通过视、听、触、味觉去感知苹果,同时治疗师予以语音输入"苹果"或"果果",让儿童建立"果果"的语音和语义的联系。对于刚开始学习词汇的儿童,建议尽量用实物作为训练材料。随着儿童能力的逐渐提升,可用实物-图片匹配的方式,再到仅用图片或文字的方式,去扩展儿童词汇量,提高儿童词汇的听理解能力。

①实物听理解的训练:儿童认识、感知到这些实物后,治疗师可以放3～5个物品在治疗桌上,予以儿童指令"指一指鸡蛋",期待儿童用手指指示或者直接把鸡蛋给治疗师。儿童正确完成后要予以强化,治疗师可以说"对啦,这是鸡蛋"或予以强化物。同时要指导家长居家训练词汇的方法,让儿童习得的词汇能泛化、应用到不同的场景。例如,家长带着儿童逛超市时,可对儿童说:"我们要买鸡蛋,找找鸡蛋在哪里呢?"

②图片听理解训练:可在儿童面前放2～4种物品的图片,治疗师说出物品的名称,请儿童选择,采取用手指指认或用手拿起图片的方式,来进行听理解训练。训练的图片可以选用日常生活中儿童接触到的水果、动物、蔬菜、日常用品和交通工具等。

(2) 实物、图片表达训练:一般来说,语言理解先行于口语表达,根据儿童语言理解阶段不同,制定相应的口语表达训练目标。基本顺序是从口语模仿到主动表达,再进一步泛化到生活中使用。如儿童能理解苹果、汽车、杯子的图片,治疗师可拿着苹果的图片,做语言表达的示范"果果"或"苹果",让儿童模仿,待儿童能模仿之后,可诱导儿童的主动表达,治疗师拿着苹果的图片,问儿童"这个是什么?",让儿童能对苹果进行命名。

(3) 扩展词汇量训练:名词的分化与扩大旨在促进常用词汇(如水果、蔬菜、动物和交通工具、日常用品等)的同一范畴内的分化学习。如把各种青菜(白菜、油菜等)的图片放在一起,对儿童进行分化学习。

①动词的学习与扩大:可采用实际的动作游戏、实际生活应用和图片同时进行。如学习动词"喝":a.治疗师示范喝水的动作,并说出"喝",让儿童模仿喝水的动作并引导言语表达;b.治疗师给予儿童杯子,说出"喝",并训练儿童拿杯子做喝水的动作;c.治疗师做喝水的动作,并询问"我在干什么呀?",鼓励儿童用言语表达;d.反复训练,鼓励儿童在日常的生活中用言语来表达要求。

②形容词的训练与儿童的认知能力训练:可采用游戏和图片同时进行。如训练"红色""绿色":a.在儿童面前放红色和绿色的积木,利用儿童视觉进行分辨,促进"红色""绿色"言语符号的理解,然后采用图片训练。b.通过游戏来促进和强化:治疗师与儿童每人十张相同颜色的图片,进行图片跟随互动游戏,治疗师同时说出"红色""绿色"的语音,利用儿童的视、听、动觉共同参与训练来完成训练目标。同时可让儿童模仿发音。c.治疗师指着卡片问"这是什么颜色?",要求儿童用言语表达。d.反复练习,鼓励儿童在日常生活中用言语表达(成人语)来形容事物的颜色。

(4) 词汇语义网络训练:词汇语义网络的建立是将新学得的词汇与已学得的词汇概念相比较,寻找其相似与相异特性的一种认知处理过程,是儿童认识世界、学习词汇的重要方式。治疗师要帮助儿童建立词汇的语义网络。首先,可将与中心词汇相关的词汇都列出来。如图8-2-1所示,中心词汇是水果,治疗师可以帮助儿童思考、联想与水果相关的词汇,并罗列出来。如果儿童联想的词汇很少,治疗师可以用提问或者选择的方式,如"香蕉味道怎么样""香蕉是圆圆的还是弯弯的",罗列出来后,让儿童进行学习;其次,将这些词汇依其语义类别进行分类训练,香蕉是一种水果;香蕉的种类有皇帝蕉、芭蕉、红皮蕉;海南和广西可以种植香蕉等;可以在超市、菜市场、水果店买到香蕉等;超市除了可以买香蕉,还可以买蔬菜、饮料、零食;等等。最后,画出语义网络图,让儿童练习。由于每个人的语言思维习惯不同,所建立的语义网络图也有所不同。

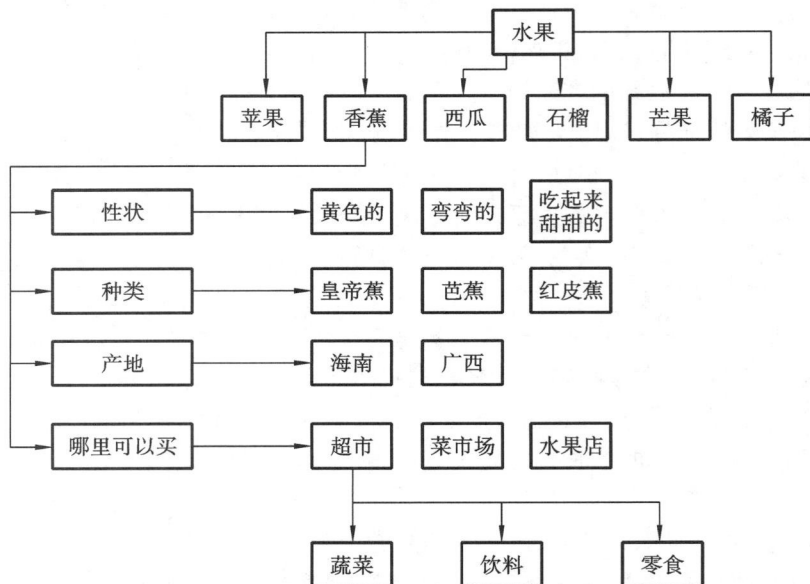

图 8-2-1 词汇语义网络训练

(5)词汇语义联想训练:语义联想是指根据词汇的语义,通过联想,将意思相关的词汇联系起来,借助已经习得的词汇建立有语义联系的词汇链,从而促进儿童提升语言理解与表达能力。在治疗过程中治疗师可以问儿童:"你看,熊猫,你会想到什么呢?"期待儿童说出"国宝""竹子""四川""可爱""黑色""白色"等词汇。如果儿童联想的词汇很少,治疗师可以给予辅助,询问儿童如"熊猫吃什么?""熊猫吃竹子还是骨头?"。

(6)词汇语音联想训练:语音联想是根据词汇的读音,通过联想将读音与词义联系起来,从而提高儿童词汇的提取能力。在治疗过程中治疗师可以问儿童:"说一些有'车'的音?"期待儿童说出"自行车""汽车""公交车""车轮""车站""车祸"等词汇。如果儿童说出的词汇较少,治疗师可以给出相应的提示,如爸爸开车,治疗师说出爸爸,同时做开车的动作,提示儿童说出"开车"。

3. 语句训练内容和方法 根据儿童语法发展的顺序,从以下几方面来治疗:发展双词结合能力,增加句子长度,增加句子复杂度,提高不同句型的使用率,增加对句子词序安排的理解。以下主要介绍双词句、简单句、复合句的训练方法。在实际训练中,也需要用到前面所述的语言治疗技巧,如示范、等待、扩展、延伸、模仿、平行谈话、自言自语、组合与分解、句子重组,以及聚焦刺激法、语言情景教学法等。

(1)词汇结合(双词句)目标:可以结合两个词汇,如"吃香蕉""小苹果""开车车""不要牛奶""买玩具""妈妈抱""我要"等。具体治疗内容:治疗师可以设置特定的、儿童感兴趣的游戏情景,让儿童与治疗师互动。在游戏情境中让儿童去理解上述双词句,通过情景中的互动来提升儿童的语言,鼓励儿童主动交流。

场景一:把儿童喜欢的汽车模型玩具放在透明箱子里,儿童能看到但是打不开。如果儿童能说"车车",治疗师则利用扩展的治疗技巧,并示范说出"要车车",诱导儿童去模仿说出双词句"要车车"。根据情景的变化,可以训练儿童说出"拿车车""开车车""阿姨开车车"等双词句或三词句的句型。

场景二:和儿童一起玩切水果仿真游戏,治疗师拿出仿真玩具,先给儿童做示范,"老师切苹果","该你了,你切什么?"等待儿童说出"切西瓜""切香蕉""切橘子"等双词句。

(2)三词句目标:训练儿童能使用主语＋谓语＋宾语、大小＋颜色＋事物等三词句句型。治疗师准备相应的图片或实物,如 4 张图片,分别是"哥哥吃苹果""哥哥吃香蕉""哥哥吃梨子""哥哥吃橘子",

这 4 张图片唯一的区别是画面上的水果不一样,其他都是一样的。训练程序为把这 4 张图片摆放在治疗桌上,治疗师先做听理解训练,如让儿童找出哥哥吃橘子,儿童能正确指认之后,再训练儿童的表达,拿着哥哥吃橘子的图片问他,"这张画的是什么?"诱导儿童仿说或者主动表达出"哥哥吃橘子"的三词句。

(3)简单句目标:训练儿童使用恰当的简单句,如"苹果是红色的""那是漂亮的阿姨""苹果在桌子上""汽车在箱子里""我把苹果吃掉了""苹果被我吃掉了"等。

具体治疗内容:以方位句型为例。治疗师事先准备好教具:棒棒糖、盒子。治疗师在示范动作的同时予以语言输入"棒棒糖在盒子里面",根据儿童的反应决定示范的次数,然后询问儿童"棒棒糖呢?"期待儿童说出"盒子里面"。如果儿童没有反应,治疗师可以拉着儿童的手指示盒子,提示儿童"嗯嗯,什么?";如果儿童只说了"盒子",治疗师可以做语言延伸"在盒子哪里",诱导儿童主动表达"盒子里面";如果儿童不能说出"盒子里面",治疗师则予以示范"盒子里面"和扩展"棒棒糖在盒子里面",让儿童模仿。需要注意的是,根据儿童的能力来制定短期目标和特定目标。例如,一个儿童本月的目标是能理解方位词上、下、里、外的简单句,则可以制定本周的特定目标是理解"在里面"的简单句。那本周治疗师的课程设计和目标句型都要围绕"在里面",同时需要做物品的泛化,拿不同的物品放在不同容器里面,同时也需要做教具的泛化、环境的泛化,并指导家长让儿童在日常生活中去应用目标句型。

(4)复合句目标:训练儿童使用恰当的复合句,"既……又……""不但……而且……""不是……就是……""虽然……但是……""假如……就……"等。

①视觉图片组织法:通过图片提供支架的辅助治疗方法,可以帮助儿童生成、组织及输出句子结构和段落结构。如治疗师通过和课程内容有关的疑问句(谁、什么时候、在哪里、做了什么)组成的视觉图片来提供视觉提示和框架,可以帮助儿童提高听觉处理或阅读理解课程内容的能力。

②提升元语言意识:元语言意识是指分析、思考语言的能力。句法治疗的一个策略是通过讲解和讨论语言的结构、形式和规则来提高有语言障碍儿童的元语言意识,从而提高儿童的语言理解和表达能力。如讨论为什么要说"苹果被我吃了""我把苹果吃了""小猫被小狗追"。对元语言意识很差的儿童,可以使用视觉图片组织法。

③文本语言治疗策略:治疗师使用具有文字、图形、表格和插图的文本作为治疗工具,使用儿童最近发展区水平的语言(语义和句法)来解释和讨论文字、图表、插图等。以绘本《大卫不可以》为例,治疗师示范目标语法结构,"大卫因为不想写作业,所以说作业被小狗吃掉了"。根据儿童不同能力,治疗师也要训练其词汇知识、句子理解、命题理解、阅读理解,简单的应答、填充、命名、回答句子、仿说句子、口语叙述等方面的语言理解和表达能力。

(5)关键信息提示:治疗师辅助儿童把治疗内容中重要的信息给予显著化的提示。例如视觉显著化提示(给关键字画圈),口头显著化提示(注意下面这段话里的被动句),音量和语调显著化提示(先洗手,再吃东西,治疗师说"先和再"的时候提高音量和加重语调)。

四、健康教育

(1)家长应早期识别儿童是否有语言发展落后。各级妇幼保健体系可以在儿童保健项目中提供定期和必要的婴幼儿早期语言发育筛查服务。

(2)一旦发现儿童有语言发展落后,家长务必安排儿童接受全面的发育行为评估和诊断性语言评估,并接受相应的康复治疗。

(3)语言治疗也应该包括有效的家庭辅导,促进家长在日常生活中不断推动儿童在自然环境中语言、沟通技能的应用和提高。

五、功能结局

对于不伴有其他疾病或障碍、只有语言发展落后的发育性语言障碍儿童,早期识别,早期干预,部分儿童能在学龄前逐渐跟上同龄人的语言发展进程,而另一部分儿童则有持续的语言发育困难。

→ 流程图

发育性语言障碍康复诊疗流程图

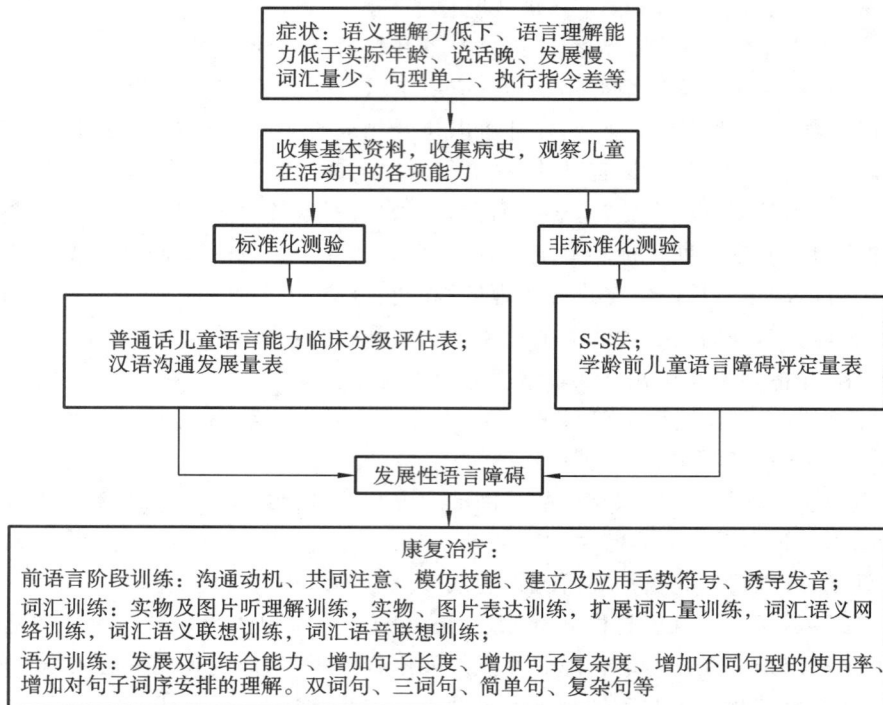

症状：语义理解力低下、语言理解能力低于实际年龄、说话晚、发展慢、词汇量少、句型单一、执行指令差等

收集基本资料，收集病史，观察儿童在活动中的各项能力

标准化测验

非标准化测验

普通话儿童语言能力临床分级评估表；汉语沟通发展量表

S-S法；学龄前儿童语言障碍评定量表

发展性语言障碍

康复治疗：
前语言阶段训练：沟通动机、共同注意、模仿技能、建立及应用手势符号、诱导发音；
词汇训练：实物及图片听理解训练，实物、图片表达训练，扩展词汇量训练，词汇语义网络训练，词汇语义联想训练，词汇语音联想训练；
语句训练：发展双词结合能力、增加句子长度、增加句子复杂度、增加不同句型的使用率、增加对句子词序安排的理解。双词句、三词句、简单句、复杂句等

→ 课后练习

一、单项选择题

1. 下列哪一项不是语言前阶段障碍儿童的治疗方法？（　　）

A. 沟通动机　　　　　　B. 双词句的训练　　　　C. 模仿技能　　　　　　D. 诱导发音

2. 下列哪一项量表不能用于发育性语言障碍的评估？（　　）

A. 构音语音能力评估　　　　　　　　　　B. 早期语言发育进程量表

C. 汉语沟通发展量表　　　　　　　　　　D. DREAR-C

3. S-S法适用的年龄为（　　）岁。

A. 1.5～6　　　　　　B. 1～6　　　　　　C. 1～6.5　　　　　　D. 1.5～6.5

二、多项选择题

1. 以下属于发育性语言障碍儿童语言治疗技巧的方法是（　　）。

A. 等待　　　　　　B. 扩展　　　　　　C. 延伸　　　　　　D. 示范

2. 以下属于发育性语言障碍儿童语言前阶段训练中模仿训练的内容是（　　）。

A. 事物功能性操作的模仿　　　　　　　　B. 口部运动的模仿

C. 粗大运动的模仿　　　　　　　　　　　D. 声音的模仿

三、案例分析题

患儿，女，3岁。因目前仅能说一些词汇就诊。对患儿经S-S法评估,患儿在表达方面能说10个以内

的叠音词。进食方面和粗大运动功能方面未见异常,听力正常,构音器官运动功能检查未见异常。

临床诊断:发育性语言障碍。

根据上述患儿病例,制定详细的评估及康复治疗方案。

扫码看答案

(李　璞)

任务三　功能性构音障碍的康复

学 习 情 境

患儿,女,6岁。因说话不清晰就诊。给予患儿 S-S 法和韦氏智力评估,患儿均在正常范围,进食方面和粗大运动功能方面未见异常,听力正常,构音器官运动功能检查未见异常。构音语音功能检查:患儿所有/g/替代为/d/。临床诊断为功能性构音障碍。

任务:如何为患儿实施康复服务?

任务实施

一、知识储备

(一) 儿童功能性构音障碍的概念

功能性构音障碍(functional articulation disorder,FAD)是学龄前儿童常见的一种言语障碍,是指听力正常、构音和发音器官(唇、舌、软腭、咽、喉等)无形态和结构异常、口部运动功能无明显异常、语言发育达到 4 岁以上水平,即可以进行正常生理活动(如进食、言语、表情等活动),但构音清晰度低于同年龄同性别正常儿童,且构音错误表现为固定状态。

(二) 儿童功能性构音障碍的病因

功能性构音障碍的病因并不明确,神经系统发育不成熟可能是产生构音障碍的主要原因之一。有研究显示,儿童对获得性构音动作技能的运用、语音的听觉接受、语音辨别、认知、感知觉以及注意等可能存在缺陷,还可能与饮食习惯、语言环境(如多种文化背景、多种方言、主要照顾者或家庭成员中存在发音不清的情况)有关。

(三) 儿童功能性构音障碍的临床表现

主要临床表现为不同程度的构音错误,部分儿童可伴随口面部触觉异常以及口部构音运动功能异常。构音错误主要表现为替代、省略、歪曲,其中以替代为主。构音错误会累及声母、韵母和声调,声母最常见,主要为舌根音(/g/、/k/、/h/)、舌尖中音(/d/、/t/、/n/、/l/)、舌尖前音(/z/、/c/、/s/)、舌尖后音

(/zh/、/ch/、/sh/)等。口面部触觉异常包括触觉高敏、触觉低敏。口部构音运动异常是指儿童可以进行正常的进食、咳嗽以及模仿口部运动,但在言语状态下无法完成一些音位的构音运动。其构音异常的临床表现如下。

1. 替代 构音音节中声母、韵母或声调被另一个音素所替代。

(1)声母替代:/g/被/d/替代,如"哥哥"发成/dede/,"嘎嘎"发成/dada/,"公公"发成/dongdong/,"乌龟"发成/wudui/等。/k/被/t/替代,如"卡片"发成/tapian/,"开车"发成/taiche/,"哭"发成/tu/等。/zh/、/ch/、/sh/与/z/、/c/、/s/相互替代,如"蜘蛛"发成/zizu/,"吃饭"发成/cifan/,"四"发成/shi/。/l/与/n/相互替代,如"蓝"发成/nan/,"狼"发成/nang/,"男"发成/lan/等。/j/、/q/、/x/相互替代,如"西瓜"发成/jigua/,"红旗"发成/hongji/,"气球"发成/jijiu/,"鸡"发成/qi/等。需要注意以下几点。

①每个儿童的构音错误不一样,但相对于儿童本身来说,构音错误是固定的,如一个/g/被/d/替代的儿童,在他的日常表达中,涉及/g/的音,都会发错成/d/的音,而不会发成/k/或者其他音。

②上述/g/被/d/替代,/k/被/t/替代也可能是相反的发音方式,如/d/被/g/替代,/t/被/k/替代。

(2)韵母替代:后鼻音发成前鼻音,如/ang/发成/an/,/ing/发成/in/,/uang/发成/uan/。

(3)声调替代:常见的是第三声被第二声替代。

2. 省略 省略指在构音音节中省略声母、韵母或声调。

(1)声母省略:如/la/发成/a/,/ji/发成/i/,/gang/发成/ang/,/kuang/发成/uang/等。

(2)韵母省略:如/bai/发成/ba/,/jiao/发成/jia/,/gang/发成/ga/等。

(3)声调省略:把四个声调都发成轻声。

3. 歪曲 歪曲是指在构音中把声母、韵母发成接近目标音,但是又不是替代和省略音素。

(四)儿童功能性构音障碍的诊断

功能性构音障碍的诊断需要符合以下几方面。

(1)构音和发音器官形态和结构无异常。

(2)构音器官和发音器官运动功能无异常(无脑瘫、先天性软腭麻痹等)。

(3)听力正常。

(4)存在构音错误,但语言发展达到 4 岁以上,构音错误表现为固定化。

二、康复评定

1. 基本信息采集 包括儿童的基本信息、语言发育史、家庭语言环境、家庭喂养情况、咀嚼功能、生活习惯,以及是否有家族史。

2. 评估内容 口部运动功能评估(构音器官运动功能检查如唇、舌、软腭、硬腭、下颌)、构音能力评估、语言发展评估、听力检查等。

(1)口部运动功能评估(构音器官运动功能检查):下颌、唇、舌、软腭、硬腭等器官在自然放松状态下、模仿口部运动状态下、言语状态下的生理运动是否正确,可采用黄昭鸣构音功能评估法、中国康复研究中心构音障碍检查法等专业评估方法。

(2)口部触觉评估:用手、手指指腹依次刺激脸颊、鼻子、双唇、颈部等了解儿童的口部触觉情况。

(3)构音能力评估:可采用黄昭鸣构音功能评估法(具体见"儿童言语与语言功能评估"部分内容)、也可采用中国康复研究中心构音障碍检查法中构音检查内容及方法如下。

①会话:通过询问儿童的基本信息如姓名、性别、年龄、家庭成员等,观察儿童表达时的音量、音调、说话是否清晰等。

②单词检查:有 50 个单词,检查时向儿童出示图片,让儿童对图片进行命名,不能命名的由治疗师说出词汇让儿童复述。在中国康复研究中心构音障碍检查表中记录儿童的表达方式,是自述还是复述引出,并记录儿童的错误类型,是正确、替代、省略、歪曲,还是无法分辨。如果评估的时候不能立即判断,可征得家属同意后录音,评估完后再仔细回听判断。

③音节复述检查:选用 140 个汉语普通话常用的音节,治疗师说一个音节,儿童复述一个音节,记录方法同单词检查,同时把儿童异常的构音运动记在评估表构音操作栏中。

④文章水平检查:评估检查表中是一首儿歌,有阅读能力的儿童自己朗读,不能朗读的儿童由复述引出,记录方法同单词检查。通过限定的连续的言语活动,观察儿童音调、音量、韵律和呼吸。

⑤构音类似运动检查:依据普通话特点选用有代表性的 15 个构音类似运动(声母分别是/f/、/b/、/p/、/m/、/s/、/d/、/t/、/n/、/l/、/g/、/k/、/h/),治疗师示范发上述声母的动作,让儿童模仿,观察儿童是否可以做出对应的动作,以此发现儿童构音异常的运动基础,指导康复治疗。

(4)语言发展评估,可做 S-S 法或普通话儿童语言能力临床分级评估(具体见"儿童言语与语言功能评估"部分内容)。

(5)听力检查,根据儿童的情况,必要时选做。

(6)韦氏智力检查,根据儿童的情况,必要时选做。

3. 整理评估结果 根据上述功能性构音障碍的评估结果,做整理分析,以便于制定康复训练目标和计划。

(1)构音器官(下颌、唇、舌、软腭、硬腭)在形态、感觉和运动功能方面是否有异常。

(2)听力、智力和语言发展是否有异常。

(3)构音能力评估结果。①在语音辨别方面能否区分正确与错误的发音,如儿童把/gaga/发成/dada/,治疗师可以分别发/gaga/和/dada/,看儿童能否正确分辨。②错误发音的类型,是省略、替代、歪曲,还是不能分辨,记录哪些是儿童目前的年龄应该习得却发错的音,哪些是未习得的发错的音;错音在什么条件下会出现,如词头、词尾、与韵母(如/u/、/ui/、/uan/、/uang/、/un/等)结合时,或是其他原因;错音的发声方法和错法是否有一贯性;错音是否有被刺激性;错误的方式是什么。

三、康复治疗

1. 治疗原则

(1)根据构音障碍的临床表现确定治疗方向。功能性构音障碍的儿童有不同程度的构音错误,通过评估找出构音错误的特点,根据声母、韵母的发音部位和发音方式,以及声调的发音特点,逐一进行纠正。

(2)根据口部构音器官感觉和运动功能情况确定训练方向。如果儿童口部触觉超敏,可以降低触觉敏感性,降低触觉敏感性的部位可以从躯干→手臂→肩膀→脖子→下颌→脸颊→口唇→齿龈→舌面。如果儿童口部触觉低敏,可以给予下颌、脸颊、口唇、齿龈、舌面等部位不同的感觉刺激。

(3)遵循构音发音规律,从较先发展、可诱发性、从易到难循序渐进进行。根据汉语普通话发音部位:儿童构音发育规律一般遵循双唇音(/b/、/p/、/m/)→舌尖中音(/d/、/t/、/n/、/l/)→舌根音(/g/、/k/、/h/)→舌面音(/j/、/q/、/x/)→舌尖前音(/z/、/c/、/s/)→舌尖后音(/zh/、/ch/、/sh/、/r/)。根据汉语普通话发音方式:儿童构音发育规律一般遵循鼻音(/m/、/n/)→塞音(/b/、/p/、/d/、/t/、/g/、/k/)→塞擦音(/j/、/q/、/z/、/c/、/zh/、/ch/)→擦音(/f/、/x/、/h/、/s/、/sh/)(具体见图 8-3-1)。但要注意儿童发育的个体差异,训练过程中若发现一个音训练效果不佳,可以尝试训练另一个音。

(4)构音训练顺序。改变错误的构音动作,训练过程中引导正确的构音动作→在正确的构音动作基础上发目标音→目标音的词汇练习(词头、词尾反复练习和泛化)→目标音在句子中的练习(反复练习和泛化)→在日常生活中泛化。

(5)确定合适的训练强度和频次。根据评估结果,合理安排其训练频率和强度。

(6)多利用视觉、触觉、听觉以及多感官输入,来辅助儿童理解如何正确发音。

(7)康复治疗与家庭训练相结合,并在日常生活中泛化。康复治疗与家庭训练相结合是非常重要的。治疗师必须和家长进行充分有效的沟通,并传授相关的康复知识和技能,布置家庭康复训练内容,并督促家长完成。治疗师指导家长对儿童已经在医院习得的音在日常生活中进行泛化和应用,巩固疗效,以提高康复效率。

发音部位

发音方式			唇音		舌尖音			舌面音	舌根音
			双唇音	唇齿音	舌尖前音	舌尖中音	舌尖后音		
鼻音	清音								
鼻音	浊音		m			n			ng
塞音	清音	不送气	b			d			g
塞音	清音	送气	p			t			k
塞音	浊音								
塞擦音	清音	不送气			z		zh	j	
塞擦音	清音	送气			c		ch	q	
塞擦音	浊音								
擦音	清音			f	s		sh	x	h
擦音	浊音						r		
边音	清音								
边音	浊音					l			

图 8-3-1　普通话声母构音表

2. 治疗方法

（1）构音器官运动功能训练：目的是增加儿童的构音器官灵活性，使构音动作达到良好的协调，易于学习发出正确的语音。根据构音器官运动功能评估结果，可从以下几方面进行训练。

①下颌运动训练：张开嘴巴至最大，保持3～5 s后再闭上双唇，重复5～10次；上下牙齿对齐，咧嘴，咬紧牙关保持3～5 s，重复5～10次；张开嘴，下颌向左向右移动，左右各5次；模仿咀嚼训练，双唇闭合，做上下牙切合、下颌环转运动；连续快速说"啪""嘀啪""嘀里啪啦"。

②唇运动训练：合上双唇，用力抿紧，保持5 s，再放松，重复5～10次；上下唇内缩后用力发"吧"，可重复5～10次；嘟起嘴巴做"亲吻"的动作，或嘟嘴发"u"音，持续3～5 s再放松，可重复5～10次；用牙齿咬住压舌板发"i"做咧嘴动作，保持3～5 s再放松，重复5～10次；张嘴发"a"，嘟嘴发"u"，咧嘴发"i"，做三个口型轮替的动作，可重复10次；合唇、鼓起面颊，做鼓腮的动作保持3～5 s然后放松，可重复10次；把压舌板放双唇之间，嘴唇用力夹住，保持3～5 s后放松，可重复10次；用吸管在水里吹出水泡，用吸管吹纸屑，用吸管吸较黏稠的饮料，可根据儿童的情况适当地给予阻力，如治疗师手卡住吸管一头再让儿童吸饮料。

③舌运动训练：舌体前伸、后缩、往左、往右、向上、向下六个方向主动运动（可用儿童喜欢的食物，如用海苔片贴在左右嘴角，让儿童主动伸舌去舔海苔；或在唇周涂满果酱或蜂蜜，让儿童做舌舔唇一圈的动作），可根据儿童情况施加适当阻力，用压舌板做抵抗。让儿童快速地发"/dadadadada.../音（前提是儿童可正常发出/da/音）"，重复10～20次。

④软腭运动训练：治疗师和儿童对掌，在用力推撑的同时，用力发"/a/"音。

（2）多重感觉统合刺激训练：指利用所有相关的刺激，包括听觉、视觉、触觉等帮助儿童说出正确语音。可见性高、触感明确的语音较容易学会。包括以下几种方法：①儿童利用镜子看治疗师及自己发音的口型；②儿童将手或薄纸条置于口前，感觉气流呼出的情况；③儿童触摸鼻翼、脸颊、下颌、声带，感知语音振动的情形；④儿童用自己的手辅助做唇、舌、下颌的各种运动，做出和治疗师相同的口型。

（3）听能辨别训练：听能辨别训练是做构音训练的第一步，如果儿童不能区辨正确和错误的语音，便不能发出正确的语音。有以下几种方法：①听辨训练多以对比配对的方式进行，首先以错误音和其他差别大的音配对，再与目标音配对比较，让儿童回答二者相同或不同；②由音的分辨到词语、短句、短文、到对话的分辨；听辨训练儿童反馈的方式可以让儿童选择，如听到目标音拍手，听到目标音举左手等。

（4）语音位置法：一种指导儿童正确的构音部位及方法，由单音到字、词汇、短语、短句、到自然对话，为最传统的构音治疗方法。强调儿童在发目标音之前，必须了解该音的正确的唇、舌、齿、下颌、软腭的位置，当正确音出现后，立即多次重复巩固达到习惯化。语言位置法主要包括以下两种方法。

①用压舌板或棉签指出目标音的发音部位，如练习发双唇音/b/、/p/、/m/时，可以告诉儿童，发音之前双唇紧闭，发音的同时双唇打开；练习发舌尖中音/d/、/t/、/n/、/l/时，舌尖抵住上齿龈；练习发舌根音/g/、/k/、/h/时，舌面后部隆起，抵住软腭；练习发舌面音/j/、/q/、/x/时，舌面前部接触硬腭前部，软腭上抬；发唇齿音/f/时，上齿接触下唇；发舌尖前音/z/、/c/、/s/时，舌尖与上齿背形成闭塞；发舌尖后音（卷舌音）时，舌尖上翘，接触硬腭上前部，软腭上抬。

②练习送气音时，用手感觉呼气或用发音时看气流引起的薄纸飘动。送气音有/p/、/t/、/k/、/c/、/ch/、/q/，在练习这些音时，首先让儿童做目标动作，做出目标动作后再感受气流从口中呼出。如练习/p/音时，让儿童紧闭双唇，发音同时双唇打开，用手感受气流从口中呼出。在用语音位置法练习发音时，也可以使用镜子，让儿童在镜子中观察自己和治疗师的发音动作。

（5）音位对比训练：将容易混淆的一对声母提取出来进行专门的强化训练，用来进一步巩固新习得的声母音位。PCT 是一种专门针对精细语音的发音训练方法，以"音位对比"为训练手段，用语音的最小单位为训练介质。

声母音位对比共 25 对，每组音位对由两个声母音位组成，这两个声母之间只具有单维度差异，如/g/和/k/，它们从发音方式上都是塞音，发音部位上都是舌根音，唯一的区别是/g/不需要送气，/k/需要送气。25 对声母音位对：/b/和/p/，/d/和/t/，/g/和/k/，/j/和/q/，/zh/和/ch/，/z/和/c/，/k/和/h/，/b/和/f/，/j/和/x/，/zh/和/sh/，/z/和/s/，/b/和/m/，/d/和/n/，/p/和/t/，/p/和/k/，/t/和/k/，/b/和/d/，/b/和/g/，/d/和/g/，/zh/和/z/，/ch/和/c/，/sh/和/s/，/l/和/r/，/n/和/l/，/h/。用于音位对比训练的材料是单音节词，一组训练材料包括两个单音节词，如/d/和/g/的音位对：刀/高、堵/骨、冬/弓等；如/d/和/t/的音位对：肚/兔、打/塔、地/剃；如/h/的音位对：河/鹅，虎/五，会/喂等。训练时，将这两个单音节词分别以图片呈现，治疗师说出目标音，让儿童模仿，注意强调两个声母之间的微小差异。可以先发目标音所在的音节三次，然后发对比音节三次，然后逐渐减少重复发音的次数，难度逐渐增大，让音位对的差异在训练环境中被最大限度放大，以便儿童进行区分，降低错误率，最终掌握目标音的正确构音。这部分内容也可以结合听辨训练一起进行。

（6）声韵组合强化训练：包括目标音的词汇练习（词头、词尾反复练习和泛化）→目标音在句子中的练习（反复练习和泛化）→在日常生活中泛化。以舌尖中音/d/为目标音举例，训练步骤如下。第一步，通过上述的方法，如多重感觉统合刺激训练，听能辨别训练，语音位置法，音位对比训练等方法，让儿童习得/d/这个单音；第二步，大量练/d/的音节，如打（/da/）、刀（/dao/）、碟（/die/）、蛋（/dan/）、凳（/deng/）等，练习时可予以儿童相应的图片；第三步，大量练习/d/的词汇，如/d/在词头的词汇（如蛋糕、冬瓜、电话、单车、倒水、堵车），/d/在词尾的词汇（如鸡蛋、熨斗、扫地、排队、街道、军队等），练习时可予以儿童相应的图片；第四步，/d/在句子中的练习（如我请你吃生日蛋糕，请记住电话号码，爸爸吃鸡蛋，我坐地铁去上学，妈妈在排队，妈妈做冬瓜汤等）；第五步，教会家长让儿童在日常生活中将以上内容泛化，在合适的情境下运用，可以让儿童复述，也可诱导儿童主动说出有/d/的目标音。

四、健康教育

（1）按照正常儿童的声母音位的习得规律和顺序，在相应的年龄段儿童未习得的声母，或 4 岁以上，说话清晰度仍低于同龄正常儿童的儿童，应及时就诊。

（2）保证言语治疗的连续性和频率。

（3）家长和治疗师密切配合，保证家庭康复的延续性，在日常生活中泛化。

五、功能结局

大多数功能性构音障碍的儿童在经过一段时间的言语治疗后，基本都能纠正之前的替代、省略、歪曲的错误发音，但要达到稳定性地习得正确清晰的发音，还需治疗师和家长的密切配合，不断地在日常生活中泛化,从而达到在日常生活中能清晰说话的目的。

流程图

功能性构音障碍康复诊疗流程图

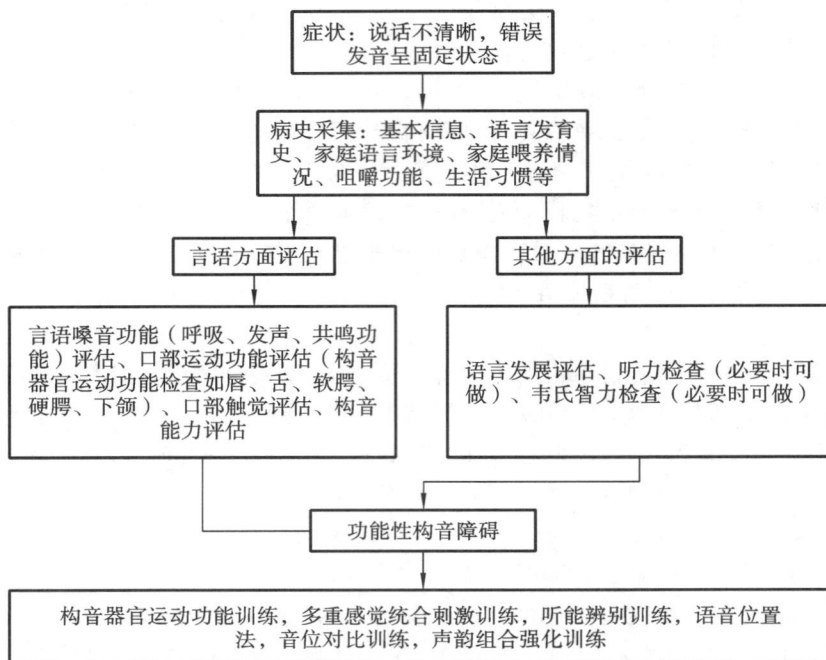

课后练习

一、单项选择题

1. 以下关于功能性构音障碍的定义不正确的是（　　）。

A. 听力正常　　　　　　　　　　　　　B. 构音器官和发音器官形态结构正常

C. 口部运动功能无明显异常　　　　　　D. 语言发育达到 3 岁以上

2. 以下关于功能性构音障碍的治疗中描述不正确的是（　　）。

A. 多重感觉统合刺激训练　　　　　　　B. 音位对比训练

C. 语音位置法　　　　　　　　　　　　D. 扩展词汇量训练

3. 以下关于功能性构音障碍的治疗原则中描述正确的是（　　）。

A. 降低触觉敏感性的部位可以从肩膀→下颌→脸颊→口唇→齿龈→舌面

B. 先训练/zh/、/ch/、/sh/,再训练/b/、/p/、/m/的音

C. 不需要利用视觉、触觉、听觉等方式让儿童习得正确的发音部位和方式

D. 重视在医院的康复治疗,回家后不用训练

二、多项选择题

1. 口部运动功能的评估包括哪些器官？（　　）

A. 下颌　　　　　　B. 唇　　　　　　C. 舌　　　　　　D. 软腭

2. 功能性构音障碍的儿童构音错误的主要表现有哪些？（　　）

A. 替代　　　　　　B. 省略　　　　　　C. 歪曲　　　　　　D. 无法分辨

三、案例分析题

患儿,女,6岁。因说话不清晰就诊。给患儿做 S-S 法评估和韦氏智力评估,患儿均在正常范围,进食方面和粗大运动功能方面未见异常,听力正常,构音器官运动功能检查未见异常。构音语音功能检查:患儿所有/g/替代为/d/。

临床诊断:功能性构音障碍。

根据上述患儿病例,制定详细的评估和及康复治疗方案。

扫码看答案

（李　璞）

儿童运动能力综合评定实训

【实训目的】

(1) 掌握儿童粗大运动功能评定(GMFM-88项)量表的评估操作。

(2) 能根据评定结果进行分析。

【实训条件】

1. 时间要求 完成一次评定要花 45～60 min,如果一次完成测试有困难,可以分为多个部分进行,在上个部分完成的动作在下个部分中不应重复,全部测试必须在一周内完成。

2. 环境准备 测试的房间应该要足够大,温度适宜,测试场所的地板要求表面光滑,质地较硬。所有需要用的设施都应该提前准备好,对设施进行的任何改动都应该记录,保持前后一致。卧位和翻身、坐、腹爬和四爬的项目应该在垫子上进行,站立和走、跑、跳的项目应该在地板上进行(部分可在垫子上)。被测儿童应尽量少穿衣服,不可以穿鞋。

3. 工具准备

(1) 地板上的画线与圆。

①间隔 20 cm,长约 6 m 的两条直线。

②长 6 m、宽 2 cm 的直线。

③直径 60 cm 的圆。

(2) 垫子:厚度最大 2.5 cm,面积 1.2 m×2.4 m 的训练用垫子。

(3) 玩具。

①用一只手或两只手能触到的、能引起儿童兴趣的玩具,以及高度约 10 cm 的玩具。

②在评定时应用能提高儿童兴致的玩具。

(4) 小凳子:高度小于 90 cm 的小椅子,儿童坐于其上时必须使其足部能着地。

(5) 大长凳:用于立位和向侧方走的项目测试,适当高度(高度在儿童的肩和腰之间)的大凳子,也可用桌子。

(6) 平行棒。

(7) 秒表或带秒针的表。

(8) 棒:长度为 30～60 cm。

(9) 大的物品或玩具:用两只手拿的大的物品或玩具,如足球大小的球等。

(10) 阶梯:标准高度(15 cm)的有 6 层的阶梯。

【实训内容及方法】

一、实训内容

实训内容见下表。

儿童粗大运动功能评定(GMFM-88项)量表

序号	项　　目	得分(0～3分)
	一、仰卧位与俯卧位(17项)	
1	仰卧位:头正中位,最大限度左右对称转动头部	

序号	项　　目	得分(0～3分)
2	仰卧位:双手于正中位,双手合拢	
3	仰卧位:抬头45°	
4	仰卧位:右侧髋、膝关节在生理活动范围内屈曲	
5	仰卧位:左侧髋、膝关节在生理活动范围内屈曲	
6	仰卧位:伸出右上肢、手,越中线抓玩具	
7	仰卧位:伸出左上肢、手,越中线抓玩具	
8	仰卧位:向右侧翻身到俯卧位	
9	仰卧位:向左侧翻身到俯卧位	
10	俯卧位:竖直抬头	
11	肘支撑俯卧位:竖直抬头,肘部伸展,胸部离开床面	
12	肘支撑俯卧位:右前臂水平支撑躯体,左上肢充分向前伸直	
13	肘支撑俯卧位:左前臂水平支撑躯体,右上肢充分向前伸直	
14	俯卧位:向右侧翻身到仰卧位	
15	俯卧位:向左侧翻身到仰卧位	
16	俯卧位:使用四肢向右侧旋转90°	
17	俯卧位:使用四肢向左侧旋转90°	
	二、坐位(20项)	
18	仰卧位:检查者握婴儿双手,自行牵拉成坐位,头部能控制	
19	仰卧位:向右侧翻身到坐位	
20	仰卧位:向左侧翻身到坐位	
21	坐于垫子上:检查者支撑胸部,头部保持正中位3 s	
22	坐于垫子上:检查者支撑胸部,头部保持正中位10 s	
23	用上肢支撑坐于垫子上,保持5 s	
24	坐于垫子上:没有上肢支撑,保持3 s	
25	坐于垫子上:身体前倾触摸玩具后,不用上肢支撑恢复坐位	
26	坐于垫子上:触摸右后方45°玩具后恢复坐位	
27	坐于垫子上:触摸左后方45°玩具后恢复坐位	
28	右侧坐:没有上肢支撑,保持5 s	
29	左侧坐:没有上肢支撑,保持5 s	
30	坐于垫子上:有控制的从坐位趴成俯卧位	
31	足向前坐于垫子上:向右侧转成四点支撑位	
32	足向前坐于垫子上:向左侧转成四点支撑位	
33	坐于垫子上:不使用上肢帮助,躯体旋转90°	
34	坐于椅凳上:不使用上肢和足支撑,保持10 s	
35	站立位:从站位坐到凳子上	
36	坐在地板上:从地板上坐到凳子上	
37	坐在地板上:从地板上坐到椅子上	

序号	项 目	得分(0~3分)
	三、爬和跪(14项)	
38	俯卧位:向前方腹爬1.8 m	
39	四点支撑位:用手与膝支撑身体,保持10 s	
40	四点支撑位:从四点位到坐位,不用手支撑	
41	俯卧位:转成四点支撑位,用手、膝负重	
42	四点支撑位:右上肢前伸,手高于肩	
43	四点支撑位:左上肢前伸,手高于肩	
44	四点支撑位:向前爬行或拖行1.8 m	
45	四点支撑位:向前交替性四点爬1.8 m	
46	四点支撑位:用手和膝/脚四点爬上4级台阶	
47	四点支撑位:用手和膝/脚后退爬下4级台阶	
48	坐垫子上:使用上肢支撑转成高跪位,不用上肢支撑,保持10 s	
49	高跪位:使用上肢支撑转成右膝半跪,不用上肢支撑,保持10 s	
50	高跪位:使用上肢支撑转成左膝半跪,不用上肢支撑,保持10 s	
51	高跪位:双膝行走10步,不用上肢支撑	
	四、站立(13项)	
52	坐在地板上:扶椅子站立	
53	站立:不用上肢支撑,保持3 s	
54	站立:单手抓住椅子,右脚抬起,保持3 s	
55	站立:单手抓住椅子,左脚抬起,保持3 s	
56	站立:不用上肢辅助,保持20 s	
57	站立:不用上肢辅助,左脚抬起10 s	
58	站立:不用上肢辅助,右脚抬起10 s	
59	凳子坐位:转成站立位,不用手协助	
60	高跪位:通过右膝半跪到站立,不用上肢协助	
61	高跪位:通过左膝半跪到站立,不用上肢协助	
62	站立位:有控制的下降到地板坐位,不用上肢协助	
63	站立位:转成蹲位,不用上肢协助	
64	站立位:从地板上拾物后,恢复站立位,不用上肢协助	
	五、走、跑、跳(24项)	
65	站立:双手扶栏杆,向右侧横走5步	
66	站立:双手扶栏杆,向左侧横走5步	
67	站立:牵双手向前走10步	
68	站立:牵单手向前走10步	
69	站立:不用扶持,向前走10步	
70	站立:向前走10步,停止,转身180°,返回	
71	站立:后退10步	
72	站立:双手提大物品,向前走10步	

序号	项　目	得分(0～3分)
73	站立:在20 cm宽的平行线之间,连续向前走10步	
74	站立:在2 cm宽的直线上,连续向前走10步	
75	站立:右脚跨过膝盖高度的木棒	
76	站立:左脚跨过膝盖高度的木棒	
77	站立:向前跑4.6 m,停止,返回	
78	站立:右脚踢球	
79	站立:左脚踢球	
80	站立:两脚同时跳高30 cm	
81	站立:两脚同时跳远30 cm	
82	右足单立:在直径60 cm圆内,右脚单跳10次	
83	左足单立:在直径60 cm圆圈内,左脚单跳10次	
84	站立:抓一侧栏杆,上4级台阶,交替出足	
85	站立:抓一侧栏杆,下4级台阶,交替出足	
86	站立:不用扶栏杆,上4级台阶,交替出足	
87	站立:不用扶栏杆,下4级台阶,交替出足	
88	站在15 cm高的台阶:两足同时跳下	

二、评分标准

GMFM每一项都为4级评分,具体标准如下。

0分:完全不能进行要求的动作(动作没有出现的迹象)。

1分:可完成动作的一部分(动作开始出现),完成动作的10%以下。

2分:部分完成动作,可以完成动作的10%～90%。

3分:可全部完成动作。

三、实训方法

(1)学生每2人一组,进行角色扮演,一人扮演患儿,一人扮演检查者,练习GMFM-88项量表的评定方法。

(2)记录评定结果。

【实训报告】

1.实训报告内容

(1)实训目的与要求。

(2)实训所需器械、物品。

(3)详细的康复评估方法:学生要对GMFM-88项量表评估正确操作和记录。

(4)适应证。

(5)实训体会。

2.思考题

(1)如何进行儿童粗大运动功能的评估?

(2)如何运用GMFM-88项评估结果进行儿童运动功能的分析总结?

(梁瑞兰)

儿童言语语言与吞咽能力评定综合实训

儿童言语障碍康复评定实训

【实训目的】

掌握中国康复研究中心构音障碍检查法的操作。

【实训条件】

1. 环境的要求　安静的示教室或评定室、一张语言治疗台和两把椅子。

2. 实训工具　构音障碍检查 50 张图片、评价表、鼻息镜、叩诊锤、细棉絮、手电筒、消毒纱布、长棉棒、指套、秒表、压舌板等。

【实训内容及方法】

一、实训内容

（一）构音器官检查

检查项目	用具	检查者指令	方法及观察要点
呼吸（肺）	无	坐正两眼往前看	患儿的衣服不要过厚,较易方便观察患儿呼吸的类型。观察是胸式、腹式、胸腹式。如出现笨拙、费力、肩上抬,应做描述
	无	请你平静呼吸	检查者坐在患儿后面,双手放在胸和上腹两侧感觉呼吸次数。每分钟正常人 16～20 次
	无	请你深吸气后,以最快/慢的速度呼气	用放在胸腹的手,感觉患儿是否可慢呼气及最长呼气时间,注意同时看表记录时间,呼气时发/f/、/s/
	无	请用最快的速度吸一口气	仍用双手放在胸腹部感觉患儿是否可以快吸气
喉	无	深吸一口气然后发"啊",尽量平稳、尽量长	1. 不要暗示专门的音调或声音,按评价表上的项目评价,同时记录时间,注意软腭上提、中线位置; 2. 音质、音量、音调: ①正常或嘶哑,气息声、急促、费力声、粗糙声及震颤; ②正常或异常音调,低调; ③正常或异常音量; ④吸气声发声
	无	请合上我唱的每一个音	随着不同强度变化发出高音或低音,评价患儿是否可以合上,按列表所列项目标记
面	无	请看我	整个脸的外观,不同的神经肌肉损伤,可具有不同的面部特征: ①正常或不对称;②单侧或双侧麻痹;③单侧或双侧口角痉挛;④单侧或双侧眼睑下垂;⑤单侧或双侧口角下垂;⑥流涎;⑦扭伤、抽搐、鬼脸;⑧面具脸;⑨口式呼吸

续表

检查项目	用具	检查者指令	方法及观察要点
唇	无	看着我,像我这样做(同时示范缩拢嘴唇的动作)	①正常或范围缩小; ②正常或不对称
	无	紧闭嘴唇,像我这样(示范5次)	评价咂唇正常或接触力量下降(上下唇之间)
	无	像我这样龇牙(示范2次)	①正常范围或范围减少; ②口角对称或偏移
	带绒绳的纽扣	请张开嘴,把这个纽扣含在唇后,闭紧嘴唇看我是不是很容易地把它拉出来	把指套放在纽扣上,把它放在唇后,门牙之前,患儿用嘴唇含紧纽扣后,拉紧线绳,逐渐增加力量,直到纽扣被拉出或显示出满意的阻力。观察唇力: ①正常唇力; ②减弱
硬腭	指套、手电筒	头后仰,张口	把指套带在一只手的食指上,用另一只手打开手电筒照在硬腭上,从前到后,从侧面及四周进行评价;用食指沿中线轻摸硬腭,先由前到后,再由左到右,观察指动: ①正常腭弓或高窄腭弓; ②异常生长物; ③褶皱是否正常; ④黏膜下腭裂
	手电筒	张开口	照在软腭上,在静态下评价软腭的外观及对称下观察要点: ①正常软腭的高度或异常的软腭下垂; ②分叉悬雍垂; ③正常大小、扁桃体肥大或无腭扁桃体; ④节律性波动或痉挛
软腭	手电筒、小镜子或鼻息镜	再张开你的嘴,尽量平稳或尽量长的发"啊"(示范至少10 s)准备,开始	照在软腭上,评价肌肉的活动,并把镜子或鼻息镜放在鼻孔下观察要点: ①正常中线无偏移,单侧偏移; ②正常或运动受限; ③鼻漏气; ④高鼻腔共鸣; ⑤低鼻腔共鸣喷气声
	镜子或鼻息镜	鼓起腮,当我施压时不让气体从口或鼻子漏出	把拇指放在一侧面颊上,把中指放在另一侧面颊,然后两侧同时轻施压力,把鼻息镜放在鼻孔下观察要点:鼻漏气或口漏气
	气球和小镜子	努力去吹这个气球	当患儿企图吹气球时,把镜子放在鼻孔下观察要点:鼻或口漏气

续表

检查项目	用具	检查者指令	方法及观察要点
舌	无	请伸出你的舌头	评价舌外伸活动： ①正常外伸或偏移； ②正常或外伸缩短,如有舌肌萎缩,肿物或其他异常要记录
	无	伸出舌头,尽快的从一侧向另一侧摆动(示范至少 3 s)	评价速度运动状态或范围： ①正常或速度减慢； ②正常或范围受限； ③灵活笨拙,扭曲或张力障碍性运动
	无	伸出舌头,舔嘴唇外侧及上下唇(示范至少 3 次)	观察要点： ①活动充分； ②困难或受限
下颌 (咀嚼肌)	无	面对着我,慢慢地尽量大地张开嘴,然后像这样慢慢的闭上(示范 3 次)准备,开始	把一只手的食指、中指和环指放在颞颌关节区(TMJ),评价下颌的运动是否沿中线运动或异常的下颌运动观察指征： ①正常或异常的下颌下拉； ②正常或偏移的下颌上抬以及不自由的张力障碍性运动(TMJ)弹响或异常突起
反射	细棉絮	患儿睁眼,被检测眼球向内上方注视	用细棉絮从旁边轻触眼角膜,则引起眼睑极速闭合,刺激闭合为直接眼角膜反射,同时引起对侧眼睑闭合为间接反射 ①被检测消失,直接反射(＋)； ②对侧消失间接反射(＋)； ③反射类型： 一侧三叉神经疾患； 患侧直接反射(＋)； 间接反射(一)； ④反射类型：一侧面神经麻痹
	叩诊锤	下颌放松,面向前方	将左手拇指轻放与下颌齿裂上,右手持叩诊锤轻敲拇指,观察其反射有无及强弱程度,轻度咬肌收缩或明显收缩为阳性,无咬肌收缩为阴性
	叩诊锤	双眼睁开向前看	用叩诊锤轻叩眼眶,两眼紧闭或轻闭为阳性,无闭眼为阴性,左右有差异要记录
	长棉棒	仰起头,大张开口	用长棉棒轻触咽弓周围,呕吐反射为阳性,无呕吐反射为阴性
	纱布块	伸出舌头	用纱布包裹住舌体突然向前拉舌,突然后缩为阴性
	叩诊锤	口部放松	轻叩唇周,向同侧收缩为阳性,不收缩为阴性,需注明左(L)、右(R)

(二)构音检查

1. 会话　检查者可以通过询问患儿的姓名、年龄等,观察其是否可以讲话,音量、音调变化是否清晰,气息音、粗糙声、鼻音化、震颤等。一般 5 min 即可,需录音。

2. 单词检查 采用构音障碍检查 50 个单词图片,将图片按记录表中词的顺序排好或在背面注上单词的号码,检查时可以节省时间。

表中的所有单词和文章等检查项目均用国际音标,记录也采用国际音标,除应用国际音标记录以外,无法记录的要尽量描述。检查时首先向患儿出示图片,患儿根据图片的意思命名,不能自述采取复述引出。50 个词检查结束后,将查出的各种异常标记在下一页以音节形式出现在表上,音节下面的第一行数字表示处于前页第一音节的单词号码,第二行(在虚线之下)为处于第二音节的单词号。

3. 音节复述检查 在患儿复述时,在观察发音点的同时并注意患儿的异常构音运动,发现患儿的构音特点及规律,方法为检查者说一个音节,患儿复述,标记方法同单词检查,同时把患儿异常的构音运动记入构音操作栏,确定发生机制,以便于制订训练计划。

4. 文章水平检查 通过在限定连续的言语活动中,观察患儿的音调、音量、韵律、呼吸运用。选用一首儿歌,患儿有阅读能力自己朗读、不能读或由复述引出,记录方法同前。

5. 构音类型运动检查 依据普通话的特点,选用代表性的 15 个音的构音类似运动,如:/f/、/b/、/p/、/m/、/s/、/d/、/t/、/n/、/g/、/k/、/h/等。方法是检查者示范,患儿模仿,观察其是否可以做出,在结果栏的能与不能项标出。

6. 结果分析 将前面单词、音节、文章、构音运动检查发现的异常分别记录此表加以分析,确定类型,共 10 个栏目,下面分别说明。

(1)错音:指发什么音时出现错误,如/p/、/k/。

(2)错音条件:在什么条件下发成错音,如词头以外或某些音结合时。

(3)错误方式:所发出的异常音,是替代、遗漏还是歪曲。

(4)一贯性:包括发声(音)方法和错法。

(5)发声(音)方法:发音错误为一贯性的以"+"表示,非一贯性是指发音有时正确有时不正确的以"一"表示。

(6)错法:错音与错误方式是一致的,以"+"表示,不一致的以"一"表示。

(7)被刺激性:以音节或音素形式进行提示,能纠正构音错误的为有刺激性,以"+"表示,反之为无被刺激性,以"一"表示。

(8)构音类似运动:可以完成以"+"表示,不能完成为"一"。

(9)错误类型:根据目前所了解的构音异常,共总结出 26 种类型集中在方框内,经前面检查分析,依异常特点从中选一项或几项相符类型填入结果分析表的错误类型栏内。

二、实训方法

(1)学生每 2 人一组,进行角色扮演,一人扮演患儿,一人扮演检查者,练习构音障碍的评定方法。

(2)记录评定结果。

【实训报告】

1. 实训报告内容

(1)实训目的与要求。

(2)实训所需器械、物品。

(3)详细的康复评估方法:学生要对构音障碍检查正确操作和记录。

(4)适应证。

(5)实训体会。

2. 思考题

如何对患儿的错音进行分析和总结?

(李　璞)

儿童吞咽障碍康复评定实训

【实训目的】

（1）掌握吞咽障碍患儿吞咽功能的临床评估方法。

（2）熟悉吞咽障碍患儿摄食评估，吞咽障碍患儿的筛查方法。

（3）了解吞咽障碍患儿的仪器评估。

【实训条件及用品】

1．环境的要求　安静的示教室或评定室。

2．实训用品　棉签、听诊器、压舌板、手电筒等，吞咽障碍临床评估量表。

【实训内容及方法】

一、实训内容

（一）主观资料搜集

（1）询问家长或直接喂养人患儿的基本信息、病史、既往史、家族史，重点询问家长患儿喂养方面的经历，包括从出生到就诊前的喂养经历，在哪个年龄段进行哪种性状食物的添加。

（2）询问目前的呼吸状态，有无气管切开。

（3）询问当前的喂养状态，是以哪种方式进食，管饲，胃造瘘或经口；进食时的体位，是端坐位，45°坐位或是侧卧在病床喂食；进食量和进食时间；进食过程中有无呛咳，呛咳发生的时间是在进食前、进食中还是进食后；进食过程中或进食后有无反流，反流是从鼻腔还是口腔。

（4）询问最近一个月有无肺炎。

（5）询问患儿目前的营养状况，营养摄入的途径，食物摄入的种类、数量及频率。

（二）口腔器官评估

1．口腔器官感觉功能评估　在口腔感觉评估中，需了解患儿整体的感知水平，尤其侧重于评估患儿的触觉，包括躯干、四肢及口腔内外。通过观察患儿的面部表情、肢体运动反应、行为状态等进行判定触觉的程度，一般分为正常、高敏、低敏、混合型四种。感觉评估有三大原则，第一检查部位由远端到近端，第二由外部到内部，第三刺激量由小到大。口腔感觉检查部位包括面部和颈部、双唇、齿龈、颊内、硬腭和口腔后部的口咽区域。

2．口腔器官运动功能评估

（1）唇、颊部的运动：静止状态唇的位置、有无流涎；做唇角外展动作观察抬高和收缩的运动、做闭唇鼓腮；交替重复发"u""i"音，观察会话时唇的动作。

（2）下颌运动：静止状态下颌的位置、言语和咀嚼时下颌的位置、是否能抗阻力运动。

（3）舌运动：静止状态下舌的位置；伸舌运动、舌抬高运动、舌向双侧运动、舌的交替运动、言语时舌的运动；舌的敏感程度，是否过度敏感及感觉消失。

（4）软腭运动：发"a"音观察软腭的上抬幅度、言语时是否有鼻漏气，软腭上抬幅度差的患儿刺激腭弓时是否有上抬。

3．口腔器官运动功能评估标准

（1）唇运动。

①流涎：A级—没有流涎；B级—嘴角偶有潮湿，患儿可能叙述在夜间枕头是湿的（注意此现象以前是没有的，因为一些正常人在夜间也可有轻微的流涎），当喝水时轻微流涎；C级—当倾身向前或精力不集中时流涎，略微能控制；D级—在静止时流涎非常明显，但是不连续；E级—连续不断地过多流涎，不能控制。

②唇拢：A级—没有异常；B级—唇轻微不对称，检查者仔细观察才能观察到；C级—严重变形，显出只有一侧嘴唇嘟长；D级—患儿试图做这一动作，但是嘟长两项均在最小范围；E级—患儿不能嘟长任何

一侧嘴唇,没有唇的嘟拢。

③唇缩:A 级—没有异常;B 级—轻微不对称,熟练的检查者能观察到;C 级—严重变形的笑,显出只有一侧唇角抬高;D 级—患儿试图做这一动作,但是外展和抬高两项均在最小范围;E 级—患儿不能任何一侧抬高唇角,没有唇的外展。

④鼓腮:A 级—唇闭合极好,能保持唇闭合 15 s;B 级—偶尔漏气;C 级—患儿能保持唇闭合 7～10 s;D 级—唇闭合很差,唇的一部分闭合丧失,患儿试图闭合但不能坚持;E 级—患儿不能保持任何唇闭合。

（2）舌运动。

①伸舌:A 级—舌在正常范围内活动平稳、清晰;B 级—活动慢,或伸出长度轻微不足;C 级—活动不规则或伴随面部怪相,或伴有明显震颤,或伸出幅度明显不足;D 级—舌能稍前伸,但不能把舌伸出唇外;E 级—患儿舌不能完全前伸。

②舔上唇:A 级—无异常;B 级—活动好但慢,或运动幅度轻微不足;C 级—运动幅度不完全;D 级—只能观察到小幅度的动作;E 级—舌完全不能抬高。

③舔下唇:A 级—无异常;B 级—活动好但慢,或运动幅度轻微不足;C 级—运动幅度不完全;D 级—只能观察到小幅度的动作;E 级—舌完全不能向下舔。

④舔左:A 级—无异常;B 级—活动好但慢,或运动幅度轻微不足;C 级—运动幅度不完全;D 级—只能观察到小幅度的动作;E 级—舌完全不能向左运动。

⑤舔右:A 级—无异常;B 级—活动好但慢,或运动幅度轻微不足;C 级—运动幅度不完全;D 级—只能观察到小幅度的动作;E 级—舌完全不能向右运动。

（3）下颌运动。

①下颌下垂:A 级—下颌自然地在正常的位置;B 级—颌偶尔下垂,或偶尔过度闭合;C 级—下颌松弛下垂,口张开,但是偶尔试图闭合或频繁试图使颌复位;D 级—大部分时间下颌均松弛的下垂,且有缓慢不随意的运动;E 级—颌下垂张开很大或非常紧的闭合,下垂非常严重,不能复位。

②咀嚼:A 级—咀嚼力量和下颌运动均无异常;B 级—咀嚼过程偶见下颌轻微的部评为扭动;C 级—咀嚼力量不足或下颌明显可见不平稳扭动;D 级—可见咀嚼动作,但咀嚼幅度及力量极小,或下颌运动极其不平稳;E 级—完全无咀嚼动作。

（4）软腭功能:A 级—软腭能充分保持对称的运动;B 级—轻微的不对称但是能运动;C 级—在所有的发音中软腭均不能抬高,或严重不对称;D 级—软腭仅有一些最小限度的运动;E 级—软腭无运动。

（三）吞咽反射功能评估

1. 咽反射 用压舌板轻触患儿咽喉后壁时,患儿出现咽肌收缩、舌后缩的干呕即恶心反应,触发区域为咽后壁、舌根和双侧腭弓,表现为软腭上抬,腭弓缩紧,舌根紧张。

2. 呕吐反射 呕吐反射是胃内容物和部分小肠内容物通过食管反流出口腔的一种复杂的反射动作。呕吐反射的检查方法基本与咽反射相同,即用棉签或压舌板用力触碰舌根或咽后壁,观察是否能引起整个咽后壁和软腭强劲而对称的收缩,出现强烈的干呕反应。

3. 咳嗽反射 咳嗽反射是人体的防御性呼吸反射,感受器位于喉、气管和支气管黏膜,其生理意义是有效清除呼吸道内的分泌物和进入喉、气管、支气管等处的异物。如咳嗽反射减弱或消失,导致咽及气管内的有害刺激物误吸,容易产生误吸及吸入性肺炎。

（四）喉功能评估

1. 音质和音量 持续发"*a*"和讲话(哭/笑)时的音质、音调及音量,如声音沙哑且音量低,提示声带闭合差,吞咽时气道保护欠佳,容易发生误吸。

2. 发音控制和范围 与患儿谈话,观察其音调、节奏等变化。如声音震颤,说话时节奏失控,提示喉部肌群协调欠佳,进食时吞咽协调性会受到影响。如声音带有痰鸣音,提示吞咽肌群力量下降或食物残留。

3. 主动的咳嗽/喉部的清理 嘱患儿做咳嗽动作,观察其咳嗽力量。如咳嗽力量减弱,将影响喉部清除能力。如患儿无法配合,则在摄食检查中观察。

4. 吞咽唾液能力 观察患儿流涎情况,如果经常被唾液呛到,提示处理唾液能力下降,进食时容易发生误吸或隐性误吸。

5. 喉上抬 1岁以下的婴儿一般采用一指法,即检查者的食指放在患儿的舌骨位置,在患儿吞咽时感受甲状软骨上缘能否触及食指,正常吞咽时,食指能触及上抬的甲状软骨;二指法:检查者的食指和中指分别放在患儿的舌骨和甲状软骨的位置,在患儿吞咽时感受甲状软骨上缘能否触及食指。如果喉上抬不足,容易导致吞咽启动延迟。

二、实训方法

(1)学生每2人一组,进行角色扮演,一人扮演患儿,一人扮演检查者,练习吞咽功能临床评估方法。

(2)记录评定结果。

(3)学生分组对提供的病例进行分析讨论,讨论内容:儿童吞咽障碍的康复评定方法和结果。

【实训报告】

1. 实训报告内容

(1)实训目的与要求。

(2)实训所需器械、物品。

(3)实训内容和步骤:重点记录评定方法及评定结果,制定详细的康复治疗方案。

(4)适应证。

(5)实训体会。

2. 思考题

如何评估吞咽功能障碍患儿的口腔器官运动功能?

(李 璞)

不同月龄原始神经反射的检查

【实训目的】

（1）掌握不同月龄原始神经反射的检查方法。

（2）制定高危儿的不同月龄原始神经反射检查方案。

（3）了解原始神经反射检查的意义。

【实训条件】

1. 环境的要求 安静的示教室或评定室、诊床。

2. 实训器械 叩诊锤、铅笔、纸等。

【实训内容及方法】

一、实训内容

（一）原始反射评定

原始反射是由脑干控制的自动及刻板的动作，这些反射负责管理婴儿的肢体运动，它们需要被抑制及整合，从而使婴儿的运动能力得到适当发展。婴儿需要通过进行有韵律的身体律动，不断重复不同的反射模式，使原始反射得到整合。

婴儿出生时出现原始反射，不同原始反射出现持续时间不同，但大多数原始反射在出生后 6 个月内整合或消失，若原始反射未在相应时间内消失，则提示存在脑病变，因此原始反射检查是判断脑成熟程度的常用检查之一。常用的原始反射包括：觅食反射、握持反射、拥抱反射、踏步反射等。

1. 觅食反射 觅食反射是婴儿的一种无条件反射。当婴儿面颊触到母亲乳房或其他部位时，即可出现寻觅乳头的动作。用手指抚弄婴儿面颊时，他的头也会转向刺激方向。该反射 0～3 个月时出现，并在 3～4 个月时逐渐消失。

2. 拥抱反射 拥抱反射亦称惊跳反射，属于非条件反射。当婴儿听见大的声音时或突然改变婴儿的姿势（用手托住婴儿头、背部，使其呈斜坡卧位，躯干与床面呈 30°角，然后迅速使其头向后倾 10°～15°）可引起上、下肢外展，同时躯干及手指伸直，然后上肢屈曲呈现拥抱状。

此反射出生后 3 个月时表现明显，6 个月后完全消失。婴儿期无此反射，提示可能存在脑损伤，若一侧上肢缺乏惊跳反射，提示臂丛神经因产伤或其他原因所致的麻痹或锁骨骨折。脑部有损伤或急性病变时，惊跳反射可延迟出现或消失。若 4 个月后仍能引出，应引起注意；9 个月以后仍出现，是大脑慢性病变的特征。

3. 握持反射 握持反射是婴儿的一种无条件反射。检查者将双食指或小指分别自婴儿两手的尺侧缘伸进手心，轻压其手掌，婴儿会紧紧抓住治疗师的手指引起抓握反射。握持反射在安静觉醒的正常婴儿很容易引起握持反射，反射亢进则提示双侧大脑存在疾病；婴儿期消失或减弱则提示该婴儿中枢神经系统呈抑制状态。此反射在出生后第 5 周达到最强的程度，3～4 个月时消失，被自主抓握取代。超过 4 个月仍存在可能是神经病变的征兆。婴儿在出生后第一个月会常紧握拳头，但如超过两个月仍持续握拳，可能是中枢神经系统损伤的表现。

4. 踏步反射 检查者从婴儿背后将手放在婴儿手臂下方，并以拇指扶住其头部背侧，使婴儿直立后，以其足部接触地面，注意不可使其足部向足底弯曲。婴儿的反应为髋与膝关节弯曲，受刺激的脚踩住地面。当轻缓地移动婴儿向前走时,其一只脚置于地面后,另一只脚会举步向前,产生一连串步伐交换的运动。这一反射在婴儿出生后不久即出现,6～10周时消失。

5. 立直反射 立直反射又称矫正反射,共6种,是身体在空间发生位置变化时,主动将身体恢复立直状态的反射。立直反射的中枢在中脑和间脑。其主要功能是维持头在空间的正常姿势、协调头颈和躯干间、躯干与四肢间的关系,是平衡反应功能发展的基础,脑发育落后或者脑损伤的婴儿出现时间会延迟。

立直反射出现及存在时间

名　　称	出现及存在时期
颈立直反射	新生儿→持续6～8个月
躯干头部立直反射	2～3个月→5岁左右
躯干躯干立直反射	3～4个月→5岁左右
迷路性立直反射	6～7个月以前→终生
视性立直反射	5～6个月以前→终生
降落伞反射/保护性伸展反射	6～7个月→终生

6. 紧张性颈反射 紧张性颈反射包括对称性和非对称性两种。对称性紧张性颈反射是当颈屈曲或伸展时,双上肢产生与颈同样的运动,双下肢产生与颈相反的运动。

非对称性紧张性颈反射是当头部位置变化时,面侧的肢体趋向于伸展,而枕侧的肢体趋向于屈曲,又名"拉弓反射"。该反射存在的时期为0～4个月。去大脑强直及锥体外系损伤时亢进,锥体系损伤也可见部分亢进;6个月后若仍残存,是重症脑瘫的常见表现之一。该反射持续存在将影响婴儿头保持正中位、对称性运动、手口眼协调等运动发育。

7. 对称性支撑反射 检查方法:使婴儿保持立位,足底着桌面数次。反应:下肢伸肌肌张力增高,踝关节屈曲,也可引起膝反张。该反射存在的时期为0～2个月。3个月以后若仍呈阳性者,提示神经反射发育迟滞。

8. 紧张性迷路反射 紧张性迷路反射也称前庭脊髓反射,头部在空间位置及重力方向发生变化时,会引起躯干四肢肌张力的变化。该反射持续存在将影响婴儿自主抬头的发育。检查方法:将婴儿置于仰卧位及俯卧位,观察其运动和姿势变化。反应为仰卧位时身体呈过度伸展,头后仰;俯卧位时身体以屈曲姿势为主,头部前屈,臀部凸起。该反射存在的时期为0～4个月。

9. 侧弯反射 侧弯反射又称躯干内弯反射。侧弯反射持续存在将影响躯干的自主运动,从而影响翻身、坐、站及体位变换功能。检查方法:婴儿处于俯卧位或俯悬卧位,用手指自上向下刺激一侧脊柱旁或刺激腰部。该反射持续存在,将会影响婴儿直立位的自由运动发育。反应为婴儿出现躯干向刺激侧弯曲。该反射存在的时期为0～6个月。肌张力低下难以引出,脑瘫患儿或肌张力增高可持续存在,双侧不对称具有临床意义。

(二)记录反射检查结果并进行分析

1. 记录检查结果

(1)觅食反射:3月龄婴儿面颊受刺激后未出现转头寻觅动作(正常应于3个月内消失),提示可能延迟整合。

(2)拥抱反射:4月龄婴儿仍存在明显惊跳反应(正常6个月后消失),需警惕脑部慢性病变风险。

(3)握持反射:5月龄婴儿手掌抓握持续存在(正常3～4个月消失),提示中枢神经系统发育异常可能。

(4)踏步反射:2月龄婴儿未引出踏步动作(正常出生后存在,6～10周消失),提示神经通路发育滞后。

(5) 立直反射:颈立直反射:6 月龄婴儿仍存在(正常 6～8 个月消退),需结合其他反射评估脑发育情况;视性立直反射:7 月龄婴儿未出现(正常 5～6 个月前出现),提示视觉-运动整合障碍。

(6) 非对称性紧张性颈反射:8 月龄婴儿仍残存(正常 0～4 个月消失),提示脑瘫高风险。

(7) 紧张性迷路反射:5 月龄婴儿仰卧位仍呈过度伸展姿势(正常 0～4 个月消失),影响自主抬头能力。

2. 综合分析

(1) 异常表现:多项反射(如拥抱反射、握持反射)未按正常时间整合,提示中枢神经系统成熟延迟或潜在脑损伤。

(2) 潜在问题。①运动发育受限(如持续非对称性紧张性颈反射影响对称性运动)。②肌张力异常(紧张性迷路反射残留导致姿势控制困难)。③神经通路发育滞后(踏步反射缺失)。

(3) 诊断提示:需结合影像学及神经电生理检查,进一步明确脑损伤的类型及程度。

(三) 确定康复治疗目标

1. 近期康复治疗目标(3～6 个月)

(1) 抑制异常反射:通过感觉统合训练(如球上俯冲、侧滚),减少非对称性紧张性颈反射残留。

(2) 促进自主运动:设计俯卧位抬头训练、手口协调活动,改善紧张性迷路反射对姿势的影响。

(3) 增强肌力与协调性:采用被动关节活动、抗重力体位训练,改善踏步反射缺失及下肢支撑能力。

(4) 家庭干预指导:教会家长日常抚触、体位摆放技巧,避免加重异常反射模式。

2. 远期康复治疗目标(6 个月～2 年)

(1) 实现运动里程碑:逐步达成翻身、独坐、爬行等阶段性运动能力,减少原始反射残留对功能的影响。

(2) 提高生活自理能力:通过精细运动训练(如抓握玩具、自主进食),替代原始握持反射。

(3) 预防继发并发症:避免关节挛缩、异常步态,促进神经可塑性以降低脑瘫致残风险。

(4) 促进社会适应性:结合认知与语言干预,全面提升婴儿发育水平,实现身心协调发展。

二、实训方法

(1) 学生分组对提供的病例进行分析讨论,讨论内容:不同胎龄原始神经反射的检查方法。

(2) 制定高危儿不同月龄原始神经反射检查方案。

(3) 学生每 2 人一组,进行角色扮演,一人扮演患儿,一人扮演检查者,练习不同胎龄原始神经反射的检查方法。

【实训报告】

1. 实训报告内容

(1) 实训目的与要求。

(2) 实训所需器械、物品。

(3) 实训内容和步骤:重点记录检查方法及结果。

(4) 适应证。

(5) 实训体会。

2. 思考题

(1) 高危儿为什么要根据不同月龄制定不同的原始神经反射检查方案?

(2) 不同月龄原始神经反射的检查方法。

(赵　邓)

高危儿神经行为的康复评定及手法治疗

【实训目的】

(1) 掌握高危儿神经行为的康复评定及手法治疗。

(2) 熟悉高危儿的功能评定。

(3) 了解康复治疗的适应证。

【实训条件】

1. 环境的要求 安静的示教室或评定室、诊床。

2. 实训器械 铅笔、纸等。

【实训内容及方法】

一、实训内容

(一) 康复评定

1. 新生儿 20 项行为神经测定(NBNA) 适用于 0~28 日龄的足月新生儿,早产儿需要矫正胎龄后进行,用于评估小儿神经发育情况,也可作为围产期高危因素对新生儿影响的检测手段。评估内容包括新生儿的行为能力、被动肌张力、主动肌张力、原始反射、一般反应 5 个部分,满分 40 分,>37 分为合格,≤37 分为不合格。异常者需定期随访,动态评估;评分越低,预后越差。

2. 全身运动质量评估(GMs) 主要对早产儿、足月新生儿、5 月龄以内的婴儿进行评估,预测后期神经发育结局是否存在脑瘫等严重的发育障碍。

3. Alberta 婴儿运动量表(AIMS) AIMS 可以较早且敏感地发现高危儿与正常婴儿运动发育速度的差异。评估过程分别在 4 个体位下进行:俯卧位、仰卧位、坐位及站立位,每个体位有多个不同的项目,共 58 个项目,每一个项目分别观察负重部位、姿势、抗重力运动。根据 AIMS 总分及患儿月龄查出对应的百分位数,百分位数≤5% 作为运动发育异常的判定标准。对于早产儿,按 40 周矫正月龄进行评估。

4. 婴儿运动表现测评 主要针对运动发育评估,不针对预测神经系统损伤。适用于胎龄 34 周的早产儿至矫正月龄 4 个月的早期婴儿。

5. 婴幼儿发育商测试 国际常用有贝利婴儿发展量表、格塞尔发育量表、丹佛发育筛查测验等。

(二) 记录评定结果并进行分析

1. 记录评定结果

(1) 新生儿 20 项行为神经测定(NBNA):28 日龄足月新生儿评分为 35 分(满分 40 分,≤37 分为不合格),提示神经发育异常风险。行为能力评分偏低(如对声音反应弱),主动肌张力不足(如四肢伸展困难),原始反射整合延迟(如拥抱反射未消退)。

(2) 全身运动(GMs)质量评估:矫正月龄 3 月龄早产儿 GMs 表现为"单调性全身运动"(正常应为"流畅性全身运动"),提示后期脑瘫高风险。

(3) Alberta 婴儿运动量表(AIMS):矫正月龄 4 月龄婴儿总分对应百分位数为 3%(≤5% 为异常),俯卧位抗重力运动不足(无法抬头 45°),仰卧位躯干控制差。

(4) 婴儿运动表现测评:矫正月龄 3 月龄早产儿俯卧位支撑时间仅 10 s(正常应≥1min),下肢蹬踏动作缺失。

（5）婴幼儿发育商测试（贝利婴儿发展量表）：6月龄婴幼儿发育商（PDI）为70分（正常范围为85～115分），精细运动（抓握）及粗大运动（翻身）均落后。

2．综合分析

（1）神经发育风险：NBNA评分不合格、GMs单调性表现及AIMS百分位数≤5％，提示中枢神经系统发育迟缓或脑损伤可能。

（2）运动功能障碍：抗重力运动不足（俯卧位抬头困难）、躯干控制差（仰卧位无法自主翻身）及下肢支撑能力弱，表明核心肌群及近端关节稳定性不足。

（3）反射与肌张力异常：原始反射残留（如拥抱反射）与主动肌张力低下（NBNA评分）并存，提示神经整合功能受损。

（4）长期预后风险：GMs结果提示脑瘫高风险，需早期干预以改善运动轨迹；贝利婴儿发展量表PDI偏低提示未来认知与运动发育双重挑战。

（三）确定康复治疗目标（近期、远期）

1．近期康复治疗目标（1～3个月）

（1）改善神经整合功能：通过前庭觉刺激（如摇篮摆动）、触觉输入（如抚触、按摩）促进原始反射（如拥抱反射）消退。

（2）增强抗重力运动能力：俯卧位训练（胸下垫毛巾辅助抬头）、仰卧位屈髋屈膝练习，延长躯干控制时间。

（3）提高肌张力与关节稳定性：使用弹力带进行抗阻运动（如下肢蹬踏训练），结合水疗改善低肌张力。

（4）家庭参与干预：指导家长进行日常体位管理（如侧卧位睡眠，减少异常姿势），增加亲子互动游戏（追视玩具，促进视觉-运动整合）。

2．远期康复治疗目标（6个月至2年）

（1）实现运动里程碑：12月龄前完成独坐、爬行，18月龄前实现独站，2岁前尝试独立行走。

（2）预防继发性损伤：通过矫形支具（如踝-足矫形器）预防足下垂，动态拉伸避免关节挛缩。

（3）促进功能独立性：训练手部精细运动（如捏取小物、自主进食），结合言语治疗提升交流能力。

（4）优化神经可塑性：多感官刺激（如音乐、色彩互动）与任务导向性训练（如跨越障碍爬行），促进大脑代偿性重组。

（四）制定康复治疗方案

神经系统干预是基于肢体运动功能的发育，尤以中枢神经引出的运动功能为主。神经系统受损时干扰了正常的原始反射，需通过干预实现正确的运动感觉和运动模式。治疗师或家长通过对患儿不同体位下有针对性地干预，以提高相应的肢体运动功能。

1．仰卧位训练

（1）体位：患儿头部位于身体中线，面部朝上；肘部弯曲，双上肢置于胸前；颈、胸、腰脊柱伸展；双下肢屈髋屈膝抵于胸前。这个体位可使在头部自由活动的情况下保持躯干的稳定，易于从仰卧位到侧卧位，易于在各种动作下保持头部的稳定和输入双手中位线运动取物的模式。

（2）训练内容。

①使患儿在头中线位开始左右转动头部，提高颈前部肌群的控制力和颈后肌群的拉伸。由肩部向前向下轻轻施压，促进颈曲形成和增加背、肩和腹部肌肉的力量。

②在患儿肩膀处轻轻水平施压，肩胛骨向下固定，刺激胸部和肩部肌群活动。辅助手在胸前继续伸向头口腔方向，提高肩和胸部肌群的力量。

③使患儿屈膝屈髋置于腹上，将髋部轻微抬离支撑平面。两手从髋部向中线先轻轻施压，并逐渐向肩部移动，增加腹部肌群的力量和控制能力。

④从一侧到另一侧的转动,帮助重心转移,尽可能减少头部和手臂的辅助。

2. 俯卧位训练

(1)体位:患儿手臂屈曲放置于下颌两侧;髋部屈曲,骨盆后倾并将膝关节抵于腹部。这个体位对呼吸、训练移动上肢到口腔部位及从俯卧位到仰卧位的翻身有帮助。

(2)训练内容。

①从肩部向下轻轻施压,训练提高肩部和背部伸展肌肉的强度,促进头部抬离支撑平面及向右/左转动的能力。

②通过在肩部轻轻水平施压,增加向前带动肩部的肌群肌力,进一步达到双手伸向口腔的目的。

③从肩部向支撑平面轻轻施压,同时向足部方向轻压,并加重一侧肩部压力,协助头向对侧抬起。

3. 坐位训练

(1)体位:患儿坐于床上,手从后部支撑;背向后倾斜 $10°\sim15°$,头稍后倾,伸展颈椎;背部挺直,躯干轻微向上牵引,以抑制背部弯曲;骨盆中立位;双手控制肩部,手臂曲肘伸向中线;髋/膝关节屈曲。这个体位有助于坐姿抬头、手臂中线抓握。

(2)训练内容。

①通过在肩部向下轻轻施压,刺激颈部、胸部和腹部肌群活动,提高颈部肌群的力量和控制能力,伸展颈椎,保持头部中位线直立。

②通过在肩部水平向下施压,增加颈部肌群和肩胛向下旋转的力量,刺激肩部和胸部肌群活动,促进双手伸向中线/口腔方向。

③患儿下颌内收,用手支撑头部和躯干,轻轻地向后倾斜,刺激颈部和腹部肌群活动;也可以支撑中心左右移动,用以伸展躯干承重侧。

4. 侧卧位训练

(1)体位:侧位躺,头部轻微向前屈曲(收下颌);手臂伸向中线;伸展胸椎和腰椎;骨盆中立位;髋/膝关节屈曲抵向腹部。

(2)训练内容。

①手放在肩上向后提肩,同时下颌内收,使颈前、胸部和腹部肌群活动,同时伸展颈后肌群;也可以一手放于枕部,另一手放于躯干和骨盆上,缓慢向后滚动婴儿,刺激颈部、胸部和腹部前部肌群活动。

②通过在肩部水平施压,增强胸部和肩部前面肌群活动,帮助婴儿将手伸向口腔方向/身体中线,提高肩关节向下旋转的稳定性。

③从下方侧向微微抬起骨盆,延展承重侧的躯干,当头、躯干、髋向前屈曲时便于翻身。这个训练可以增强胸腰段的背部肌群和腹前肌群的力量。

二、实训方法

(1)学生分组对提供的病例进行分析讨论,讨论内容:高危儿神经行为的康复评定及手法治疗、高危儿的功能评定及康复治疗的适应证。

(2)制定康复治疗计划与方案。

(3)学生每 2 人一组,进行角色扮演,一人扮演患儿,一人扮演治疗师,练习高危儿神经行为的康复评定及手法治疗。

【实训报告】

1. 实训报告内容

(1)实训目的与要求。

(2)实训所需器械、物品。

(3)实训内容和步骤:重点记录评定方法及评定结果,制定详细的康复治疗方案。

(4)适应证。

（5）实训体会。

2. 思考题

（1）高危儿神经行为的康复评定及手法治疗。

（2）高危儿的功能评定包括哪些内容？

（赵　邓）

脊柱侧凸的康复综合实训

特发性脊柱侧凸的康复评定实训

【实训目的】

(1) 掌握特发性脊柱侧凸的康复评定方法。

(2) 熟悉特发性脊柱侧凸的体格检查。

(3) 了解特发性脊柱侧凸的适应证。

【实训条件】

1. 环境的要求 安静的示教室或评定室、诊床。

2. 实训器械 全脊柱站立位正侧位片、骨盆正位片、格尺、记号笔、铅笔、纸等。

【实训内容及方法】

一、实训内容

(一)体格检查

1. 姿势对称性评估 患儿尽可能暴露身体,以便更好地观察脊柱和肋骨。临床操作时,应注意对隐私的保护,特别是青少年,一定要有家属在现场陪同。

患儿背向治疗师,取自然站立姿势,双足与肩等宽,双目平视,手臂自然下垂,掌心向内。治疗师从后面观察患儿头颈部是否在中立位,肩胛骨是否突起;观察两侧的肩峰、肩胛下角、髂后上棘、臀横纹、腘横纹、跟骨和腰凹是否对称。两个手指沿脊柱向下划,观察脊柱棘突连线是否为直线。必要时可以用记号笔对需要观察的点进行标记,方便观察。

2. 前屈试验 在光线明亮处,暴露脊背的患儿背向治疗师,治疗师嘱其自然站立、双足并拢,双臂伸直合掌,低头后缓慢向前弯腰至90°左右,双手合掌逐渐置于双膝间(以避免患儿躯干和肩假性偏移)。治疗师眼睛应与患儿背部在同一高度,从胸椎至腰椎,观察脊柱两侧是否高低不平。如果前屈试验下出现背部任何部位的不等高、单侧肋骨隆凸或单侧肌肉挛缩则视为前屈试验阳性,应高度怀疑存在脊柱侧凸。此外双下肢不等长的患儿应采用坐位进行前屈试验。

3. 躯干旋转测量仪检查 患儿继续保持前屈试验姿势,使用躯干旋转测量仪分别测量患儿脊柱各段(胸段、胸腰段、腰段),记录最大偏斜角(ATR)及部位,如背部不对称最严重处超过5°时,则高度疑似脊柱侧凸。检查时应注意以下三点:①观察时视线一定是与患处在同一水平;②使用测量仪时,双手握持工具,双手不可用力往下按压;③测量时,测量仪中线对准棘突,且需与地面垂直,测量仪的"0"刻度应在棘突上方。

(二)影像评定

利用提供的全脊柱站立位正、侧位片和骨盆正位片进行评定。

1. Cobb 角测定 在脊柱 X 线正位片上,先确定侧凸的阶段;在弧度最上端椎体上缘画一水平线,再沿弧度最下端椎体下缘画另一条水平线,最后画这两条水平线的垂直线,两垂线的交角即为 Cobb 角,代表脊柱侧凸的程度。

2. 脊柱的旋转程度评定 在脊柱 X 线正位片上,根据椎体椎弓根的位置可粗略判断脊柱的旋转程度。判断标准为：凸侧椎弓根与对侧对称并紧贴椎体侧缘，为无椎体旋转移位；椎弓根离开椎体缘向中线移位为1°旋转；椎弓根移至中线附近为3°旋转，介于1°和3°之间为2°旋转，椎弓根越过中线则为4°旋转。

3. 骨骼成熟度评定　最常用的骨骼成熟度评定方法是观察髂嵴骨骺的生长情况。Risser将髂嵴分成四部来分阶段描述骨成熟度，即Risser征。

判断标准：①髂嵴骨骺未出现为0°；②外侧25％以内出现骨骺为1°；③50％以内出现为2°；④75％以内出现为3°；⑤75％以上出现为4°，但骨骺未与髂嵴融合；⑥髂嵴骨化中心完全融合，形成连续的骨化带。

（三）进展风险评定

特发性脊柱侧凸的康复评定结果如表1所示。

根据SOSORT指南提供的公式进行计算。进展风险（百分比）＝[Cobb角－（3×骨成熟度）]/实足年龄

极低风险：<40％；低风险：40％～60％；中风险：60％～80％；高风险：>80％。推荐极低风险患儿进行临床观察，每三个月就诊一次；低风险患儿进行康复治疗；中风险患儿进行康复治疗和部分时间的支具佩戴；高风险患儿进行康复治疗和全天支具佩戴。

特发性脊柱侧凸的康复评定结果

分　类	项　　目		结　　果	
体格检查	姿势对称性评估	头部是否中立位	是	否
		肩胛骨是否有凸起	是	否
		双侧肩峰是否等高	是	否
		双侧肩胛骨是否等高	是	否
		双侧髂后上棘是否等高	是	否
		双侧臀横纹是否等高	是	否
		双侧腘横纹是否等高	是	否
		双侧跟骨是否等高	是	否
		双侧腰凹是否对等	是	否
		弯腰试验是否阳性	是	否
		最大偏斜角度		
影像学评估	Cobb角测定		胸段：	腰段：
	脊柱的旋转程度评定		胸段：	腰段：
	骨骼成熟度评定		0°　1°　2°　3°　4°　5°	
进展风险评定	风险指数			
	风险程度		极低风险　低风险　中风险　高风险	

二、实训方法

（1）学生每2人一组，进行角色扮演，一人扮演患儿，一人扮演治疗师，练习特发性脊柱侧凸康复评定方法。

（2）记录评定结果。

（3）学生分组对提供的病例进行分析讨论，讨论内容：特发性脊柱侧凸的类型、体格检查、康复评定方法和结果。

【实训报告】

1. 实训报告内容

（1）实训目的与要求。

（2）实训所需器械、物品。

（3）详细的康复治疗方案。

（4）填写特发性脊柱侧凸的康复评定结果。

（5）实训体会。

2．思考题

（1）特发性脊柱侧凸 Cobb 角的测量方法。

（2）如何判断青少年特发性脊柱侧凸的风险？

（税晓平）

特发性脊柱侧凸的康复治疗实训

【实训目的】

（1）掌握特发性脊柱侧凸的姿势训练和运动疗法。

（2）熟悉特发性脊柱侧凸的康复治疗方案。

（3）了解脊柱侧凸的康复治疗体系。

【实训条件】

1．环境的要求　安静的示教室或评定室、诊床。

2．实训器械　体操棍、瑜伽垫、凳、治疗球、肋木架、泡沫垫等。

【实训内容及方法】

一、实训内容

（一）分析评定结果

结合康复评定结果，分析患儿的脊柱侧凸类型和进展风险，制定康复目标和康复方案。

（二）制定康复治疗方案

1．姿势训练

（1）骨盆倾斜训练。

卧位训练：患儿仰卧，髋膝屈曲，下腰部贴紧诊疗床面，并维持在此位置；平稳而有节奏地从床面上抬臀部，但下腰部不能离开床面。在此基础上，继续伸直双下肢，直至双髋和双膝完全伸直。

立位训练：患儿直立位，腰部紧贴墙壁，足跟距离墙面 $10\sim20$ cm，双膝屈曲。在此基础上，可双足靠近墙面，练习双膝伸直。

（2）姿势对称性训练：患儿通过主动的自我姿势矫正，保持坐位和立位时躯干姿势挺拔和对称；在此基础上，进行上肢前屈上举、外展，腰背部前屈、后伸、双足交互抬起等动作。进一步在俯卧位锻炼腰背肌、在仰卧位锻炼腹肌及下肢肌。

2．运动疗法

（1）矫正体操：在卧位或匍匐位进行矫正体操。选用特定姿势练习矫正特定部位的脊柱侧凸。如膝胸位、肘胸位和腕膝位相对应的集中点分别在 T_3、T_6、T_8 附近。在上述体位、姿势下，利用肩带、骨盆的运动进行矫正动作。

（2）不对称爬行：俯卧位时，一侧上肢前伸过头同时同侧下肢后伸，可牵伸同侧脊柱。右侧弯时，左臂右腿尽量向前迈进，右臂左腿随后跟进，但始终不超越左臂右腿，方向为向右侧成弧形地前进。左侧弯时，左臂和左腿尽量向前迈进，右臂右腿随后跟进，但始终不超越左臂左腿，前进方向为直线向前。

（3）呼吸训练：要点是指导患儿进行胸腹式呼吸，训练步骤如下：仰卧位，屈髋屈膝，指导患儿呼吸时有意识地限制胸廓活动，吸气时使腹部隆起，可用视觉或手去检查。在腹部加上一沙袋可加强对腹部隆起的训练。患儿呼气时腹部尽量回缩，逐渐把胸腹式呼吸相结合，缓慢腹式吸气后，胸廓完全扩张。随着呼气的进行,腹部尽量回缩,胸廓逐渐恢复,进行慢吸气和慢呼气锻炼。呼气时间为吸气的两倍,先在仰卧位训练胸腹式呼吸,其次在坐位,最后在立位下训练。

二、实训方法

(1)学生分组对提供的病例进行分析讨论,讨论内容:脊柱侧凸类型、进展风险与姿势训练、运动疗法的适应证。

(2)制定康复治疗计划与方案。

(3)学生每 2 人一组,进行角色扮演,一人扮演患儿,一人扮演治疗师,练习特发性脊柱侧凸的姿势训练和运动疗法。

【实训报告】

1.实训报告内容

(1)实训目的与要求。

(2)实训所需器械、物品。

(3)实训内容和步骤:重点记录评定方法及评定结果,制定详细的康复治疗方案。

(4)适应证。

(5)实训体会。

2.思考题

特发性脊柱侧凸的康复治疗内容。

(税晓平)

儿童骨折术后康复综合实训

胫骨平台骨折内固定术后康复评定实训

【实训目的】

（1）掌握膝关节活动的测量方法。

（2）掌握股四头肌、腘绳肌肌力测定方法。

（3）熟悉膝关节的基本结构。

【实训条件】

1. 环境的要求　安静的示教室或康复评定及康复治疗实训室。

2. 实训器械　诊床、Merchan 膝关节功能评定量表、Hohl 膝关节功能评定量表、VAS 疼痛评估表、软尺等。

【实训病例】

患儿，李某，男，16 岁。主诉：左侧膝关节摔伤 1 月余。

患儿于 1 月前从楼梯摔下，随即出现左膝关节剧烈疼痛、肿胀、关节活动受限，来我院就诊。行左膝关节 X 线片检查提示：左侧胫骨平台骨折，行左侧膝关节内固定手术治疗。术后 2 周拆线，但左侧膝关节功能障碍明显。现患儿为寻求系统的康复治疗转入我科。

查体：脉搏 73 次/分，体温 36.7 ℃，血压 118/81 mmHg，发育正常，营养状况良好，神志清晰，精神状态一般，自主体位，采用腹式呼吸。左侧膝关节可见一长约 10 cm 的手术瘢痕，膝关节肿胀明显，关节活动受限明显。

请根据患儿情况，进行相应的康复评定，并制订康复治疗计划。

【实训内容及方法】

一、实训内容

（一）下肢长度及周径测量

下肢长度测量，患儿取仰卧位，标记髂前上棘及内踝最高点，采用皮尺测量两点之间的直线距离并记录；髌骨上、下各 10 cm 处，用皮尺环绕肢体已确定的部位一周，测量大腿及小腿周径。注意同时测量健侧及患侧进行对比。

下肢长度及周径测量表

部　　位	左　　侧	右　　侧
下肢长度		
下肢周径（髌上）		
下肢周径（髌下）		

（二）膝关节活动度测量

采用量角器对双侧膝关节活动度进行测量。患儿取俯卧位，充分暴露双侧膝关节。量角器轴心对准腓骨小头中心，量角器固定臂与股骨纵轴平行，移动臂置于与胫骨纵轴平行位置。嘱患儿尽力做屈伸动作,记录双膝主动活动度。在治疗师的帮助下,完成最大程度屈伸动作,记录被动状态下双膝活动度。

膝关节活动度测量表

部　位	左侧		右侧	
	主动	被动	主动	被动
膝关节屈曲				
膝关节伸展				

(三) 下肢肌力评定

采用徒手肌力评分法(MMT)检查股四头肌、腘绳肌肌力。

1. 股四头肌肌力评定　嘱患儿仰卧位,治疗师站于患儿左侧体旁。嘱患儿左下肢屈髋屈膝,然后完成伸膝动作。治疗师再向患儿左小腿下端前缘施加较轻阻力,嘱患儿伸膝,若患儿左小腿可抗较轻阻力完成伸膝动作,治疗师再施加较重阻力。若患儿可抗较重阻力完成伸膝动作,则评定患儿左下肢股四头肌肌力为 5 级。随后依上述方法测定右下肢股四头肌肌力。

2. 腘绳肌肌力评定　嘱患儿俯卧位,治疗师站于患儿左侧体旁。嘱患儿做左下肢屈膝动作。治疗师在左小腿后侧下端施加较轻阻力,嘱患儿做屈膝动作,若患儿左小腿可抗轻阻力屈膝,治疗师再施加较重阻力。若不能成功,则评定左侧腘绳肌肌力为 4 级。嘱患儿做左下肢屈膝动作,若不能完成,则评定左侧腘绳肌肌力为 3 级。再嘱患儿取右侧卧位,治疗师右手托住患儿左膝关节,左手托住左下肢,嘱患儿屈膝。若可见左小腿向后活动,则评定患儿右下肢腘绳肌肌力为 2 级。

下肢肌力测量表

部　位	左　侧	右　侧
股四头肌肌力		
腘绳肌肌力		

(四) 膝关节功能评定

采用 Hohl 膝关节功能评定和 Merchan 膝关节功能评定标准进行评估。

Hohl 膝关节功能评定标准

评级	评　定　标　准
优	关节活动度大于 120°,伸直受限 0°,内外翻小于 5°,行走无疼痛
良	关节活动度小于 90°,伸直受限大于 0°,内外翻大于 5°,活动有轻微疼痛
中	关节活动度小于 75°,伸直受限大于 10°,活动时有疼痛
差	关节活动度小于 50°

Merchan 膝关节功能评定标准

评级	评　定　标　准
优	膝关节可伸至 15°,屈曲至 130°,无疼痛,无行走障碍
良	膝关节可伸至 30°,屈曲至 120°,偶有疼痛,轻度行走障碍
中	膝关节可伸至 40°,屈曲至 90°～119°,活动时疼痛,中度行走障碍
差	膝关节可伸至 40°,屈曲小于 90°,经常疼痛,严重行走障碍

(五) 骨折术后愈合情况

术后左膝关节行 X 线片检查,观察骨折愈合情况。

（六）疼痛评定

通过视觉模拟评分法（VAS）进行疼痛评定。患儿根据自己所感受的疼痛程度，在一条长度为 10 cm 的线段上标记（0 代表无痛，10 代表严重疼痛），以表示疼痛的强度及其对心理的冲击。

（七）日常生活活动能力评定

采用改良 BI 进行评定，包括进食、穿衣、大小便控制等 10 项内容，总分 100 分。根据得分评定患儿日常生活活动能力的依赖程度。0～19 分：生活完全需要依赖；20～39 分：生活大部分需要依赖；40～59 分：生活部分需要依赖；60～79 分：生活小部分需要依赖；80～100 分：生活基本自理。得分在 40 分以上的患儿康复治疗的效果明显，康复效益最大。

（八）神经功能评定

对两侧下肢分别进行肌张力、膝反射、踝反射的测定。

二、实训方法

（1）学生每 2 人一组，进行角色扮演，一人扮演患儿，一人扮演治疗师，练习胫骨平台骨折内固定术后康复评定方法。

（2）记录评定结果。

（3）学生分组对提供的病例进行分析讨论，讨论内容：胫骨平台骨折内固定术后康复评定方法和结果。

【实训报告】

1. 实训报告内容

（1）实训目的与要求。

（2）实训所需器械、物品。

（3）详细的康复评定方案。

（4）填写胫骨平台骨折内固定术后康复评定结果。

（5）实训体会。

2. 思考题

简述膝关节活动度及股四头肌、腘绳肌肌力的测量方法。

（刘福泉）

胫骨平台骨折内固定术后康复治疗实训

【实训目的】

（1）掌握膝关节活动度训练的方法。

（2）掌握股四头肌和腘绳肌肌力训练的方法。

（3）熟悉胫骨平台骨折内固定术后不同时期的康复措施。

【实训条件】

1. 环境的要求　安静的示教室或治疗室。

2. 实训器械　治疗床、弹力带、沙袋、轮椅、下肢持续被动运动（CPM）训练仪、膝关节矫形器。

【实训内容及方法】

一、实训内容

（一）分析评定结果

根据上述病例，结合康复评定结果，分析患儿的基本功能情况，制定康复目标和康复方案。

（二）制定康复治疗方案

1. 一般治疗　抬高患肢,以利于肢体肿胀消退;功能锻炼:指导患儿进行双侧足趾及踝关节主动屈伸运动,预防下肢深静脉血栓形成;配合石蜡疗法、红外线照射、冷疗、空气压力波等物理因子疗法。

2. 肌力训练　练习膝关节周围肌肉力量,主要是加强股四头肌、腘绳肌、胫骨前肌、小腿三头肌肌肉力量。

（1）股四头肌、腘绳肌进行等长收缩练习,保持肌肉张力,每次收缩持续 5 s,无痛时适当增加用力程度,每组练习 20 次。

（2）直腿抬高练习,遵循从被动到主动的原则,逐渐将腿抬高至最高点,停留 10～15 s 后缓慢放下,每组练习 10～15 次。

3. 关节活动度训练

（1）健侧辅助下屈伸膝活动度训练:患儿坐于床边,左膝关节尽量屈曲,右踝放在左踝前方,右踝将左踝轻轻向后压,辅助膝关节屈曲;如难以完成上述动作,可由治疗师辅助进行屈膝推压,坚持循序渐进的原则。同样,右踝放在左踝后方,右踝将左踝轻轻向上抬起,辅助伸膝;每组练习 4～10 次。

（2）被动屈伸活动度训练:将左下肢置于 CPM 治疗仪上,使膝关节正对 CPM 旋转轴心,固定患肢。从屈 30°、伸 10°开始,角度逐渐加大,以患儿能耐受伤口疼痛为限,每个屈伸动作约 45 s,每次治疗 1 h。

4. 髌骨松动　治疗师对患儿进行髌骨松动治疗,从髌骨上下左右各方向推动髌骨,以维持髌骨活动度,防止伸膝装置挛缩、粘连,每次治疗 30 min。

5. 行走训练　可在双拐帮助下进行患肢不负重行走,逐步过渡为减重行走,直至负重行走。

6. 上下楼梯训练　可在双拐帮助下进行患肢不负重的上下楼梯训练。

7. 作业训练　指导患儿进行上下床、轮椅使用等练习,以及在双拐、轮椅帮助下行走、上下楼梯、如厕等日常生活练习。

8. 辅助器具　练习应用膝关节矫形器等防止关节挛缩,应用功能位矫形器使关节处于功能位,能更易发挥功能。

二、实训方法

（1）学生分组对提供的病例进行分析讨论,讨论内容:胫骨平台骨折内固定术后康复的内容。

（2）制定康复治疗计划与方案。

（3）学生每 2 人一组,进行角色扮演,一人扮演患儿,一人扮演治疗师,练习胫骨平台骨折内固定术后康复的方法。

【实训报告】

1. 实训报告内容

（1）实训目的与要求。

（2）实训所需器械、物品。

（3）实训内容和步骤:根据评定结果,制定详细的康复治疗方案。

（4）实训体会。

2. 思考题

简述胫骨平台骨折内固定术后康复治疗内容。

（刘福泉）

孤独症谱系障碍的康复综合实训

孤独症谱系障碍的回合式教学

【实训目的】

（1）掌握回合式教学（DTT）的操作方法。

（2）掌握辅助、强化、错误纠正程序的具体操作方法。

【实训条件】

1. 环境的要求　舒适、干净、整洁，排除干扰物，收掉散落的玩具和物品；关掉电子设备；收好强化物；排除他人干扰。

2. 实训器械　桌子、椅子、图片、实物、强化物等工具。

【实训内容及方法】

（一）实训内容

（1）DTT 的组成元素：指令、（辅助）反应、结果、回合间歇。

（2）辅助的类型：视觉辅助、言语辅助、手势辅助、动作示范、身体辅助。

（3）强化：发生在行为之后，能增加该行为出现频率的事件。强化物分为物质强化物、活动强化、肢体强化物、社交强化物、代币强化物。

（4）正确反应后强化；错误反应及正确反应伴随问题行为时，应快速启动错误纠正程序；无反应后进行零错误教学程序。

具体如下：发指令前先吸引患儿的注意力，引起患儿注意的方法有很多，比如拍拍手、打响指、敲敲桌子等，切记不要扩大动作，也不可急躁。

①指令出现→孤独症谱系障碍患儿正确反应→治疗师快速强化→回合间歇，记录数据→进入下一回合。

②指令出现→孤独症谱系障碍患儿错误反应→治疗师中止回合→重新发出指令→辅助完成→强化（辅助下完成与独立完成要有区别）→回合间歇，记录数据。

③指令出现→孤独症谱系障碍患儿正确反应但伴随问题行为→治疗师中止回合→重新发出指令→辅助完成→强化→回合间歇，记录数据。

④指令出现→孤独症谱系障碍患儿无反应→治疗师中止回合→重新发出指令→辅助完成→强化→回合间歇，记录数据。

（二）实训方法

学生每 5 人为一组，选 2 人进行角色扮演，一人扮演患儿，一人扮演治疗师，进行回合式教学中配对、物品辨认、动作模仿等课题的练习。

【实训报告】

1. 实训报告内容

（1）实训目的与要求。

（2）实训所需用品。

（3）实训步骤和内容。

（4）注意事项。

（5）实训体会。

2．思考题

（1）什么是强化？强化的类型有哪些？

（2）辅助的类型有哪些？

孤独症谱系障碍早期干预丹佛模式——感觉社交常规和共同活动常规

【实训目的】

（1）掌握 ESDM 中感觉社交常规和共同活动常规的操作方法。

（2）掌握活动的四个阶段。

【实训条件】

1．环境的要求　舒适、干净、整洁，排除干扰物，收掉散落的玩具和物品；关掉电子设备；收好强化物；排除他人干扰。

2．实训器械　彩虹伞、豆袋、玩具等。

【实训内容及方法】

（一）实训内容

1．感觉社交常规　感觉社交常规是一种伴随着刺激性感觉体验的活动，并且是患儿与照顾者之间愉快的、面对面、高度社会化的互动。这种常规是因为患儿对这些游戏会越来越熟悉，让患儿可以快速开始并按要求进行这些游戏。社会交往主要通过眼神交流、面部表情、肢体手势以及口语实现。

感觉社交常规的节奏是一种平衡的互动，双方都积极参与，形成来回互动的模式。治疗师首先开始，然后停顿并期待地看着患儿，患儿通过给予提示（看向治疗师或微笑或者手势、言语）要继续玩，治疗师继续游戏，再次停顿，等待患儿再次的提示，如此往复。

①让儿童能注意到治疗师的存在。

②面对面且距离很近时，给儿童做一个简短的游戏。先和患儿重复 3 次这个游戏，可能最开始患儿看起来似乎并不怎么喜欢这个活动。但经过几次重复以后，游戏可能会变得越来越有趣，但是如果患儿明显表现出不舒服（后退、静止不动、表情严肃、避免目光接触或有反抗行为），则应立即终止这个活动，换成一个患儿熟悉的活动。

③在游戏最重要的部分前停顿。例如玩挠痒痒时，重头戏就是手即将开始挠的时刻；玩躲猫猫时，重头戏就是把患儿头上的被子掀开前的瞬间。在重头戏前停顿并期待地看着患儿，等待他们的回应。

④等待患儿做出动作或发出声音提示再来一次时，马上继续游戏，再次停顿，等待另一个提示。任何细微的暗示（如一次扭动、一个短暂的眼神、一个很小的声音）都要及时捕捉到并做出响应。

⑤一直进行下去，直到患儿的注意力开始分散，对游戏失去兴趣，给患儿一个拥抱，然后结束。

⑥在进行感觉社交活动时可以边唱歌边做动作。

2．共同活动常规　共同活动常规或称共同活动，就像一场对话一样建立在共享的基础之上，包括和患儿间的一系列轮流行为。在活动中采用四种跟随患儿兴趣和活动的技巧：积极观察、解说、帮助、模仿。积极观察：通过观察他的活动，了解他的目的；解说：描述患儿正在做的动作，例如患儿正在捡起地板上的玩具火车，治疗师可以说"这是火车"，如果推着火车玩儿，则可以说"推"，如果患儿在拨弄火车轮子，则可以说"那是轮子"；提供帮助和模仿（模仿可能需要两个物品，每人一个）；可以提高患儿对人的关注。

共同活动常规的 4 部分：①活动开始；②活动主题；③活动变化；④活动结束。

（二）实训方法

学生每 5 人为一组，选 2 人进行角色扮演，一人扮演患儿，一人扮演治疗师。

①任意一方选择一个玩具，并开始玩这个玩具——活动开始。

②另一方做出相同的动作，以便双方相互模仿，共同创造或者轮流完成同一个活动——活动主题。

③持续重复做同一件事，可能无聊或刻板，所以一段时间后，可以在游戏中加入新的元素——活动变化。在变化期间轮流行为继续，但双方来回的动作区别于一开始的动作。

④当患儿对活动的兴趣减退时，双方结束持续进行的活动——活动结束。

【实训报告】

1．实训报告内容

（1）实训目的与要求。

（2）实训所需材料。

（3）实训步骤和内容。

（4）注意事项。

（5）实训体会。

2．思考题

共同活动常规的 4 部分包括哪些内容？

儿童语言功能障碍康复实训

发展性语言障碍的康复评定实训

【实训目的】

掌握 S-S 语言发育迟缓评价方法的实际操作。

【实训条件】

1. 环境的要求 安静的示教室或评定室、有适合儿童坐的桌椅。

2. 实训器械 S-S 语言发育迟缓评估箱、评估量表、笔等。

【实训内容及方法】

一、实训内容

(一)检查原则

语言前阶段的患儿应从 2-1 阶段开始。为了节省时间,对语言发育相对较高的患儿,不必进行全部的检查,可按以下顺序:①不可用图片检查的患儿,可用实物进行阶段 2 的检查;②可用图片检查的患儿且处于 3-2 阶段以上,用图片进行单词-词句检查。③发育年龄在 3 岁以上、能进行日常会话的患儿,进行阶段 4-1、4-2 阶段的检查,以词句检查为主。

(二)检查顺序及标准

1. 2-1 至 3-2(事物)检查顺序 基本原则是先横向检查,即按照 2-1(机能性操作)、2-2(匹配)、2-3(选择)、3-1(手势符号)、3-2(言语符号)的顺序进行检查(见下图)。如不能完成再竖向检查。

	2-1 机能性操作	2-2 匹配	2-3 选择	3-1 手势符号	3-2 言语符号
A	⊕	⊖			
B	⊕	⊕	⊖		
C	⊕	⊕	⊖		

"⊕"表示通过,"⊖"表示没通过。

检查顺序(2 至 3 阶段以内项目可以完成)

2. 3-2(图片)以上阶段检查 对可以用图片检查且处于 3-2 阶段以上的患儿,用图片进行单词-词句检查;发育年龄在 3 岁以上、能进行日常会话的患儿,进行 4-1、4-2 阶段的检查,以词句检查为主。图片按照检查表的图示摆放。

3. 通过标准 详细通过标准见下表,如(2)/3 代表给予患儿 3 个测试,能通过 2 个。

	2-1 机能性操作	2-2 匹配	2-3 选择	3-1 手势符号	3-2 言语符号
A	⊕ →	⊕ →	⊕ →	⊕ →	⊖
B				⊕ ↓	⊕ →
C				⊖ ↓	

检查顺序（3-1、3-2 阶段理解可以完成）

"⊕"表示通过，"⊖"表示没通过。

阶段 2-1 至 3-2（事物检查）通过标准

	阶段	2-1 机能性操作	2-2 匹配	2-3 选择	3-1 手势＋声音符号（理解）	3-2 言语符号（理解）
通过标准	A	(2)/3	(2)/3	(2)/3	(2)/3	(2)/3
	B	(2)/3	(2)/3	(2)/3	(2)/3	(2)/3
	C	(2)/3	(2)/3	(2)/3	(2)/3	(2)/3
	组项	A＋B(2)/6 个	(1)/3 组	(1)/3 组	(1)/3 组	(1)/3 组

符号形式与指示内容关系通过标准

符号-指示内容关系					
内容		阶段项目		图片组合合格标准	阶段通过标准
语法规则	5-2	被动语态		6/6＋或 7/8＋	6/6＋或 7/8＋
	5-1	语序		4/4＋或 5/6＋	4/4＋或 5/6＋
词句	4-2	三词句	大小＋颜色＋事物	3/3＋或 3/4＋	2 种形式中 1 种形式以上合格
			动作组＋动作＋事物		
	4-1	两词句	颜色＋事物	4/4＋或 4/5＋	4 种形式中 1 种形式以上合格
			大小＋事物		
			动作组＋动作		
			动作＋对象		
事物的符号	3-2	词汇	颜色	3/4＋	
			大小	4/4＋或 5/6＋	
			动作	3/5＋	
			身体部位	4/6＋	
		事物的名称 言语符号（图卡）		AB3/4＋	5 组中 1 组以上合格
				C3/9＋	
				D3/7＋	
				E4/4＋	
		言语符号（事物）		各组 2/3＋以上合格	3 组中 1 组以上合格

（三）确定语言发展阶段

根据上述表格的通过标准，确定患儿的语言发展阶段。

（四）检查时注意事项

（1）检查前以及检查过程中，需要了解和掌握患儿以下事项。①有无视力障碍：确认患儿能否看清图和文字。②有无听力障碍：如有听力障碍，要关注助听效果，并调整与患儿的说话方式，声音大小，同时保持室内的安静。

（2）患儿的状态与治疗师的交流方式：尽量使患儿在自然状态下接受检查，对患儿说话要亲切自然。若患儿存在肢体障碍可以将其抱起检查或放在姿势矫正椅上，确保在舒适的状态下进行检查。

（3）终止检查：若患儿出现拒绝或者不配合检查的情况，要尽量调整检查方式，如治疗师可以换上平时穿的衣服。如患儿实在不配合，此时应暂时中止检查，待患儿能配合时再继续。

（4）检查时间：每次 30 min，如果 30 min 内患儿未完成评估，可以分次完成检查。

二、实训方法

（1）学生每 2 人一组，进行角色扮演，一人扮演患儿，一人扮演治疗师，练习发展性语言障碍 S-S 康复评定方法。

（2）记录评定结果。

【实训报告】

1．实训报告内容

（1）实训目的与要求。

（2）实训所需器械、物品。

（3）实训内容和步骤：学生要对 S-S 法检查工具正确使用，正确操作和记录。

（4）适应证。

（5）实训体会。

2．思考题

如何利用检查结果判定患儿有发展性语言障碍？

发展性语言障碍的康复治疗实训

【实训目的】

掌握发展性语言障碍的目标制定，以及康复治疗方法。

【实训条件】

1．环境的要求　安静的示教室或评定室，儿童专用训练桌椅。

2．实训器械　图片、益智玩具、仿真玩具。

【实训内容及方法】

一、实训内容

（一）分析评定结果

综合康复评定结果，分析发展性语言障碍患儿评估所在的阶段，设置短期 SMART 康复目标及制订康复治疗计划。

（二）制订康复治疗计划

1．语言前阶段训练方法

（1）建立沟通动机的训练：沟通动机是指个体主动期望与周围的人和环境建立联系，进行交流的意愿，它是建立沟通和维系社会关系的前提。因此，有沟通障碍的患儿，建立并激发其沟通动机的治疗，旨在帮助他们与周围的人与环境建立联系，产生与人沟通的意愿。治疗师可以在活动中使用一些激发沟通动机的技巧，为患儿创造主动沟通机会。具体方法包括：①制造障碍；②给予错误的物品；③激发兴趣、引起好奇心。

（2）共同注意的训练：共同注意是指个体借助手势、眼睛朝向、语言等方式发起或回应信息，以便与他人共同关注某一事物，即与沟通对象产生共同的关注焦点，并分享相关的社交信息。共同注意的训练可帮助患儿与他人共同关注某一事件或物体，以准确理解他人的行为，并主动与他人展开社交沟通，从而促进患儿语言和社交互动的发展。具体方法包括：①保持视线接触；②视线跟随；③视线指示；④视线展示。

（3）建立模仿技能的训练：模仿是指个体观察到另一个人的行为时，自愿以对方为榜样所产生相似或相同的行为。模仿技能的训练旨在帮助有语言沟通障碍的患儿通过观察他人的示范动作和声音进行模仿，以促进新技能的习得。语言前阶段模仿的主要内容是：①事物功能性操作的模仿；②粗大运动的模仿；③口部运动的模仿；④声音的模仿。

（4）建立及应用手势符号：语言前阶段的患儿还未习得言语符号，手势符号比言语符号更容易理解、掌握和操作，故以此为媒介，建立和应用手势符号系统，逐渐向获得言语符号过渡。在训练手势符号的同时也要给予言语符号作为刺激。具体方法包括以下几个方面。

①场景依存手势符号训练：目的在于培养患儿对手势符号的注意程度，训练应在日常生活空间及游戏场面中进行。如患儿想要"妈妈抱"时，必须让其看着妈妈"张开双臂"的手势令其模仿。最初可从辅助患儿逐渐过渡到只用语言提示。

②表示事物的手势符号训练：目的是训练患儿对手势符号的模仿，理解手势符号与事物的对应关系。训练时手势符号要与指示内容相结合，且必须让患儿充分注意手势符号的存在，如给玩具娃娃戴帽子，治疗师拍拍娃娃的头部，再拍拍自己的头部，然后说"帽帽"，促使患儿选择帽子，并进行动作模仿。

③利用手势符号进行动作训练：在日常生活中，根据患儿的行为及要求，在给予言语刺激的同时给予一定的手势符号，并让患儿模仿，渐渐将此动作固定下来，将手势符号运用在日常生活当中。如在睡觉、吃饭、喝水、洗脸、做再见的动作及场景中训练并运用。

（5）诱导发音训练：①多用简短、重复的"妈妈式语言"给予语言输入，促进患儿的语音模仿；②患儿有发音时，治疗师或家长模仿患儿的发音，以促进患儿更多的发音。

2. 词汇训练方法　词汇的学习是患儿与外在世界互动或由实际经验所建立的一种符号表征与概念联结的产物，在进行词汇训练时，可采用以下几个方法。

（1）实物及图片听理解训练。

（2）实物、图片、动作表达训练。

（3）扩展词汇量训练。

（4）词汇语义网络训练：词汇语义网络的建立，是将新学得的词汇与已学得的词汇概念相比较，寻找其相似与相异特性的一种认知处理过程，是患儿认识世界、学习词汇的一个重要方式。治疗师可以帮助患儿建立词汇的语义网络图。首先，可将与中心词汇相关的词汇都列出来，让患儿学习。然后，将这些词汇依其语义类别进行分类训练，最后画出语义网络图，让患儿练习。

（5）词汇语义联想：语义联想是指根据词汇的语义，通过联想中介将意思相关的词汇联系起来，借助已经习得的词建立有语义联系的词汇链，从而促进患儿提升语言理解与表达能力的方法。

（6）词汇语音联想：语音联想是根据词汇的读音，通过联想将读音与词义联系起来，从而提高患儿词汇的提取能力。

3. 语句训练方法　根据汉语儿童语法发展的顺序，从以下几方面来治疗：①发展双词结合能力；②增加句子长度；③增加句子复杂度；④增加不同句型的使用率；⑤增加对句子词序安排的理解。以下主要介绍双词句、简单句、复合句的训练方法。

（1）词汇结合：可以结合两个及以上的词。如"吃香蕉""小苹果""开车车""不要牛奶""买玩具""妈妈抱""我要"等。

（2）三词句：训练患儿使用三词句，如"爸爸吃香蕉""大的红色苹果""妈妈抱我""我不吃苹果"等。

（3）简单句：训练患儿能使用恰当的简单句，"苹果是红色的""那是漂亮的阿姨""苹果在桌子上""汽车在箱子里""我把苹果吃掉了""苹果被我吃掉了"等。

（4）复合句：训练患儿能使用恰当的复合句，"既……又""不但……而且""不是……就是""虽然……但是""假如……就"等。

二、实训方法

（1）学生分组对提供的病例进行分析讨论，讨论内容：康复治疗 SMART 目标以及康复治疗计划。

（2）学生每 2 人一组，进行角色扮演，一人扮演患儿，一人扮演治疗师，练习发展性语言障碍患儿词汇阶段的训练方法。

【实训报告】

1. 实训报告内容

（1）实训目的与要求。

（2）实训所需工具、物品。

（3）实训内容和步骤：重点记录评定方法及评定结果，制定详细的康复治疗方案。

（4）实训体会。

2. 思考题

简述语言前阶段患儿的康复治疗方法。

（李　璞）

参考文献

[1] 李树春,李晓捷.儿童康复医学[M].北京:人民卫生出版社,2006.

[2] 陈秀洁.儿童运动障碍和精神障碍的诊断与治疗[M].2版.北京:人民卫生出版社,2017.

[3] 黄先平,张秀伟.儿童康复[M].武汉:华中科技大学出版社,2019.

[4] 李渤,程金叶.儿童康复[M].北京:人民卫生出版社,2019.

[5] 李晓捷.实用儿童康复医学[M].2版.北京:人民卫生出版社,2016.

[6] 江钟立,王红.人体发育学[M],北京:人民卫生出版社,2019.

[7] 黄昭鸣,朱群怡,卢红云.言语治疗学[M].上海:华东师范大学出版社,2017.

[8] 刘巧云,候梅.康复治疗师临床工作指南·儿童语言康复治疗技术[M].北京:人民卫生出版社,2019.

[9] 席艳玲,黄昭鸣.康复治疗师临床工作指南·构音障碍康复治疗技术[M].北京:人民卫生出版社,2019.

[10] 窦祖林.吞咽障碍评估与治疗[M].2版.北京:人民卫生出版社,2017.

[11] 万桂芳,张庆苏.康复治疗师临床工作指南·吞咽障碍康复治疗技术[M].北京:人民卫生出版社,2019.

[12] 李晓捷.儿童康复学[M].北京:人民卫生出版社,2018.

[13] 燕铁斌.物理治疗学[M].北京:人民卫生出版社,2018.

[14] 万萍.言语治疗学[M].北京:中国中医药出版社,2017.

[15] 王和平.特殊儿童的感觉统合训练[M].2版.北京:北京大学出版社,2019.

[16] 窦祖林.作业治疗学[M].3版.北京:人民卫生出版社,2018.

[17] 王刚.社区康复学[M].2版.北京:人民卫生出版社,2018.

[18] 吕选民.推拿治疗[M].北京:中国中医药出版社,2015.

[19] 李晓捷.实用小儿脑瘫康复治疗技术[M].北京:人民卫生出版社,2016.

[20] 左天香,徐冬晨,李小玲.人体发育学[M].武汉:华中科技大学出版社,2019.

[21] 刘振寰,戴淑凤.儿童运动发育迟缓康复训练图谱[M].3版.北京:北京大学医学出版社,2014.

[22] 肖农.儿童康复诊疗规范[M].北京:人民卫生出版社,2023.

[23] 中华医学会.临床诊疗指南:癫痫病分册[M].北京:人民卫生出版社,2007.

[24] 贾建平,陈生第.神经病学[M].8版.北京:人民卫生出版社,2018.

[25] 胡仪吉,申昆玲,沈颖.当代儿科学新理论新技术[M].哈尔滨:黑龙江科学技术出版社,2018.

[26] 包新华,姜玉武,张月华.儿童神经病学[M].3版.北京:人民卫生出版社,2021.

[27] 刘续宝,王小钦.临床流行病学与循证医学[M].6版.北京:人民卫生出版社,2024.

[28] 藤坂龙司,松井绘理子.早期密集训练实战图解[M].北京:华夏出版社,2021.

[29] 王玉龙,周菊芝.康复评定技术[M].3版.北京:人民卫生出版社,2019.

[30] 吴丽,郝义彬,宋兆普.实用小儿康复学[M].郑州:河南科学技术出版社,2017.

[31] 单春雷.语言康复学[M].北京:人民卫生出版社,2021.

[32] 张庆苏.言语治疗学实训指导[M].北京:人民卫生出版社,2013.